D1857654

Kindler
Taschenbücher

Geist und Psyche

Herbert Lippert

Einführung in die Pharmakopsychologie

Kindler Taschenbücher

Kindler Verlag GmbH, München
Ungekürzte Ausgabe
Lizenzausgabe mit Genehmigung
des Verlags Hans Huber, Bern/Stuttgart
Redaktion: Dieter Lang
Korrekturen: Monika Woehlken
Umschlaggestaltung: Dieter Vollendorf
Druck und Bindearbeiten: Friedrich Pustet, Regensburg
Printed in Germany
ISBN 3 463 18078 2

Inhaltsverzeichnis

Vorwort zur Taschenbuchausgabe

Die Originalausgabe dieses Buches erschien 1959. In den seither verstrichenen 13 Jahren hat die pharmazeutische Industrie eine ganze Reihe psychotroper Stoffe, vorwiegend antidepressive und psychisch entspannende Pharmaka, in den Handel gebracht. Es wäre wünschenswert, diese in einer Neubearbeitung des Buches zu berücksichtigen. Aus herstellungstechnischen und Termingründen legte der Verlag einen unveränderten Abdruck der Originalausgabe nahe. Nach einigem Zögern konnte ich aufgrund der Tatsache zustimmen, daß dieses Buch nicht zum Ziel hat, psychische Wirkungsbilder einzelner chemischer Stoffe zu beschreiben, wie dies etwa in Monographien der »Psychopharmakologie« geschieht, sondern die Möglichkeiten der Beeinflussung der einzelnen seelischen Funktionen durch chemisch wirkende Stoffe aufzuzeigen, wobei die spezielle chemische Substanz weniger von Bedeutung ist. In der »Pharmakopsychologie« liegt der Akzent auf der Psychologie. Auf pharmakopsychologischem Gebiet wurden jedoch in der Zwischenzeit keine grundlegend neuen Phänomene entdeckt. Dies gilt auch für die psychologischen Aspekte der Sucht. Freilich haben wir das, was hier über die Haschischsucht bei Jugendlichen in den USA berichtet wird, inzwischen im eigenen Land erleben können. Der Kritiker möge daher die besondere Zielsetzung des Buches berücksichtigen, wenn er einige für ihn aktuelle Probleme hier nicht diskutiert findet.

Hannover, im Januar 1972 HERBERT LIPPERT

Was der Mensch eigentlich ist, bleibt die große Frage an der Grenze aller Erkenntnisse von ihm.

KARL JASPERS

A. Einleitung

I. Begriffsbestimmung

Zu einem vollen Verständnis des Begriffes Pharmakopsychologie gelangt man am besten über eine gesonderte Betrachtung der beiden Komponenten, die zusammen den Namen bilden: Pharmako – Psychologie.

Die Pharmakologie, wörtlich Arzneimittellehre, bleibt nicht auf das φάρμακον beschränkt, sondern befaßt sich auch mit dem τοξικόν und ganz allgemein mit der Wirkung aller von außen zugeführten chemisch wirkenden Stoffe auf einen lebenden Organismus, insbesondere den Menschen. Sie ist also eine Chemophysiologie. Der Begriff der physiologischen Chemie ist allerdings schon festgelegt als der Zweig der Physiologie, der sich der Forschungsmethoden der Chemie bedient, wobei körpereigene Substanzen im Mittelpunkt des Interesses stehen, während die Pharmakologie vor allem von außen zugeführte Stoffe berücksichtigt. Die Pharmakologie greift über den Begriff des chemisch wirkenden Stoffes hinaus, indem sie manche physikalischen Mechanismen mit abhandelt, da sich bei vielen Lebensprozessen eine strenge Scheidung in physikalisch oder chemisch nicht erzielen läßt. Die Pharmakologie, wie sie an Universitäten gelehrt und in Lehrbüchern dargestellt wird, befaßt sich fast ausschließlich mit dem somatischen Bereich des Lebendigen, obwohl eine solche Beschränkung aus dem Namen nicht abzuleiten ist. Man könnte sie somit als Pharmakophysiologie von einer Pharmakopsychologie abheben.

Durch die Einführung des Wortes Physiologie wird man daran erinnert, daß sich die Physiologie im üblichen Sinne nur mit dem gesunden Menschen befaßt, die Pharmakologie hingegen sehr häufig gerade mit dem Kranken, was einen Aufgabenbereich der Pathophysiologie bildet. Ähnliche Schwierigkeiten treten bei der Pharmakopsychologie auf. Ein Teil der zu besprechenden Stoffe löst seelische Veränderungen aus, die nicht mehr in den Bereich des Normalen gehören, sondern zweifellos als pathologisch betrachtet werden müssen, womit sie der Psychopathologie angehören. Bezüglich der Abgrenzung von Psychologie und Psychopathologie darf man aber bedenken, daß die Psychologie als Lehre vom Seelenleben einen Oberbegriff darstellt, der gesundes und abnormes Seelenleben in sich begreift. Eine scharfe Abgrenzung ist sehr oft nicht möglich, und Normales und Abnormes zusammen machen erst die ganze Spannweite seelischer Wirklichkeiten aus, auf deren Darstellung es der Psychologie ankommt.

Unter Voraussetzung dieser weiten Fassung von Pharmakologie und Psychologie könnte man folgende Definiton prägen:

Pharmakopsychologie ist die Lehre von der Beeinflussung seelischen Lebens durch dem Körper zugeführte chemisch wirkende Stoffe.

Um die Pharmakopsychologie darzustellen, sind grundsätzlich zwei Zugänge didaktisch möglich:

a) Die bisherigen Veröffentlichungen gingen durchweg vom einzelnen Pharmakon aus und durchliefen bei diesem mehr oder weniger vollständig alle Bereiche der Psychologie. So wurden nacheinander die einzelnen Stoffe und mit ihnen die Psychologie abgehandelt. Die Orientierung erfolgte an der Pharmakophysiologie. Man geriet dabei häufig in die Gefahr, sich in eine ausführliche Besprechung der somatischen Wirkung sowie von botanischen und ethnologischen Gesichtspunkten zu verlieren und dabei das eigentlich Psychologische zu vergessen. Da dieser Weg das spezielle Mittel in den Vordergrund stellt, könnte man ihn »spezielle Pharmakopsychologie« nennen.

b) Demgegenüber gibt es einen weiteren Zugang, der nicht das spezielle Pharmakon ins Auge faßt, sondern die allgemeinen Möglichkeiten der psychischen Wirkung chemischer Stoffe aufzeigt und sich am Gebäude der Psychologie und nicht der Pharmakologie orientiert. Er besitzt den Nachteil, daß er, um Wiederholungen zu vermeiden, über das einzelne Pharmakon nicht alle bekannten Tatsachen bringen kann, auf der anderen Seite aber den Vorteil, daß er sich um Vollständigkeit des psychologischen Bereiches bemühen muß, da ihm keine Ausweichmöglichkeiten in Botanik, Chemie usw. zur Verfügung stehen und Lücken der psychologischen Forschung bei ihm besonders deutlich in Erscheinung treten. Diesen Zugang zum Problem könnte man in Abhebung von

a) »allgemeine Pharmakopsychologie« nennen. Er soll im folgenden beschritten werden.

WALTHER-BÜEL sucht das Wort »Pharmakopsychiatrie« an Stelle von »Pharmakopsychologie« zu setzen, »nachdem nicht mehr Fragen der Psychometrie im Mittelpunkt stehen, sondern Grundlagenfragen der klinischen Psychiatrie, wie die Frage der Krankheitseinheiten, der Giftspezifität, der nosologischen Syndrome und Verläufe, der Bedeutung angeborener und erworbener Konstitution und der aktuellen Disposition und Konstellation im Rahmen der Pathogenese, der Strukturanalyse abnormer Zustände und Abläufe, der theoretischen Fundierung psychologischer Tatbestände und Begriffe, endlich Fragen der Pathophysiologie und der pathologischen Anatomie« [1558].

Dieser Begründung könnte man nur zustimmen, wenn man den vulgären Begriff der Psychiatrie aufgreifen wollte, der rein pragmatisch alle Psychologie als ein bloßes Hilfsmittel des Nervenarztes betrachtet. Der wissenschaftliche Sprachgebrauch sollte aber zwischen Psycho-»logie« (bzw. Psychopatho-»logie«) und Psych-»iatrie« scheiden und das letztere Wort wirklich nur für die ἰατρικὴ τέχνη (= Heilkunst) reservieren. Interessanterweise zählt WALTHER-BÜEL gerade diesen Aspekt in seiner sonst so umfassenden Liste nicht auf.

2. *Geschichte der Pharmakopsychologie im Umriß*

Die Pharmakopsychologie ist eine verhältnismäßig junge Wissenschaft. Als ihr Begründer gilt Emil KRAEPELIN (1856–1926). Er begann in den achtziger Jahren des vorigen Jahrhunderts mit Untersuchungen über die psychische Wirkung von Morphin, Alkohol, Paraldehyd, Chloralhydrat, Äther, Amylnitrit und Tee. 1892 erschien sein Buch »Über die Beeinflussung einfacher psychischer Vorgänge durch einige Arzneimittel«.

KRAEPELIN war Schüler von WUNDT und in seinen psychologischen Arbeiten ganz von dessen Elementenpsychologie abhängig. Auch in seiner Pharmakopsychologie suchte er möglichst einfache seelische Vorgänge zu erfassen. So zählte er die Silbenzahl beim Lesen, stoppte die Zeit, die für das Auswendiglernen zwölfstelliger Zahlen benötigt wurde, und prüfte die Einwirkung der Pharmaka auf das fortlaufende Addieren einstelliger Zahlen. Das Ziel seiner Bemühungen war, in Analogie zur Pharmakophysiologie, statistisch verwertbare Messungen psychischer Veränderungen vorzunehmen. Vergleicht man den ungeheuren Arbeitsaufwand mit den Ergebnissen, so wird man weitgehend enttäuscht sein, denn nur wenige Zahlen drücken statistisch relevante Unterschiede zwischen normalem und pharmakologisch beeinflußtem Seelenleben aus. Die KRAEPELINsche Richtung brachte wertvolle Ergebnisse für die Arbeits- und Verkehrspsychologie, konnte aber nicht zu einer tieferen Erfassung des Erlebens vordringen.

Wenn man KRAEPELIN als den Begründer der Pharmakopsychologie bezeichnet, muß man auf die experimentelle, an den Naturwissenschaften orientierte Pharmakopsychologie als eigene Disziplin einschränken. Denn der Gebrauch von Rauschgiften ist uralt, und man setzte sich auch schon früher gelegentlich damit theoretisch auseinander.

Schon im Jahre 1800 hatte DAVY seine Untersuchungen über das Stickoxydul (genannt Lachgas) veröffentlicht, über ein Mittel, das sich auch heute noch großer Beliebtheit zur Narkose erfreut. Um die Mitte des neunzehnten Jahrhunderts folgten Versuche mit Äthyläther von MORTON, BOCAMY, DE BOISMONT, SAUVET u. a., die jedoch vorwiegend medizinisch orientiert waren. Um die gleiche Zeit regte ein Buch über den Haschisch von MOREAU DE TOURS zahlreiche gebildete Pariser zu Selbstversuchen an, unter anderen auch Charles BAUDELAIRE, der den Haschisch in »Les paradis artificiels« 1860 ausführlich abhandelt. BAUDELAIRE war übrigens selbst zeitweise süchtig, und in manchen seiner Gedichte und Prosastücke finden sich Anklänge an den Haschischrausch. In die »künstlichen Paradiese« nahm er auch große Teile der »Bekenntnisse eines englischen Opiumessers« von DE QUINCEY (1821) auf, eine der ersten eingehenden Selbstdarstellungen vom Verlauf einer Opiumsucht.

Die aufblühende Chemie des neunzehnten Jahrhunderts machte sich an die Analyse und Synthese immer neuer Substanzen. Insbesondere wurden viele Heil- und Genußpflanzenwirkstoffe isoliert und standen nun für die pharmakologische Prüfung zur Verfügung. Man denke nur an die Morphinderivate, die Solanazeenalkaloide, das Kokain und vieles andere. Um die Aufklärung exotischer Rauschgifte hat sich besonders der Pharmakologe Louis LEWIN verdient gemacht, wenn auch seine Psychologie im wesentlichen Gehirnphysiologie bleibt. In seinem Buch »Phantastica« bringt er eine erste Einteilung der psychotropen Substanzen [889]:

I. Euphorica = Seelenberuhigungsmittel (Opium, Morphin, Kodein, Heroin, Eukodal, Chlorodyn, Kokain);
II. Phantastica = Sinnestäuschungsmittel (Anhalonium Lewinii, indischer Hanf, Fliegenpilz, Nachtschattengewächse);
III. Inebriantia = Berauschungsmittel (Alkohol, Chloroform, Äther, Benzin);
IV. Hypnotica = Schlafmittel (Chloralhydrat, Veronal, Paraldehyd, Sulfonal, Kawa, Kanna);
V. Excitantia = Erregungsmittel (Kampfer, Betel, Kat, Koffein, Kaffee, Tee, Kolanuß, Mate, Ilex Cassine, Pasta Guarana, Kakao, Tabak, Paricá, Arsenik, Quecksilber).

Willy HELLPACH änderte 1941 diese Einteilung wie folgt ab [617]:

I. Euphorica = Lustspender (= Euphorica + Inebriantia LEWIN)
II. Eidetica = Bildspender (= Phantastica LEWIN)
III. Energetica = Kraftspender (= Excitantia LEWIN)
 a) Ergastica: erhöhen Muskelkraft (z. B. Koffein)
 b) Noetica: erhöhen Wahrnehmungsschärfe und Denkklarheit (z. B. Tee, Kaffee)
 c) Akopa: verscheuchen jede Müdigkeit (Weckamine)

Interessanterweise kommen die Hypnotica bei HELLPACH überhaupt nicht vor; das Nikotin rechnet er zur Gruppe der Eidetica.

Nach LEWIN wurde die Mutterpflanze eines der wichtigsten Stoffe der Pharmakopsychologie, des Meskalins, Anhalonium Lewinii benannt. Die psychischen Wirkungen des Meskalins wurden zuerst von HEFFTER 1897 beschrieben – einige frühere Arbeiten über die Gesamtdroge blieben nahezu unbeachtet – und haben seitdem nie an Interesse verloren. Die Ähnlichkeit des Meskalinrausches mit schizophrenen Zuständen veranlaßte Psychiater in aller Welt zu Experimenten. Hier müssen besonders die umfangreichen Versuche Kurt BERINGERS an der Heidelberger Klinik erwähnt werden, dessen 1927 erschienene Monographie »Der Meskalinrausch, seine Geschichte und Erscheinungsweise« bis heute eine der wichtigsten pharmakopsychologischen Schriften geblieben ist, da er in ihr die äußerst eingehenden Selbstschilderungen von 32 Versuchspersonen veröffentlichte und damit ein Quellenwerk schuf, das zu den meistzitierten des Faches zählt.

Das eifrige Bemühen um das Meskalin hat seitdem keine Ruhe gefunden, und immer wieder erscheinen neue Abhandlungen. Vor wenigen Jahren hat der bekannte Schriftsteller Aldous HUXLEY mit dem Bericht über seinen Selbstversuch »Doors of Perception« auch in Laienkreisen die Auseinandersetzung mit diesem Thema entfacht, zumal sich sogar der Rundfunk einschaltete.

Auf der Suche nach immer besseren Schmerzlinderungsmitteln wurde eine ganze Reihe von morphinähnlichen Stoffen entwickelt, von all denen zuerst behauptet wurde, es bestünde keine Suchtgefahr, bis regelmäßig nach ein bis zwei Jahren die ersten Suchtfälle publiziert wurden. Dies gilt für die »veredelten« Opiumalkaloide wie Acedicon, Dicodid, Dilaudid, Eukodal usw., wie für synthetische Stoffe wie Dolantin, Polamidon, Cliradon, Ticarda, Dromoran u. a.

Eine unerhörte Vielfalt erreichten in den letzten fünfzig Jahren die Beruhigungs- und Schlafmittel. Für die Pharmakopsychologie sind sie durch die Suchterscheinungen interessant, die gelegentlich bei längerem Gebrauch auftreten, und durch die Dämmerzustände, die sich mit einigen Barbituraten erzielen lassen und als »Narkoanalyse« für die Psychotherapie bedeutsam wurden.

1938 erschloß Viktor REKO die Wunderwelt der »Magischen Gifte« der mexikanischen Indianer, die für die Vielfalt ihrer Gifträusche berühmt sind, dem europäischen Leser. Wenn er darin auch vorwiegend botanische und ethnologische Gesichtspunkte vertritt, bringt er doch pharmakopsychologisch interessante Berichte über wenig bekannte Rauschgifte.

Vor rund zwanzig Jahren erst wurde die psychisch stimulierende Wirkung der Weckamine (Benzedrin und Pervitin) erkannt, nachdem die Chemie diese Stoffe schon vierzig Jahre früher isoliert hatte. Mit der immer umfangreicher werdenden Reklame der pharmazeutischen Industrie, die sich im Nu dieser Mittel bemächtigt hatte, wurden auch Forschungen auf Bestellung in großer Menge betrieben.

Weitere Anstöße für die Erforschung der Weckamine brachte der Zweite Weltkrieg. Die kriegführenden Mächte beider Seiten suchten nach brauchbaren Mitteln, die ihre Soldaten außergewöhnliche Anstrengungen besser ertragen lassen sollten.

Schon vor einigen Jahrzehnten begann man sich mit den psychischen Wirkungen künstlich zugeführter Hormone, insbesondere der Sexualhormone, zu beschäftigen. Zunächst überpflanzte man Drüsen, dann wandte man Organextrakte und zuletzt auch synthetische Hormone an. Die Versuche zeitigten jedoch nur an endokrin Kranken, nicht aber an Gesunden, die erwarteten Ergebnisse.

Die endokrinologische Psychologie erfuhr in den letzten zehn Jahren gewaltige Anregungen, als das ACTH und das Cortison in großem Maßstabe zur Behandlung körperlicher Erkrankungen eingeführt wurden und sich dabei unerwünschte psychische Nebenwirkungen zeigten.

Die endokrinologische Psychologie gehört nur zum Teil der Pharmakopsychologie an, da sie sich nicht allein mit künstlich zugeführten, sondern auch mit den im Körper selbst gebildeten Hormonen und den Gleichgewichtsstörungen des endokrinen Systems beschäftigt.

1943 wurde in den Laboratorien der Sandoz AG in Basel durch Zufall die psychische Wirkung des Lysergsäurediäthylamids (Laboratoriumsbezeichnung LSD-25) entdeckt, als der Chemiker Hofmann bei der Analyse von Mutterkornalkaloiden in einen psychoseartigen Zustand geriet. W. A. Stoll führte daraufhin große Untersuchungen durch, bei denen sich das Erstaunliche ergab, daß dieser Stoff bereits in Bruchteilen von Milligramm schizophrenieartige Bilder erzeugt, ähnlich denjenigen des Meskalins. Damit erhielt die physiologisch-chemische Schizophrenieforschung einen neuen Auftrieb auf der Suche nach einem vom Körper gebildeten Stoff, der das Krankheitsbild Schizophrenie auslösen könnte. Die Forschungen über das Serotonin und das Adrenochrom (1954) lassen bereits weite Ausblicke zu.

In den letzten Jahren traten die »Ataractica«, auch »Tranquilizer«, »Ganglienblocker« oder »zentrale Neuroplegica« genannt, in das pharmakopsychologische Blickfeld. Chemisch betrachtet handelt es sich um Phenothiazinderivate, Rauwolfiaalkaloide, Diphenylmethanabkömmlinge und substituierte Propandiole. Ihre Eigenart liegt darin, daß sie beruhigend wirken, ohne in höherer Dosierung zur Narkose zu führen. Ihre Verwendung in allen Disziplinen der klinischen Medizin ist hochmodern; bedenklich erscheint jedoch ihre kritiklose Anwendung in Laienkreisen in einem bisher nie gekannten Ausmaße.

Faßt man die Entwicklung der Pharmakopsychologie zusammen, so läßt sich ein geradezu lawinenartiges Anschwellen der Literatur feststellen, eine Erscheinung, die sich auch in den Mutterwissenschaften Pharmakologie und Psychologie bemerkbar macht. Ein Studium aller neuen Veröffentlichungen ist nicht mehr möglich, wie auch ein vollständiges Literaturverzeichnis als Utopie erscheinen muß. Eine besondere Schwierigkeit liegt darin, daß die Pharmakopsychologie kein eigenes Zentralorgan besitzt, in dem ähnlich wie in den »Psychological Abstracts« oder im »Zentralblatt für die gesamte Neurologie und Psychiatrie« alle Neuerscheinungen referiert werden.

B. Pharmakopsychologie der Triebe und Strebungen

Als primitivste Form der Antriebserlebnisse tritt der richtungslose, dumpfe *Drang* in vielen Vergiftungszuständen wie überhaupt bei körperlichen Verstimmungen auf. Er ist gekennzeichnet durch eine innere Unruhe, durch ein Gespanntsein, das von Unlustgefühlen begleitet wird. Ein Ziel ist primär nicht gegeben. Man wird umhergetrieben von etwas und kann doch nicht sagen wovon. Der Zustand quält, die Spannung will abreagiert werden. Aus diesem inneren Getriebensein unternehmen die Betroffenen Handlungen, ohne daß sie zu sagen vermöchten, warum. Sie können ebensogut etwas anderes tun, es muß nur irgend etwas geschehen. Der Drang findet so ein Ziel.

Der richtungslose Drang konkretisiert sich häufig in einem gesteigerten Bewegungsbedürfnis. Die innere Unruhe wird dabei in äußerer Bewegung abreagiert. Ein solcher gesteigerter *Bewegungsdrang* ist charakteristisch für das Anfangsstadium der Atropinvergiftung und für den Haschischrausch. So schildert Reko [1249] die Toloachivergiftung (Atropin):

»... es erfolgen dann lebhafte Bewegungen, ein Auf- und Abschreiten, das immer schneller und erregter wird, wobei die Berauschten, wie um sicherer aufzutreten, mit den Füßen laut stampfen. Manchmal wird der Marsch gegen eine Mauer oder Wand fortgesetzt und trotz des offensichtlichen Hindernisses wird sozusagen ›an Ort und Stelle gegangen‹ ... Mit welch geradezu übermenschlicher Ausdauer dieses sinnlose Stampfen und Herumgehen im Kreise mitunter ausgeführt wird, davon kann sich jemand, der derlei nicht mitangesehen hat, kaum eine Vorstellung machen.«

Mit zunehmender Gestaltetheit geht der Bewegungsdrang in den *Tätigkeitsdrang* über. Eine Steigerung desselben ist für das alkoholische Delirium tremens kennzeichnend. Die Kranken können keinen Augenblick ruhig bleiben, ständig sind sie mit etwas beschäftigt. Es werden echte oder halluzinierte Federn vom Bett aufgelesen, Haare aus dem Munde gezogen, Spinnen gefangen, die Kleidung abgelegt und wieder angezogen, wobei oft die einzelnen Kleidungsstücke verwechselt werden und etwa versucht wird, das Hemd über die Beine zu ziehen. Häufig vermeinen die Patienten auch bei ihrer Be-

rufsarbeit zu sein, so daß man geradezu von Beschäftigungsdelirien spricht. Bei der gleichzeitig bestehenden Auffassungsstörung und völlig autopsychischen Orientierung kommt es zu unsinnigen Handlungen. Ein Wirt hielt seine große Zehe für einen Pfropfen, schraubte den Zapfenzieher hinein und fing an, daran zu zerren (E. Bleuler [142]).
Ein derartig gesteigerter Tätigkeitsdrang findet sich häufig in den Entziehungserscheinungen nach lange dauerndem Gebrauch von dämpfenden Mitteln. So treten Beschäftigungsunruhen ähnlich wie beim Delirium tremens auch nach dem Entzug von Schlafmitteln bei Süchtigen auf. Manche Autoren vertreten die Meinung, daß das alkoholische Delirium tremens als Entziehungssyndrom nach Alkoholsucht aufzufassen wäre. Die fortgesetzte Dämpfung der zentralnervösen Prozesse führt reaktiv zu einer immer stärker werdenden Erregung, weshalb die Dosen der Beruhigungsmittel allmählich gesteigert werden müssen. Nach außen hin sichtbar wird die Unruhe erst dann, wenn die künstliche Dämpfung einmal ausbleibt.

Die umgekehrte Erscheinung, nämlich einen verminderten Tätigkeitstrieb, findet man dementsprechend in den Entziehungserscheinungen oder im endgültigen Zusammenbruch nach fortgesetztem Mißbrauch erregender Stoffe. Die Kranken verfallen in eine *Apathie*. Neben dem Tätigkeitsdrang ist der Erlebnisdrang stark vermindert und auch das Bewußtsein häufig getrübt. Der Bezug zur Welt bleibt möglich, allein es besteht kein Interesse an ihr.

Reko gibt [1249] folgende Charakterisierung von Patienten nach schwerem chronischem Toloachimißbrauch:

»Teilnahmslos sitzen sie stundenlang auf der Erde oder legen sich, ohne zu bedenken, daß sie anderen hinderlich sind, auf den Boden, z. B. quer über einen Gang oder zwischen Türen. Ihr ausdrucksloses Gesicht zeigt keine Affektbetonung. Äußere Reize haben keinen Einfluß auf sie. Energische Irritationen, wie Bespritzen mit kaltem Wasser, Anschreien, werden mit einem müden Umblicken beantwortet ... Die Kranken dösen vor sich hin, ohne sich ihrer trostlosen Lage bewußt zu werden. Niemals klagen sie über etwas. Eines Tages findet man sie tot.«

Der durch Ataractica hervorgerufene Zustand von Gleichgültigkeit und Antriebsschwäche kann sich gelegentlich zu geradezu »lethargischer Apathie« (SIMKO [1415], bei Reserpin) vertiefen. Verwandte Phänomene lassen sich auch bei Tieren erzeugen, so konnten ABRAMSON und EVANS [5] mit LSD-25 bei Fischen stuporähnliche Zustände von 1–7 Tagen Dauer auslösen.

Neben den eben geschilderten extremen Formen eines veränderten Tätigkeitstriebes gibt es natürlich eine Fülle von Abstufungen bis zur Norm hin. Man kann die banale Faustregel aufstellen: Beruhigungs- und Schlafmittel vermindern, Anregungsmittel steigern den Tätigkeitsdrang. Ein vermehrtes Innenleben kann sich nach außen hin in Bewegungsfülle ausdrücken (z. B. Haschisch), es kann jedoch auch eine Versenkung in die wunderbaren Erlebnisse erfolgen, bei der in einem traumartigen Zustand jeder aktive Ausgriff in die Umwelt unterbleibt (z. B. Opium).

Von praktischer psychiatrischer Bedeutung ist die Minderung krankhafter Drangzustände, wie sie z. B. bei den manischen Psychosen auftreten. Neben den Ataractica werden unter anderem hierzu auch Lithiumsalze empfohlen (SHON u. a. [1409]).

Mit dem Bewegungs- und Tätigkeitsdrang wurde dem unspezifischen Drang ein Ziel gefunden, das dem noch vorindividuellen lebendigen Dasein angehört. Der Lebensdrang vermag sich jedoch in zwei Weisen zu verwirklichen:

a) als Äußerung (motorisch) im Bewegungs- und Tätigkeitsdrang,
b) als Innerung (sensorisch) im Drang nach Erleben von Innenzuständen, insbesondere in den Formen des Genußstrebens, der Libido und des Erlebnisdranges (LERSCH [871]).

Über eine extreme Verminderung des *Genußstrebens* und des *Erlebnisdranges* wurde bereits bei der Apathie gesprochen. Eine Verstärkung dieser beiden Triebe beobachtet man bei Süchtigen, doch muß dies nicht eine Folge der Suchtmittel sein, da gerade umgekehrt ein gesteigertes Genußstreben zum Euphoricum oder ein vermehrter Erlebnisdrang zum Eideticum führen. Gegenüber dem vielfältigen Erleben im Rausch erscheint die nüchterne Welt doppelt leer, und der Erlebnisdrang fordert verstärkt nach neuer Nahrung. So entsteht ein Circulus vitiosus, den der Süchtige nicht aus eigener Kraft durchbrechen kann. Den Problemen der Sucht, die systematisch an dieser Stelle beprochen werden könnten, bleibt jedoch ein eigener Abschnitt vorbehalten.

Zum Genußstreben gehört auch der Appetit. Wie in der Schwangerschaft treten auch nach Einnahme gewisser Pharmaka abnorme »Gelüste« auf. McKhann [944] beschrieb bei bleivergifteten Kindern solche Pikazismen: sie verzehrten Kohle, Sand und Haare.

Zuletzt bleibt im Rahmen des Lebensdranges die *Libido* zu diskutieren. Ihre Beeinflussung durch Pharmaka hat seit Urzeiten die Menschheit beschäftigt. Weniger interessierte die Möglichkeit der Dämpfung durch Sedativa, wie Hopfenextrakt, als vielmehr ihre Steigerung durch sogenannte »Liebestränke«. Im Volksaberglauben wurde und wird noch viel Unfug damit getrieben, doch dürften die meisten Liebestränke harmlos und nur Ausfluß phantastischer magischer Vorstellungen sein.

Bei den tatsächlich die Sexualität beeinflussenden Stoffen kann man zwei Gruppen unterscheiden: Libidosteigernde, und lediglich über Beseitigung von Hemmungen sexualisierende, wie die alkoholischen Getränke. Eine interessante Kombination stellt das Bier dar, das durch den Hopfenextrakt die Libido herabsetzt, jedoch durch den Alkohol enthemmt, weshalb im Rausch sexuelle Exzesse vorkommen können. Da Enthemmung nicht mit Libidosteigerung gleichzusetzen ist, vielmehr der Libido nur leichter zum Austrag verhilft, ist eine Besprechung der enthemmenden Mittel an dieser Stelle nicht angezeigt.

Die eigentlichen Aphrodisiaca können an drei Punkten des Körpers angreifen:

a) am Nervensystem,
b) an den Keimdrüsen, bzw. am endokrinen System,
c) an den äußeren Geschlechtsorganen.

Unter den lokalen Reizen ist besonders der Druck von überfüllten Nachbarorganen, wie Blase und Darm, der auch im Schlaf sexuelle Träume begünstigen kann, zu erwähnen. Im gleichen Sinne wirkt eine Vermehrung der Durchblutung nach Einnahme stark gewürzter, den Darm reizender Speisen, was schon seit alten Zeiten bekannt ist. Ovid preist in seiner »Ars amatoria« [1673]:

Nesselsamen, gemischt mit beißendem Pfeffer,
gelbliches Doldengewächs,

oder als milderes Rezept:

Zwiebeln aus Megara oder anregende Wurzeln,
Wie sie, wohl allen bekannt, in unseren Gärten gedeihen,
Kräftig zur Speise vereint mit Eiern hymettischer Honig,
Und mit dem Nüßchen gewürzt aus dem Zapfen der Pinie.

Yohimbin steigert die Erregbarkeit des Rückenmarks im Bereich der Zentren der Genitalnerven und erhöht damit die potentia coeundi.

Die Zahl der von den einzelnen Menschenstämmen verwendeten Mittel ist unübersehbar. In Mexiko erfreuen sich die roten Bohnen mancher Erythrina- und Sophoraarten großer Beliebtheit (REKO [1249]). Namentlich die Frauen sollen sie gerne nehmen, um in den folgenden Träumen »die Freuden der Liebe auch ohne Mann genießen zu können«. Dem Schlaf mit sexuellen Träumen geht ein waches Stadium mit gesteigerter Libido voran. Eine stundenlang anhaltende sexuelle Erregung soll bei direkter Applikation des Pulvers auf die Genitalien zustande kommen. Die Sophorabohnen enthalten Cytisin, das unter anderem auch im Goldregen vorkommt, dessen Blätter in Notzeiten einen gewissen Ersatz für Tabak bilden.

Wichtig ist es, darauf hinzuweisen, daß man die Verursachung sexueller Träume nicht unbedingt mit einer Libidosteigerung im Wachzustand gleichsetzen darf. Während bei dieser das Bedürfnis nach sexueller Betätigung vermehrt ist, kommt es im sexuellen Traum (wie z. B. nach Morphin oder Haschisch) vielmehr häufig zu einer Abreaktion und Befriedigung des Bedürfnisses, so daß in diesem Fall sogar gelegentlich eine Verminderung der Libido im Wachzustand eintreten kann.

Eine Libidosteigerung wird auch den Weckaminen zugeschrieben. Dabei soll der Orgasmus zugunsten einer Verlängerung der Vorlust hinausgeschoben werden. Letztere Erscheinung dürfte durch die abnehmende Potenz zu erklären sein, die besonders bei längerem Gebrauch deutlich wird. CERNEA [250] empfiehlt Weckamine bei Frigidität der Frau.

Auch manche Vitamine sollen Libido und Potenz beeinflussen, so berichten FIELDS und HOFF [419] von einer Steigerung derselben durch Vitamin B_{12}.

Es gibt übrigens kaum einen Stoff, dem nicht schon einmal eine Vermehrung der Libido zugeschrieben worden wäre, selbst für die Ataractica gilt dies, von denen man doch im Rahmen der allgemeinen Antriebsminderung Gegenteiliges erwarten müßte. SIMKÓ [1415] beschreibt z. B. eine »leichte aphrodisierende Wirkung« des Reserpins.

Eine besondere Stellung unter den aphrodisierenden Mitteln nehmen die Sexualhormone ein. Man glaubte ursprünglich in ihnen die spezifischen Bewirker der männlichen und weiblichen Sexualität gefunden zu haben in dem Sinne, daß weibliche Sexualhormone, bei der Frau angewandt, deren heterosexuelle Libido erhöhen, beim Manne dagegen homosexuelle Tendenzen fördern müßten. Eine entsprechende Betrachtung wurde für die männlichen Hormone angestellt. Es zeigte sich jedoch, daß diese Überlegung falsch war. Ein umfassendes Versuchsmaterial läßt nun folgende Grundzüge erkennen (nach M. BLEULER [145]):

1. Männliche Hormone (»Androgene«) in großen Dosen bewirken eine Steigerung der heterosexuellen Libido der Frau in $^1/_3$ bis $^2/_3$ der Fälle.
2. Die weiblichen Hormone (Östrogene und Progesteron) beeinflussen die Libido der Frau im allgemeinen nicht, es sei denn, es läge eine mangelnde körperliche Entwicklung der Sexualorgane vor, die durch die Hormongaben behoben würde, wobei sich eine schwache Libido oft normalisiert.
3. Beim Manne dämpfen Östrogene in hohen Dosen regelmäßig die Libido.
4. Eine Wirkung von Androgenen beim Manne ist umstritten.

Unter der Einwirkung gegengeschlechtlicher Hormone scheint es also im Gegensatz zur ursprünglichen Annahme nicht zu einer Regression in Richtung auf Homosexualität zu kommen. Eine solche wird von der Kokainsucht behauptet. So sollen bei vorher unauffälligen Personen während der Süchtigkeit vermehrt homosexuelle Handlungen vorgefallen sein, während nach der Entziehung sich wieder normales sexuelles Verhalten einstellte (HESSE). Es bleibt jedoch zu bedenken, ob dies nicht lediglich auf eine Verminderung der Hemmungen im süchtigen Zustand zurückgeführt werden kann, wodurch tiefsitzende homosexuelle Antriebe leichter ihre Verwirklichung finden.

Zu den Antrieben des lebendigen Daseins kann man wohl auch – in Nachbarschaft zur Libido – eine gewisse triebhafte Mütterlichkeit rechnen, ein Bedürfnis nach Pflege von Kindern usw., das sich von Liebe abgrenzen läßt. Durch Gaben von laktotropem Hypophysenhormon scheint dieser Trieb gesteigert zu werden, da selbst bei Männern das mütterliche Verhalten in ungewöhnlichem Maße hervortritt. So berichtet M. BLEULER [147] von einem Mann mit einem Hypophysentumor, bei dem die Produktion des laktotropen Hormons stark vermehrt war, daß sein Interesse sich auf kleine Kinder einengte, er größtes Vergnügen am Waschen von Windeln empfand und er sogar einen Säugling adoptieren wollte. Ähnliche Reaktionen lassen sich auch bei künstlicher Hormonzufuhr beobachten.

Die größte Fülle abnormer Erscheinungen kann die einmalige Einnahme eines Pharmakons verständlicherweise in den Bereichen des Seelischen erzeugen, die zur körperlichen Wirkung in nächster Beziehung stehen. Je mehr aber die Persönlichkeit als Wertträger ins Auge gefaßt wird, desto weniger tiefgreifend sind die Beeinflussungsmöglichkeiten durch Pharmaka. Dies gilt in gewissem Maße bereits für die Antriebserlebnisse des individuellen Selbstseins, zu denen Selbsterhaltungstrieb, Egoismus, Wille zur Macht, Geltungsdrang, Vergeltungsdrang, Eigenwertstreben und Anspruchsniveau gehören (LERSCH [871]), noch viel mehr aber für diejenigen des Über-sich-hinaus-Seins.

Im Alkoholrausch tritt häufig ein gesteigerter *Geltungsdrang* zutage. Man denke nur an die typische Situation der Dorfpolitiker am Stammtisch, die meinen, über die schwierigsten Fragen der Staatskunst entscheiden zu können, und mit der Verurteilung der Taten anderer rasch zur Hand sind. Aber nicht nur in den Kommentaren zum Zeitgeschehen will man sich Geltung bei seinen Zechkumpanen verschaffen, auch im übrigen sind die Erzählungen im »Jägerlatein« formuliert, was man vulgär als »Aufschneiden« bezeichnet. Der Geltungsdrang läßt bei der im Alkoholrausch verdunkelten Denkklarheit oft die unsinnigsten Wetten zustande kommen. So manche tödliche Alkoholvergiftung ging aus der Wette hervor, irgendeine besonders große Menge eines alkoholischen Getränkes einzunehmen. Alexander der Große veranstaltete im Jahre 331 in Persepolis ein Wettsaufen, bei dem der Rekord 13 Liter Wein betrug. Leider starben der Sieger Promachos und weitere 41 Teilnehmer an den Folgen ihres unmäßigen Weingenusses in den nächsten Tagen.

Nicht nur der Geltungsdrang, sondern auch der *Vergeltungsdrang* entfaltet sich unter der Alkoholeinwirkung leichter. So kommt es bekanntlich oft zu Streitereien und Schlägereien zwischen Betrunkenen. Infolge des gesteigerten Geltungsdranges fühlen sie sich leicht in ihrer Ehre angetastet und reagieren sehr empfindlich auf Beleidigungen, um so mehr, als sie ihr nüchternes Denken nicht mehr voll zum Einsatz bringen können. Verständlicherweise entladen sich ihre Rachegelüste besonders leicht gegen die Menschen, mit denen sie an sich schon verfeindet sind. So kann man geradezu die Warnung davor aussprechen, sich in Anwesenheit von Menschen, die man nicht leiden kann, zu betrinken, obwohl andererseits der Alkohol oft eine versöhnliche Stimmung schafft, in der sich Freund und Feind in die Arme sinken und alle Unterschiede von Klasse, Rang und Namen in einer allgemeinen »Bruderschaft« untergehen.

Der *Selbsterhaltungstrieb* wird oft in grotesker Weise im sogenannten »pathologischen Rausch« aktiviert. Diese seltene Verlaufsform des Alkoholrausches geht mit Trübung des Bewußtseins und wahnhafter Verkennung der Umwelt einher. Insbesondere fühlen sich die Berauschten, denen man äußerlich zunächst nichts anmerkt, plötzlich von einem friedlichen Nachbarn bedroht und meinen sich in radikalster und brutalster Weise zur Wehr setzen zu müssen. Es kann dabei zu völlig persönlichkeitsfremden Delikten kommen.

Es bleibt nun zu diskutieren, ob es unter der Alkoholeinwirkung tatsächlich zu einer Steigerung der Ich-Strebungen kommt. Der Alkohol ist in erster Linie ein Enthemmer. Er verschafft den Antrieben, die sonst tief in der Brust verborgen bleiben, freie Bahn zur Erfüllung, indem er den Einfluß der Hemmkräfte auf die Gestaltung des Seelenlebens abschwächt. Der Mensch sinkt auf eine primitivere Stufe herab, in der das naive Erleben in seinen lichten wie in seinen Schattenseiten wieder hervortritt. So dürfte die Betonung der Egoismen im Alkoholrausch nicht auf einer absoluten

Vestärkung derselben beruhen, sondern nur auf einer relativen, indem Hemmkräfte blockiert werden. Unter diesem Gesichtspunkt muß der alte Gelehrtenstreit betrachtet werden, ob der Alkohol ein Anreger ist oder nicht.

In etwas pathetisch-optimistischer Form charakterisiert William JAMES [694] die Alkoholwirkung wie folgt: »Sobriety diminishes, discriminates, and says no; drunkenness expands, unites, and says yes. It is in fact the great exciter of the *Yes* function in man.«

Eine gewisse Verwandtschaft mit dem Alkoholrausch zeigt die Fliegenpilzvergiftung, in welcher ebenfalls großtuerisches Geprahle zur Regel gehört (REKO [1249]). Die Berauschten führen unendlich lange Reden und sind sehr beleidigt, wenn man sie unterbricht.

Eine Aufbauschung der Thematik des individuellen Selbstseins gehört zum Bild der Sucht. Die Welt engt sich immer mehr auf das eigene Ich, dessen Befindlichkeit und wie es sich das Suchtmittel verschafft, ein. Doch wird davon noch näher die Rede sein (s. S. 124 ff).

In der Thematik des Über-sich-hinaus-Seins wird der Mensch hinausgerufen über sich zur Teilhabe an etwas, das er nicht ist, das über sein individuelles Dasein hinausweist, zu Werten wie Gemeinschaft, Werk, Erkenntnis, Liebe, überpersönliche Forderungen, Kunst, Religion, Metaphysik.

Hier stößt man auf die Grenzen der Pharmakopsychologie. Oder glaubt jemand, daß man durch Einflößen eines Tränkleins aus einem Atheisten einen Gläubigen machen könnte?

Wenn es fraglich ist, ob im Bereich der Sinnwerte eine direkte pharmakopsychologische Beeinflussung möglich ist, so kann doch zweifellos sekundär ein Einbruch erfolgen. Bei der Sucht engen sich die Weltbezüge ein, Interessen, überpersönliche Forderungen, Kunst, Wissenschaft und Religion sinken dahin, zuletzt auch die Rücksicht auf die Mitmenschen und sogar auf die eigene Familie.

Doch sind auch Veränderungen nach der positiven Seite möglich. Manche Stoffe, wie Alkohol, erleichtern die *mitmenschliche Bezugnahme*, indem sie die Hemmungen überwinden lassen, die sonst der Kontaktaufnahme entgegenstehen. So findet man häufig, daß Alkoholiker gemütswarme

Menschen sind, mit positiver sozialer Einstellung, die unter ihrer Kontaktschwäche leiden und sich einsam fühlen. Im Rausche fühlen sie die Grenzen der Individuation gesprengt und können nun ihrem Bedürfnis entsprechend an der Gemeinschaft teilhaben. (Freilich ist diese Teilhabe in gewissem Sinne unecht, da sie mehr auf Projektion als auf echter Gemeinschaftsbildung beruht.) Eine geselligkeitsfördernde Wirkung ist auch dadurch gegeben, daß im Alkoholrausch eine Neigung zu Renommisterei besteht, die ein Gegenüber benötigt.

Auch der Kokainist sucht Gesellschaft. Im Kokainrausch ist die Gedankenabfolge beschleunigt, ja es kann geradezu Gedankendrängen auftreten. Zugleich entsteht ein Bedürfnis, diese Fülle von Gedanken anderen mitzuteilen. So bildeten sich in der Zeit nach dem Ersten Weltkrieg allenthalben Klubs in Kaffeehäusern, die dort »Koks« schnupften und geistreiche Gespräche führten.

Die Kokain-Geselligkeit ist eine ganz andere als die des Alkohols. Diese wird in erster Linie getragen von Gefühlswerten, jene dagegen vom Gespräch. So traf man bei den Kokainisten besonders viele Künstler, Literaten und Wissenschaftler.

In der Auswirkung auf die Gemeinschaftsbildung kann man zwei große Gruppen scheiden: die »geselligen« Räusche, als deren Prototypen diejenigen des Alkohols und des Kokains gelten, und die anderen, bei denen die Einsamkeit gesucht wird, um die seltsamen Erlebnisse ungestört auskosten zu können, wie dies beim Opium und Meskalin der Fall ist. Doch gibt es auch hier Ausnahmen. Man denke doch nur an den »stillen Suff«, dem sich manche vom Leben enttäuschte Menschen widmen, um wenigstens für Stunden Vergessenheit zu finden

Es wurde gezeigt, daß die Strebungen der mitmenschlichen Teilhabe nicht direkt, sondern nur auf Umwegen durch Pharmaka gesteigert werden können. Völlig außerhalb jeder pharmakologischen Beeinflussungsmöglichkeit dürften wohl Liebe und Haß stehen (wenn man von ihrer Beeinträchtigung im Zuge eines Abbaus des gesamten höheren Seelenlebens bei chronischen Intoxikationen absieht). Liebe ist kein simpler Hirnprozeß, der sich nach Belieben steigern oder hemmen ließe. Wer hierfür eine naturwissenschaftliche Begründung sucht, hat wohl noch nie eine Sache oder einen Menschen geliebt.

Eine Sonderstellung unter den Strebungen des Über-sich-hinaus-Seins nimmt der *Schaffensdrang* ein, der scheinbar sehr wohl pharmakologisch beeinflußt werden kann. Er gründet auf dem Tätigkeitsdrang, hebt sich aber über diesen hinaus, indem es nicht auf das Befinden des Subjekts, sondern auf die Ausrichtung auf das Werk ankommt. Qualitätsmäßig läßt sich ein Leistungsdrang von einem Gestaltungsdrang abheben (LERSCH [871]). Jener richtet sich auf das Bewältigen von Weltdingen, auf die Verrichtung sinnvoller Arbeit, der andere will Neues schöpfen. (Dagegen tritt beim Leistungsehrgeiz das Geltungsstreben in den Vordergrund. Hinter dem äußerlichen Verhalten des Fleißes kann sowohl Schaffensdrang wie Leistungsehrgeiz stehen.)

Viele Leute berichten, daß sie nach Einnahme von Weckaminen gesteigerten Schaffensdrang (und zugleich auch Schaffensfreude) verspürten. Die Bearbeitung trockenster Akten gehe stundenlang mühelos vor sich. Wesentlich bleibt hier zu bemerken, daß es sich um den Antrieb zur Bewältigung routinemäßiger Arbeit handelt. Die schöpferischen Fähigkeiten des Individuums bleiben davon unberührt.

Möglicherweise kann man die Wirkung der Weckamine auf den Schaffensdrang als eine indirekte erklären. Die Weckamine und ähnliche Stimulantien verscheuchen die Müdigkeit (»Akopa« HELLPACH [617]) und schenken ein Gefühl körperlicher und geistiger Frische, wie man sich eines solchen sonst nur am Morgen nach erquickendem Schlafe erfreut. Nun geht man aber ausgeruht normalerweise schon mit Eifer und Freude an die Arbeit, sofern einem dieselbe nicht ganz verleidet ist. Man möchte fast sagen, der Schaffensdrang sei eine normale Begleiterscheinung leib-seelischen Wohlbefindens. Er nimmt ab, wenn sich Ermüdung einstellt. Nachdem also der Schaffensdrang weitgehend von der Ermüdung abhängig ist, wäre zu erwägen, ob nicht die Wirkung der Stimulantien durch das Verscheuchen von Ermüdung hinreichend erklärt würde.

Die Weckamine bilden mit einigen anderen Stimulantien eine Ausnahme gegenüber der Vielzahl der Stoffe, die das Leistungsstreben herabsetzen. Vorsichtig kann man wohl wie folgt formulieren: Alle Mittel, die euphorische Zustände herbeiführen, bei denen der Akzent auf einer Befindlichkeit liegt, werden infolge der Konzentration auf die eigene Innerlichkeit zu verminderten Handlungsantrieben führen. Doch kann hier keine reinliche Scheidung der einzelnen Mittel erfolgen. So gibt es Menschen, die auf Morphin, das sonst als der Prototyp eines Euphoricums gelten könnte, mit gesteigertem Schaffensdrang reagieren!

Ähnliche Überlegungen wie für die Euphorica gelten auch für die Eidetica. Von Halluzinationen befangen, wird man sich kaum geordneter, zielgerichteter Arbeit widmen wollen.

Zuletzt muß noch das Heer der Stoffe erwähnt werden, die Müdigkeit, Schläfrigkeit, Übelkeit und ähnliche Erscheinungen fördern, die alle dem Schaffen abhold sind.

Das *Interesse* hebt sich durch Tenazität und Objektivität von der bloßen Neugier ab (Kerschensteiner). Im Schrifttum wird das Wort Interesse jedoch häufig für Neugier gebraucht, so z. B. wenn der opiumsüchtige Bedloe [99] sagt, die Hauptwohltat seiner täglichen Vergiftung liege in einem übertriebenen Interesse für alles, selbst für das Trivialste.

Da im echten Interesse die Nachhaltigkeit liegt, die auch Anstrengungen auf sich nehmen läßt, wird es kaum Pharmaka geben, die das Interesse fördern, es sei denn, man zieht die verminderte Ermüdbarkeit durch Weckamine in Erwägung. Dagegen wird der Rausch nur zu oft die echten Interessen zum Schweigen bringen.

Eine Verminderung des Interesses an der Umwelt gehört zum Wirkungsbild der Ataractica, in welchem alle Anmutungsqualitäten an Intensität verlieren und die Antriebe eingeschränkt sind. Wenn man allerdings berücksichtigt, daß sich beim seelisch Kranken häufig alle Weltbezüge auf den engen Rahmen seiner Krankheit erstrecken, so kann man den paradoxen Fall verstehen, daß ein Mittel, das an sich Gleichgültigkeit erzeugt, durch Ausschaltung des bisherigen Zentralthemas andere Lebensgebiete nun relativ stärker an die Oberfläche kommen läßt und so ein gewisses Interesse an ihnen erweckt.

C. Pharmakopsychologie der Gefühle und Stimmungen

I. Gefühlsregungen

Die Pharmakologie des *Schmerzes* wird nur zu leicht als rein somatisches Problem behandelt: Beeinflussung von Rezeptionsorganen, Nervenbahnen oder Hirnzentren. Dies trifft zweifellos für viele Mittel zu. So wird z. B. durch Lokalanästhetica die Erregungsleitung in den peripheren Nervenbahnen unterbunden, während die handelsüblichen Schmerztabletten sensible Zentren des Parietalhirns oder Schaltstellen des Hirnstamms blockieren und auf diese Weise keine Schmerzwahrnehmung zustande kommen lassen.

Interessante Versuche, wie z. B. von WIKLER [1599], zeigen jedoch, daß der Schmerz nicht als Sinneserlebnis allein zu verstehen ist. Unter Morphineinwirkung ist die Schmerzwahrnehmung nicht aufgehoben, da die Versuchspersonen sogar die Intensität des schmerzerregenden Reizes recht gut abschätzen können, und doch wird der Schmerz nicht im üblichen Sinne in einem Sichwinden vor ihm erlebt. WIKLER erklärt dies über den Wegfall der antizipatorischen Angst, die ein wesentliches Moment für die Stärke des zustandekommenden Schmerzes bildet. Man kann allgemeiner fassen: Es wird der Anmutungscharakter der Welt verändert, die Dinge werden nicht mehr als bedrohend erlebt. Dies wirkt natürlich auf die Erlebnismitte zurück.

Noch krasser tritt dieses Problem bei den Ataractica zutage. Sie weisen keine analgetische Wirkung im engeren Sinne auf, doch erzeugen sie eine Gleichgültigkeit gegenüber dem zu erwartenden Ereignis (RIEBELING [1254]). Nach Einnahme von Guajakolglyzerinäther ist der Gedanke an den Zahnarzt bei weitem nicht mehr so beängstigend (BUMILLER [224]).

Besonders deutlich wird dies, wenn man nicht den körperlichen, sondern den seelischen Schmerz ins Auge faßt. Dieser bleibt natürlich von den üblichen Schmerztabletten völlig unbeeinflußt, da er nicht über den Schmerzsinn zustande kommt. Dagegen vermögen Morphin und verwandte Stoffe auch diese Pein zu lindern. DE QUINCEY [1226] singt nicht umsonst jene Lobpreisung:

»O gerechtes, scharfsichtiges, gewaltiges Opium! Du, das du in das Herz des Reichen wie des Armen lindernden Balsam auf Wunden träufelst, die niemals verheilen, und auf die Todesangst, die den Verstand zur Empörung treibt ...«

Im übrigen muß man auch berücksichtigen, daß eine Ablenkung der Aufmerksamkeit vom schmerzerregenden »Pfahl im Fleische« das Schmerzgefühl verkleinert bzw. ganz verstummen läßt. Mit allen Rauschzuständen, in denen die Aufmerksamkeit ganz von ungewöhnlichen Erlebnissen absorbiert wird, geht eine verminderte Schmerzempfänglichkeit einher, auch wenn das betreffende Mittel keine spezifische Wirkung auf den Schmerzsinn besitzt. So erklärt man auch, daß bisweilen die Folterungen der Inquisition mit Lächeln ertragen wurden, wenn die Betroffenen vorher ein geeignetes Rauschgift eingenommen hatten. (Allerdings muß berücksichtigt werden, daß der Inquisition besonders leicht Schizophrene ausgesetzt waren, bei denen solche Zustände einer allgemeinen Analgesie auch ohne Pharmakon vorkommen.)

Die umgekehrte Beobachtung kann man bei Eingriffen in Lokalanästhesie machen, wobei zwar die Schmerzempfindung ausgeschaltet wird, das ganze Denken des Patienten sich aber um die Operation dreht, er bei jeder Berührung (diese Empfindung ist meist nicht in gleichem Maße ausgeschaltet wie der Schmerz) furchtsam zusammenschaudert und nicht unbeträchtliche Qualen leidet. Es ist daher nötig, zur Verhütung dieses seelischen Schmerzes zusätzlich vor der Operation noch Morphin, Ataractica oder entsprechende Präparate zu verordnen.

Es zeigt sich also, daß man zwei Gruppen von Analgetica abgrenzen kann:

a) körperliche Schmerzbefreiungsmittel,

b) seelische Schmerzbefreiungsmittel,

und daß der Schmerz mindestens ebensosehr ein psychologisches wie ein physiologisches Problem darstellt.

Die Erfüllung der Thematik des Lebensdranges wird als *Lust* erlebt. Lust und Euphorie sind nicht gleichzusetzen; letzterer Begriff ist weiter gefaßt, er legt den Akzent auf die Gestimmtheit, kann also völlig ohne Objekt auskommen, während in der Lust immer ein Gegenstand enthalten ist, der die Lust spendet. Die Pharmakopsychologie vermag nun Objekte aufzuzeigen, die normalerweise nicht lustauslösend wirken. »Tagelang träumen über den Duft einer Blume« kann man im Opiumrausch (POE [1188]) und dabei tiefe Beglükkung erfahren.

Als ein unerfülltes Bedürfnis nach Lust ist die *Langeweile* charakterisiert. Das Dasein wird als leer und öde erfahren. Gerade hier entfalten die Rauschgifte ihre anziehendste Wirkung: sie bringen das Leben zur Erfüllung, die Öde schwindet und macht tiefem Erleben Platz. Die banalsten Angelegenheiten werden plötzlich interessant und mit geheimnisvollem Lichte umkleidet. So vermag man unter der Wirkung des Opiums »den größten Teil eines heißen Sommertages versunken sein in der Betrachtung wunderlicher, schräg verlängerter Schatten auf der Tapete oder Diele – sich selbst vergessen, eine ganze Nacht die aufrechte Flamme der Lampe oder die Scheite des Kamins überwachen ... Das Zittern eines Blattes –, die Färbung eines Grashalmes –, die Form eines Kleeblattes –, das Heulen des Windes –, der nicht zu bestimmende Duft, der dem Walde entströmt –, das alles bewirkt unermeßliche Eingebung ...« (POE [1188]).

Über weitere Gefühlsregungen des lebendigen Daseins, wie Ekel, Abscheu, Überdruß, Widerwille, ist wenig zu sagen. Sie besitzen eine ausgeprägte Beziehung zum Geruchserleben. Manche übelriechende Stoffe, besonders Eiweißzersetzungsprodukte, Schwefelwasserstoff, Merkaptane usw. erzeugen Ekel schon in geringen Konzentrationen. Sinclair LEWIS beschreibt in seinem »Arrowsmith« die Aufnahmefeierlichkeit einer Studentenverbindung, bei der unter anderen Mutproben auch Asa foetida berochen werden mußte.

Zusammen mit Brechmitteln wie Apomorphin und Brechweinstein könnte man diese Stoffe als »Dysphorica« der Gruppe der »Euphorica« gegenüberstellen.

Im Gegensatz zu den bisher besprochenen Gefühlsregungen, bei denen der Akzent auf einem Beisichsein liegt, halten sich Freude, Trauer, Vergnügen, Ärger, Entzücken und Entsetzen mehr bei einem Draußen, bei den Dingen auf.

Als wesentlichste pharmakologische Beeinflussung kann man ein unmotiviertes Auftreten dieser Gefühle betrachten. Es ist dann oft die Abgrenzung von den Gestimmtheiten schwierig, in deren Rahmen auch die hauptsächliche Besprechung erfolgen soll. Zum Teil lassen sich diese Regungen auf andere pharmakopsychologisch bedingte Erscheinungen zurückführen. Wenn es nach Weckaminen zu großer Frische und gesteigertem Schaffensdrang kam und der Anlauf glückte, lange liegengebliebene Arbeit zu erledigen, so wird diese Befreiung von einem Druck sich in echter Freude über das Erreichte kundgeben. In diesem Falle kann man natürlich nur eine mittelbare Wirkung auf das Gefühl annehmen. Das gleiche gilt auch, wenn ein von langem Schmerz Befreiter plötzlich wieder merkt, daß die Bäume blühen und die Vögel zwitschern.

Die Gefühlsregungen des individuellen Selbstseins entsprechen in ihrer Gliederung den Strebungen. Dem Bereich der Selbsterhaltung gehören Erschrecken, Furcht, Wut, Aufregung, Argwohn an. Sie können in Vergiftungen von ganz friedlichen Objekten ihren Ausgang nehmen. Ein eigenartiges Erlebnis beschreibt Huxley [676] aus seinem Meskalinrausch: »Einem Liegestuhl gegenüber, der aussah wie das Jüngste Gericht – oder genauer gesagt, einem Jüngsten Gericht gegenüber, das ich nach langer Zeit und mit beträchtlicher Schwierigkeit als einen Liegestuhl erkannte –, ertappte ich mich plötzlich auf der Schwelle von Panik ...«

Bei den Antriebserlebnissen wurde schon der pathologische Rausch geschildert, in welchem es häufig zu den abnormen unmotivierten Anmutungserlebnissen von *Furcht* und *Aufregung* kommt, durch die der Selbsterhaltungstrieb ungebührlich aktiviert wird.

Mißtrauen und *Argwohn* sollen häufig etwa ¼ bis ½ Stunde nach Einnahme von LSD an den Versuchspersonen zu beobachten sein (Rinkel [1263]). Es gesellen sich Ärgerlichkeit und feindselige Haltungen hinzu. Diese Erlebnisse gehen verhältnismäßig rasch vorüber und machen einer gewissen Gleichgültigkeit Platz.

Auch im Meskalinrausch können ähnliche paranoide Reaktionen auftreten, bei denen sich die Versuchspersonen beobachtet fühlen und darauf mit Argwohn und Furcht reagieren.

»Während ich in Dr. B.s Zimmer lag, sollte mich Dr. B. beobachten? Wie war das Zimmer gebaut? Sicherlich so, daß man mich vom Nebenzimmer aus beobachten konnte? Weswegen war er heute morgen so lange weggeblieben? Natürlich, ich sollte möglichst unbeeinflußt sein. Ob das nun alles durch den Schreibtisch verdeckt war? Hier müßte man durchsehen können. Oder durch das Telefon?« (BERINGER [122]). In diesem Beispiel ist eine regelrechte Wahnstimmung bereits deutlich zu erkennen.

Weitere Gefühlsregungen des individuellen Selbstseins lassen sich zu den entsprechenden Antriebserlebnissen finden, so zum Vergeltungsdrang die *Schadenfreude*, zum Egoismus der *Neid* usw.

Dem Kaffee wird eine »Tendenz zur Bevorzugung negativer Werte und Einstellungen« (VOIGT [1542]) nachgesagt. »Die Vermutung, daß der ›Kaffeeklatsch‹ seine wenig freundliche Beurteilung im Volksmunde den Eigenschaften des Koffeins verdankt, ist hier nicht von der Hand zu weisen« (VOIGT [1542]). Dem wird man entgegenhalten müssen, daß für die Hervorkehrung von Neid, Schadenfreude, Genugtuung, Verachtung und ähnlichen Gefühlen in erster Linie die psychologische Situation des Kaffeeklatsches verantwortlich gemacht werden könnte, denn die Verlaufsform ist auch ohne Kaffee die gleiche. Immerhin könnte sich die psychische Stimulierung und Enthemmung durch das Koffein und die Röstprodukte des Kaffees (die an der Wirkung mitbeteiligt sind) in einer stärkeren Betonung mancher sonst verborgener Gefühle ausdrücken.

In diesem Zusammenhang sind auch die Untersuchungen von WENDT und CASPAR [1578] mit einem projektiven Verfahren zu erwähnen (Beschreibung äußerst niedrig konturierter und lichtschwacher Felder). Sie stellten bei Preludin und Koffein eine Förderung des sozialen Kontaktes fest, bei sehr hohen Koffeindosen traten jedoch Zeichen einer allgemeinen Greiztheit und Aggressionen hervor.

Bei den transitiven Gefühlsregungen treten die gleichen Probleme bezüglich der pharmakopsychologischen Beeinflussung auf wie bei den Strebungen des Über-sich-hinaus-Seins, aus deren Besprechung ein Großteil sinngemäß abgeleitet werden kann.

Das *Mitgefühl*, mit seinen Polen Mitfreude und Mitleid, kann bedeutsame Veränderungen erfahren. Als Vorstufe muß man die Gefühlsansteckung von echtem Mitgefühl abheben. In ihr wird ein Gefühl eines anderen gewissermaßen grundlos übernommen. Wenn ein Leichenzug vorbeikommt, weinen manche Leute, obwohl sie weder die Trauernden noch den Verstorbenen kennen. Die geselligkeitsfördernden Rauschgifte, insbesondere der Alkohol, verstärken diese Fähigkeit zur Gefühlsansteckung. Man denke nur an die »feuchtfröhlichen« Feste, bei denen die Lustigkeit von einem auf den anderen übergeht, nachdem ein »Stimmungsmacher« mit der Kette begonnen hat.

In der Gefühlsansteckung wird eine undifferenzierte Gestimmtheit vom anderen übernommen. Es kommt kein gegliedertes Nacherleben dabei zustande. Das echte Mitgefühl setzt hingegen das Einfühlenkönnen voraus, die Fähigkeit zum unmittelbaren gefühlsmäßigen Erfassen des Erlebens eines anderen, im Gegensatz zum mehr verstandesmäßigen »Einkennen« und »Eindenken« (Hellpach). Es übersteigt das bloße Nacherleben darin, daß aus dem Erlebnis direkt Handlungsimpulse quellen, aus dem Mitleid z. B. das Helfenwollen. In Rauschzuständen können abnorme Formen des Mitgefühls auftreten, indem Gefühle vermeintlich nacherlebt werden, die den anderen gar nicht bewegen. Ein Freund Baudelaires wollte im Haschischrausch ein Beruhigungsmittel kaufen und wurde plötzlich von einem unmotivierten Mitgefühl zu dem unbekannten Apotheker befallen: »... und da ich mir einbildete, sein Ohr und sein Innerstes vibrierten ebenso beim leisesten Geräusch wie die meinen, beschloß ich auf Zehenspitzen bei ihm einzutreten ...« [89]. Der durch dieses Verhalten erschreckte Apotheker verwies ihn jedoch seines Hauses. Bei diesem vermeintlichen Mitgefühl war es zu einer Projektion eigener Gefühle auf einen anderen gekommen. Baudelaire schreibt noch an anderer Stelle, »wie sich in der Trunkenheit des Haschisch ein seltsames Wohlwollen kundgeben kann, sogar Fremden gegenüber, eine Art Philanthropie ... die sich bis zur Furcht steigert, daß sie irgendwen betrüben könnte« [89]. Er leitet dieses Verhalten aus dem Mitleid ab.

Diese Sympathie- und Wohlwollensgefühle müssen sich nicht unbedingt auf Menschen richten, auch Tiere können einbezogen werden. Ein Arzt berichtet von seinem Selbstversuch mit Toloachi: »Mit dem neben meinem Bette liegenden Hund wurde ich ungemein zärtlich und bedauerte ihn außerordentlich, daß er alles nur so von unten sehen könne. Ich lebte mich in diese Idee ein und glaubte sogar, es gehöre gar nicht viel dazu, selbst ein Hund zu werden ... Die Kraft es zu tun war da, nur fehlte noch ein gewisser Willensimpuls, und ich verschob das mir so einfach erscheinende Experiment mit einer gewissen Ausrede auf meinen kranken Zustand auf ›ein andermal‹ ...« (nach Reko [1249]).

Zu den noetischen Gefühlen gehören Staunen, Verwunderung, Bewunderung, Zweifel, Überzeugung. »Das *Staunen* bezieht sich auf die Tatsache, daß etwas ist und daß es so ist, wie es ist, wobei die Befragbarkeit und Erkennbarkeit der Welt als Sinnwert erlebt wird« (Lersch [871]). Normalerweise verbindet sich dieses Gefühl mit den Vollzügen des Denkens. Es kann sich jedoch unter der Einwirkung mancher Pharmaka, besonders des Meskalins und Haschisch, von diesen weitgehend lösen. Plötzlich werden neuartige Aspekte an der Welt erfahren, die bisher nicht beachtet wurden, die beeindrucken und über die man doch nicht Rechenschaft geben kann. Der ganze Anmutungscharakter der Welt kann sich ändern, man steht ihr staunend gegenüber und wird von der Neuartigkeit so sehr überwältigt, daß man nicht mehr zielbestimmt nach den Ursachen der Veränderung forschen kann.

Mit dem Staunen verwandt, aber nicht identisch, ist ein Erlebnis, das man als Erkenntnisgefühl bezeichnen könnte. Es ist jene feierliche Gestimmtheit, die den überkommt, dem eine neue Erkenntnis aufgegangen ist. Es ist dies nicht eine Form der Eitelkeit, da dieses Gefühl nicht nur bei eigenen Erkenntnissen, sondern auch beim Verstehen fremder, die neue Aspekte eröffnen, zustande kommen kann. Auch dieses Gefühl vermag in Vergiftungen isoliert von einer tatsächlichen Erkenntnis aufzutreten. Manche Versuchspersonen meinen, es würden ihnen die größten Offenbarungen zuteil werden. Nach dem Abklingen des Rausches können sie aber keinen Inhalt angeben, es war alles nur jene Gestimmtheit. So berichtet Schenk aus seinem Meskalinrausch [1336]: »Während sich mir die Farben als Ströme, Bänder, Klänge und greifbare Substanzen zeigten, glaubte ich, in ihnen den Sinn des Lebens und aller Dinge lesen zu können. Die eine große Wahrheit, die endgültige, würde mir jetzt mit dem nächsten Herzschlag klar werden.«

Aber auch in milderer Form können abnorme noetische Gefühle auftreten als *Bedeutsamkeitserlebnisse*. Ein einfacher Vorgang, ein Gegenstand erscheinen im Meskalinrausch als Phänomene, hinter denen etwas steckt, das Bedeutung besitzt, wenn auch nicht immer angegeben werden kann, welcher Art. »Diese Falte meiner Hose – welch ein Labyrinth endlos bedeutsamer Vielfältigkeit! Und das Gewebe des grauen Flanells – wie reich, wie tief bedeutsam ...« (Huxley [676]).

In besonderem Maße werden solche Bedeutsamkeiten an den Mitmenschen erlebt. »Eine Geste, eine Haltung, ein Gesichtsausdruck, den ich sah, kam mir ungeheuer bedeutsam vor, schien auf seelische Hintergründe hinzuweisen, die ich allerdings nicht erfassen konnte. Ich glaubte mich jetzt viel besser in die Menschen einzufühlen, ohne daß diese Einfühlung zu faßbaren Resultaten geführt hätte. Am auffälligsten erlebte ich dieses gesteigerte Bedeutungsbewußtsein, als einmal vor meinen Augen die Schranken eines Bahnüberganges langsam in die Höhe gingen: geradezu gebannt starrte ich diesen Vorgang an, und einen Augenblick hatte ich das Gefühl, als ob da der Vorhang vor einem Weltgeheimnis in die Höhe ginge« (Beringer [122]).

Das Bedeutsamkeitserlebnis bildet ganz allgemein die Grundlage des *Wahns*. Es wird Dingen und Vorgängen eine Bedeutung zugemessen, die andere Menschen nicht anerkennen. »Das wahnhafte Irren einzelner ist die Absonderung von dem, was alle glauben« (Jaspers [702]). Der Wahn erwächst aus der Wahnstimmung, aufgrund deren es zu abnormen Anmutungserlebnissen kommt. Der Begriff Wahn ist rein formal. Es werden daher Beispiele je nach der inhaltlichen Füllung (z. B. Beziehungswahn, Größenwahn usw.) an den betreffenden Stellen gegeben.

Meskalin, Haschisch und ähnliche Stoffe vermögen bisweilen die Erlebnisfähigkeit dermaßen zu steigern, daß die *ästhetische Ergriffenheit* von einem Kunstwerk geradezu ekstatisch anschwellen kann oder ästhetische Erlebnisse von Objekten ausgelöst werden, die man sonst weitgehend neutral betrachtet. Der Anblick eines einfachen Korbsessels kann tiefer erschüttern als ein Gemälde van Goghs.

Eine starke Wirkung auf das emotionale Leben kommt vor allem der Musik zu. In manchen Rauschzuständen mit gesteigerter Gefühlsansprechbarkeit (besonders Haschisch) vermag die Musik Erlebnisse ungewöhnlicher Tiefe zu erzeugen. Dabei muß es sich gar nicht um große Meisterwerke handeln, ein einfaches Lied, auf der Mundharmonika gespielt (Baeyer

[74]), kann ekstatische Glücksgefühle hervorzaubern oder Gerührtheit mit Seufzern und Tränen (BAUDELAIRE [89]). Das ästhetische Erleben weitet sich so zu einer tiefen Erschütterung des ganzen Menschen aus.

Religiöse Gefühle können sich bisweilen mit entsprechenden Halluzinationen verknüpfen. So erlebte ein Fliegenpilzberauschter, »er stünde am Rande der Hölle und der Pilz befehle ihm, auf seine Knie zu fallen und ein Bekenntnis seiner Sünden abzulegen. Dies tat er auch unter dem Gelächter seiner Freunde« (LEWIN [889]). Ob diesem Fall ein echtes religiöses Erleben zugrunde liegt oder nur ein Anfall von Rührseligkeit und Reue, ist nicht einfach zu entscheiden.

Verbindung von religiösen Gefühlen mit Rauschzuständen zeigen viele primitive Religionen, bei denen der Genuß gewisser Rauschgifte in den Kultus eingebaut ist. Es wird davon noch näher die Rede sein.

Das metaphysische Gefühl der *Ehrfurcht* erwächst in folgendem Beispiel aus einem Erlebnis des Staunens und der Erkenntnis und verbindet sich mit tiefer Beglücktheit:

»... Mit dem Sehen setzte ein packendes starkes Erleben ein, in jeder Pflanze glaubte ich das Leben selbst zu erleben, wenn nicht zu sehen, das geistige Vorbild, nach dem sie sich entfalten mußte, der Rhythmus des Wachsens, ihre Urform. Und je weiter ich diese Wiese sah, um so klarer wurde mir der geistige Plan jedes Gewächses, die große Harmonie der ganzen Wiese. Ich hatte nicht das geringste ästhetische Lustempfinden, nicht das Gefühl, daß gerade mir etwas Angenehmes geschehe, ich sah nur, wußte und erlebte: das vitale Leben. Und wieder war die Atmosphäre voller Heiterkeit, Dankbarkeit und Gegenwartsfreude, aus allem erstrahlte der unerhörte Jubel einer klaren starken Harmonie ... Die Eindringlichkeit der Visionen war von überwältigender Stärke, sprechend, von überunbeschreiblicher Klarheit, ich mußte an Verse des alten Zarathustra denken, wie die Erde sich erst über ihr Schicksal, getreten zu werden, beklagte, dann aber den Sinn begriff und betete: Herr, laß mich blühen! Jetzt sah und erlebte ich ihr verwirklichtes: ›Herr, laß mich blühen‹« (BERINGER [122]).

Die Richtung auf die Zukunft ist ein konstitutiver Wesenszug der Strebungen. Aber wie wir auf die Zukunft hinleben, kommt sie auch auf uns zu und mutet uns an, in den

Schicksalsgefühlen, wie Erwartung, Hoffnung, Befürchtung, Sorge, Resignation, Verzweiflung. Sie lassen sich nicht in die bisher verwendete Systematik einreihen, da das Wertantlitz der Zukunft ein noch unbestimmtes ist.

JOEL und FRÄNKEL beschreiben »ein dumpfes Ahnungs- und Beklommenheitsgefühl« im Haschischrausch, »daß etwas Fremdes, Unentrinnbares naht. Die Aktivität schwindet, ein Gefühl der Ohnmacht und Angst kann Platz greifen« [714].

Ähnliche Ahnungsgefühle werden oft im Meskalinrausch angegeben, und zwar treten sie häufig am Beginn der Wirkung auf, bevor noch schwererwiegende Symptome sich bemerkbar machen als »das unbestimmte Gefühl irgendeiner Umwälzung«, die die Versuchsperson »aber nicht genauer fassen kann« (BERINGER [122]).

Bei anderen Menschen können die Ahnungen konkreter sein, so berichtet ein anderer Proband bei BERINGER [122]: »Eine große Spannung kam über mich. Es mußte sich mir Großes enthüllen. Ich würde das Wesen aller Dinge sehen, alle Probleme des Weltgeschehens würden sich enthüllen.«

2. *Gestimmtheiten*

Im Bereich des Lebensgefühls nehmen die leiblichen Gefühlszustände, wie Hunger, Durst, Kälte, Wärme, Müdigkeit, Frische, Unwohlsein usw., einen breiten Raum ein. Man könnte sie zum Teil, wie etwa das Kälteempfinden, auch unter den Wahrnehmungen abhandeln, doch steht bei den Leibempfindungen die Innerlichkeit des Erlebens bei weitem im Vordergrund. Wenn wir frieren, stellen wir dies nicht distanziert wie das Geräusch eines vorbeifahrenden Autos fest, sondern wir sind es je selbst, die vor Kälte schaudern.

Die Pharmakopsychologie der Leibgefühle zeigt wenig Besonderheiten. Ein Gefühl großer körperlicher und geistiger Frische wird von den Weckaminen vermittelt, Müdigkeit von den Schlafmitteln. Übelkeit tritt im Katerzustand nach Räuschen zusammen mit Abgeschlagenheit auf, ferner nach Einnahme erbrechenerregender Substanzen. Durst ist eine Begleiterscheinung der Atropinvergiftung. Starke Erweiterung der Hautgefäße, wie nach intravenöser Injektion von Kalziumpräparaten, wird von wohliger Wärmeempfindung gefolgt.

Von großer praktischer Bedeutung ist die Beeinflußbarkeit des *Hungers.* Nachdem bei uns die schlanke Linie modern ist, besteht namentlich beim weiblichen Geschlecht eine Nachfrage nach Mitteln, die ohne größeres Unbehagen, wie dies ein willentlich gesteuertes Fasten verursacht, die Erhaltung oder Erzielung einer ästhetischen Körperform gewährleisten. Um Fettansatz zu vermeiden, stehen grundsätzlich drei Möglichkeiten offen:

1. bei normaler Nahrungszufuhr die Verbrennungsprozesse zu steigern (z. B. durch Schilddrüsenhormone),
2. durch quantitativ befriedigende, jedoch kalorienarme Nahrung die Ernährung einzuschränken (viel Gemüse),
3. das Hungergefühl zu dämpfen.

Die Pharmakopsychologie interessiert vor allem die dritte Möglichkeit, um so mehr, als von der pharmazeutischen Industrie »Appetitzügler« mit großem Reklameaufwand in den Handel gebracht werden. Als Prototypen könnten die Weckamine gelten, die aber nach der Unterstellung unter die Betäubungsmittelverschreibungsverordnung (BtmVO) in Deutschland nicht mehr für diesen Zweck verwendet werden dürfen. Dieselben weisen, mit Ausnahme auf die Libido, eine allgemein dämpfende Wirkung auf die Thematik des lebendigen Daseins auf. Psychoanalytisch könnte man von einer Sublimierung sprechen. Die Energie (im Sinne der komplexen Psychologie C. G. JUNGS), die sonst primären Trieben zufließt, steht nun für andere Aufgaben bereit, die keine direkte Triebbefriedigung herbeiführen. Es kann vermehrte Aufmerksamkeit auf geistige Arbeit gerichtet werden. Diese »Energieverschiebung« ist natürlich nur als Bild zu betrachten. – Durch chemische Umformung der Weckamine gelangt man zu Stoffen, die eine geringere stimulierende bei stärkerer appetitzügelnder Wirkung aufweisen (vgl. hierzu S. 193).

Interessanterweise führen die meisten Mittel, die das Hungergefühl hemmen, zu einer Steigerung der Libido. Einerseits dürfte dies auf einer Verschiebung von histotropen zu ergotropen Prozessen beruhen, andererseits bestehen aber auch Beziehungen zwischen Fettsucht und Sexualität, indem erstere meist als unbeabsichtigte Folge einer überschießenden Befriedigung des Hungers auftritt und somit ein Zeichen einer oralen Regression darstellt. Auch am Zustandekommen der früher rein somatisch interpretierten endokrinogenen Fettsuchten scheinen psychische Faktoren beteiligt zu sein. Der Grad der Fettsucht ist nach statistischen Erhebungen von SUCHANEK-FRÖHLICH [1491] umgekehrt proportional der Häufigkeit von Coitus und Orgasmus. Mit Abnahme der Fettsucht tritt die genitale Triebbefriedigung gegenüber der oralen wieder in den Vordergrund.

Gewichtsabnahme ist im allgemeinen mit Unlustgefühlen, Gewichtszunahme mit angenehmer Stimmung verbunden. So vermag man oft Verstimmungszustände durch Hebung des Appetits günstig zu beeinflussen. Praktisch gelingt dies mit einer milden Insulinbehandlung (nicht Insulinschock wie bei der Schizophrenie). Dieses Hormon setzt den Blutzucker herab und führt dadurch zu Hunger. Man spritzt es zweckmäßigerweise ein bis zwei Stunden vor dem Essen ein und erreicht damit vermehrte Eßlust. Dagegen dürfte die Einnahme bitterer Stoffe vor dem Essen, wie Tinctura amara oder Chinawein, im wesentlichen eine suggestive Maßnahme sein. Heißhungerzustände sollen auch in der Fliegenpilzvergiftung vorkommen.

Von besonderem Interesse sind noch abnorme *Kälteempfindungen,* wie sie gelegentlich einmal im Haschischrausch auftreten. BAUDELAIRE verdanken wir folgende Schilderung: »... Leichte Kühle machte sich bereits in den Fingerspitzen fühlbar, um bald sehr heftige Kälte zu werden, als hätte ich die Hände in einen Kübel eisigen Wassers getaucht ... Die fast schneidende Sensation durchrieselte mich alsbald wie Wollust. Und es dünkte mich, die Kälte verheere mich immer mehr ... Die Kälte wurde immer spürbarer, obschon ich leichtgekleidete Menschen sah, die sich sogar mitunter die Stirn abwischten. Da packte mich der erfreuliche Gedanke, ich wäre ein bevorzugter Mensch, dem allein das Recht auf Kälte sommers in einem Theatersaal gewährt ward ... Mir wurde so durch und durch kalt, daß mein ganzes Denken förmlich erstarrte. Ich war ein denkendes Eisstück; ich erachtete mich als eine Statue aus einem Eisblock gehauen ... Und dann noch das Glücksgefühl, zu denken, mein Nachbar habe nicht die leiseste Ahnung von meinen wundervollen Sensationen« [89].

Man kann an diesem Beispiel eine qualitative Veränderung des Kälteerlebens nach der lustbetonten Seite hin bemerken. Zugleich ist das Selbstwertgefühl gesteigert im Erleben des Auserwähltseins.

Zum Lebensgefühl gehören auch die *Stimmungen* wie Heiterkeit, Lustigkeit, Traurigkeit, Mißmut und deren Erregungsformen Angst und Ekstase. Eine Fülle von Stoffen vermag diese Stimmungen zu beeinflussen, manche nur für wenige Minuten, andere wieder über Tage und Wochen.

Der Alkoholgenuß wird bei manchen Menschen von lärmender Lustigkeit gefolgt, bei anderen herrscht mehr stille Heiterkeit vor. Einer dritten Gruppe kommen die Tränen, und zuletzt dürfen auch die Reizbaren und Mißmutigen nicht vergessen werden, die berauscht nur zu gerne Händel suchen. Am Alkohol offenbart sich eine Eigenschaft vieler chemischer Stoffe: sie beeinflussen die Stimmung, aber man weiß vorher nie in welcher Richtung; diese scheint vorwiegend vom Charakter der Versuchsperson bestimmt zu werden. Zu diesen Stoffen gehört auch die Mehrzahl der Hormone, von denen besonders die der Hypophyse, der Nebennieren und der Geschlechtsdrüsen pharmakopsychologisch untersucht wurden.

Als das *a*drenocortico*t*rope *H*ypophysenhormon (ACTH) vor wenigen Jahren in die Therapie eingeführt wurde, stellte man bald bei der Mehrzahl der behandelten Patienten Stimmungsverschiebungen fest, und zwar häufiger nach der Lust- als nach der Unlustseite. Da es sich meist um schwer erkrankte Menschen handelte, die oft schon jahrelang ihrem Leiden ausgeliefert waren, führte man (z. B. HENCH [1674, 1675]) diese Stimmungsverbesserung auf die bisweilen überraschend schnelle Beseitigung der körperlichen Störungen zurück. Denn jede Verminderung von Unlust wird als Lust erlebt. Bald zeigte sich aber, daß die Stimmungsverschiebungen mit den körperlichen Heilungsvorgängen nicht parallel laufen. Es können auch Depressionszustände und sogar Psychosen auftreten.

ROME und BRACELAND [1276] unterscheiden vier Reaktionsformen auf ACTH:

1. Vermehrtes Wohlbefinden (im Sinne einer heiteren Lebensgrundstimmung). Die Patienten sagen etwa: »Ich fühlte mich nie wohler in meinem Leben!« Mit der Stimmungs-

verbesserung geht eine geringere Ermüdbarkeit und besseres Konzentrationsvermögen einher.

2. Stark nach außen sichtbare Stimmungsverbesserung, die sich bis zu hypomanischen Zuständen steigern kann. Es kommt zu expansiven Beteuerungen des Wohlbefindens, körperlicher Unruhe Schlaflosigkeit, mangelnder Sorgfalt, Beeinträchtigung des Urteilsvermögens und Ideenflucht.
3. Depressive Verstimmungen mit Angstzuständen, Gefühl hoffnungsloser Hilflosigkeit, Unruhe bis zu ausgesprochener Aufregung mit Schreien. Diese Reaktionsform wird aus der Störung der Anpassung des Individuums an seine Krankheit erklärt. Oft finden Menschen in den langen Jahren des Siechtums ein Auskommen mit ihm und erfreuen sich sogar eines gewissen »Krankheitsgewinnes« im Sinne vermehrter Pflege, geringerer Verantwortung usf. Eine überraschende Gesundung bringt nun diesen neuen Modus vivendi zum Zusammenbruch.
4. Psychosen i. e. S., vor allem bei Patienten, die schon vor der Behandlung psychische Auffälligkeiten zeigten. Die Häufigkeit dieser Reaktionsform hat stark abgenommen (von 10 auf 1%), wohl im Zusammenhang mit zunehmender Erfahrung über zweckmäßige Dosierung. Diese Psychosen dauern Tage bis Wochen, heilen aber sämtlich aus. Es stehen emotionale Störungen im Vordergrund, sie sind als Übersteigerungen der noch mehr im normalen Bereich liegenden Reaktionsformen 1 bis 3 zu betrachten.

Bei dieser Gelegenheit kann man darauf hinweisen, daß ein Symptom nie vereinzelt dasteht, sondern sich immer mit bestimmten affinen verbindet. So geht eine Stimmungsverbesserung in der Regel mit vermehrter Aktivität, Frische und Arbeitsfreude einher, dagegen eine Depression mit Müdigkeit und Arbeitsunlust. Das einzelne Symptom ist nur innerhalb des Integrationszusammenhanges sinnvoll zu erfassen. Andererseits kann man aus einer erkannten Grundstörung andere Veränderungen als sekundär ableiten. Das ACTH scheint primär auf das Lebensgefühl zu wirken, die Störungen des Gedankengangs sind aus der veränderten Stimmung hinreichend verstehbar.

Die Erscheinungen unter ACTH-Einwirkung ordnen sich in den größeren Rahmen der von Selye [1397] begründeten

Lehre vom »Streß« ein. Unter Streß versteht man irgendeine physische oder psychische Belastung oder Erschütterung. Es werden körperliche Umstellungen ausgelöst, in deren Mittelpunkt eine Hochfunktion der Nebennierenrinde (die vom ACTH stimuliert wird) steht. Bei Streßsituationen aller Art treten gehäuft seelische Veränderungen auf. Man vergleiche hierzu die Untersuchungen über Psychosen bei Hunger (KEYS u. a. [750]), Sauerstoffmangel (McFARLAND [938–940]), einschneidenden Temperaturveränderungen (BAZETT [91]) und psychischen Konflikten (WOLFF [1621]). Ähnliche psychische Reaktionen wie mit ACTH kann man mit denjenigen Hormonen der Nebennierenrinde bewirken, die auf den Zukkerstoffwechsel einwirken (Glucocorticoide), wie z. B. dem Cortison.

Bedauerlicherweise liegen über ACTH und Cortison nur Berichte von kranken Menschen vor. Es ist jedoch zu erwarten, daß bei körperlich und seelisch Gesunden grundsätzlich die gleichen Stimmungsveränderungen erfolgen. Wenn manche Autoren darüber Zweifel hegen aufgrund einzelner Beobachtungen, so muß man zugestehen, daß bei allen psychisch wirkenden Mitteln in entsprechender Dosierung manche Versuchspersonen keinerlei abnorme Symptome bieten. Das gleiche ist in der Pharmakophysiologie schon lange bekannt.

Die Sexualhormone wirken, abgesehen von der Libido, auch auf die Stimmung. Die Richtung der Stimmungsverschiebung ist nicht sicher vorhersagbar, doch scheint unter Östrogenen mehr eine Verdüsterung, unter Progesteron hingegen mehr eine Aufhellung der Stimmung zu erfolgen (BLEULER [145]).

Die Erfahrungen mit künstlicher Hormonapplikation dekken sich mit denen bei Störungen der Hormonproduktion im Menschen. Es lassen sich für die psychische Wirkung der Hormone bereits gewisse Gesetzlichkeiten beschreiben, weshalb M. BLEULER den Begriff »endokrines Psychosyndrom« prägen konnte [145, 148]. Es »ist gekennzeichnet durch Veränderungen einzelner Triebe, der gesamten Antriebshaftigkeit und der Stimmungen«. Die Persönlichkeit ist »im Sinne des Sonderlingshaften« gestört.

Im Beginn des Meskalinrausches, etwa eine Stunde nach Aufnahme des Stoffes, treten ähnlich wie im Haschischrausch häufig Zustände von *Lustigkeit* auf, in denen jeder beliebige Anlaß Vergnügen bereiten kann. Die Versuchspersonen brechen beim Auftauchen der ersten optischen Halluzinationen in schallendes Gelächter aus und müssen weiterlachen, ohne recht zu wissen warum. Diese unmotivierte Lustigkeit wird oft persönlichkeitsfremd erlebt und beunruhigt die Betroffenen, die dann in einen Zustand »gemischter Stimmungen« geraten. Es wird dies an folgendem Versuchsprotokoll deutlich:

»... Der Anblick der sich bewegenden Muster und Buchstaben wirkte in einer überaus unmittelbaren Weise belustigend auf mich, so daß ich in Lachen ausbrach und, so oft ich die Bewegungen wieder wahrnahm, von neuem lachen mußte. Plötzlich merkte ich, wie ich mich mit diesem Lachen völlig aus der Gewalt verloren hatte und auch ohne Reizobjekt dauernd weiter lachen mußte. Dieses Verlieren der Haltung war für mich äußerst quälend und ich merkte, wie neben dieser Qual das Lachen, das in manchen Augenblicken gar nichts Lustvolles mehr an sich hatte, nebenher lief. Die Qual war so groß, daß ich in manchen Augenblicken sehr deutlich die Möglichkeit spürte, daß dieses Lachen in Weinen umschlagen könnte. Während dieser Vorgänge hatte ich doch die Möglichkeit, mich selbst zu beobachten, und es kam mir der Gedanke: Jetzt weißt du, was läppisch-hebephren ist« (BERINGER [122]).

Wenn die Versuchsperson die Bezeichnung »läppisch« zur Kennzeichnung dieser gemischten Stimmung gebrauchte, so meinte BERINGER hierzu, daß es sich dabei um ein weiter nicht rückführbares primär qualitativ abnormes Gefühl handle. Solche ungewöhnliche Gestimmtheiten, die schwer zu beschreiben und zu benennen sind, treten häufig im Meskalinrausch. auf. Ein weiteres Beispiel:

»... Das ganze Zimmer bekam etwas ungemein Sonniges und Frühlinghaftes ... Dabei das Gefühl, als ob die ganze Welt an diesem Frühling teilnehmen müßte. Eine zunehmende Gelöstheit kam über mich. Alle Dinge, die mich sonst beschäftigten, schienen mir vollkommen unwichtig; alle Komplexe wurden zunichte vor dieser Frühlingsstimmung, von der ich mich befreit treiben ließ. Dabei war es durchaus nicht so, daß mir viele Gedanken durch den Kopf gingen, sondern es herrschte im Gegenteil eine ausgesprochene Armut an Einfällen: es war ein gedankenloses Hinschwimmen in der Stimmung ...« (BERINGER [122]).

Als Erregungsformen des Lebensgefühls werden Angst und Ekstase bezeichnet. Besser als trockene Analyse vermögen die Worte des Dichters die *Ekstase* zu schildern: »Niemals hatte mich eine ähnliche Seligkeit durchströmt; ich war wie zergangen im Nichts, so abwesend, so meiner selbst entledigt, dieses häßlichen Zeugen, der einen überall hin begleitet ... Ich war wie ein Schwamm, inmitten des Meeres: Jeden Augenblick wurde ich von Wellen des Glücks durchflutet, die durch meine Poren ein- und austraten ...« (Théophile GAUTIER im Haschischrausch [1676]). Ähnliche Erlebnisse können auch nach Meskalin, Kokain, Opium und anderen Stoffen vorkommen, wenn auch nicht so häufig wie nach Haschischgenuß.

Von dieser Form der Ekstase, die in Beziehung zu den religiös gefärbten Ekstasen des Dionysoskultes steht, welche NIETZSCHE beschrieben und KLAGES verherrlicht hat, kann man eine zweite abheben, als deren Prototyp der sexuelle Orgasmus gilt. Ein ähnlicher orgastischer Zustand tritt bei Morphinsüchtigen bisweilen 1–2 Minuten nach der intravenösen Morphininjektion ein. Im Unterschied zum sexuellen Orgasmus soll dieses Gefühl mehr im Bauchraum zentriert sein (WIKLER [1599]).

Angst vermag in vielen Vergiftungen, besonders aber nach Meskalin, Atropin und Kokain aufzutreten. Sie kann »ganz plötzlich, übergangslos und unvermittelt« als »überaus intensive, primäre, vitale und völlig objektlose Angst« (BERINGER [122]) über die Versuchsperson hereinbrechen. Selbst nach Abklingen aller Symptome und scheinbarer Beendigung des Meskalinrausches kann ein Rückfall in einen Angstzustand erfolgen. Eine andere Versuchsperson BERINGERS war bereits nach Hause entlassen worden und ging am Abend ins Kino. »Dort Eintritt einer etwa 2 Stunden dauernden scheußlichen Depression, die mich wehrlos überfiel, den ganzen Körper ausfüllte, der ich gar keinen Widerstand entgegensetzen konnte, in der wie bei einem schicksalhaften Naturereignis alles zusammenbrach. Kein freundlicher Gedanke mehr, an den ich mich klammern konnte, ich konnte überhaupt nicht mehr richtig denken, inhaltsleere, festgefrorene Verzweiflung, Grauen vor der Unentrinnbarkeit ... zwingender

Wunsch, nur ein Ende machen, egal wie ... glaube aber, daß mir in diesem Augenblick der Einsturz des Hauses Erlösung gewesen wäre ...« [122].

Manche Genußmittel wirken bei der ersten Anwendung ausgesprochen unangenehm und bilden erst bei Gewöhnung erfreulichere Symptome aus. Man denke nur an die Übelkeit beim Tabakrauchen oder Betelkauen! Die erste Kokainaufnahme wird häufig von tiefen Angstzuständen begleitet, die auch beim Gewöhnten bisweilen wieder auftreten. Das Schrecklichste an der Angst ist ihre Anonymität, ihre Objektlosigkeit, gegen die man keine Verteidigung aufbauen kann. Es wird daher versucht, sie zur Furcht zu konkretisieren. Aus diesem Bedürfnis erwachsen Illusionen und Halluzinationen.

Die Wurzel von Gelsemium sempervirens (Jasmin) enthält einen scharf schmeckenden Stoff, der während der Prohibition in den USA geschmuggelten alkoholischen Getränken häufig zugesetzt wurde, um sie hochprozentiger schmecken zu lassen. Dabei waren Vergiftungen nicht selten. Nach einem anfänglichen Glücksgefühl können grauenhafte Angstzustände auftreten. Gleichzeitig kommt es zu einer völligen körperlichen Lähmung, so daß der Vergiftete weder sprechen noch sich rühren kann. Der noetische Bereich bleibt dagegen klar (Reko [1249]).

Es wäre denkbar, daß diese Angst durch die körperliche Ohnmacht in einer Art Vorgefühl des Todes bedingt ist. Als das ebenfalls zu körperlicher Lähmung führende Curare (bzw. eine Anzahl synthetischer Homologe) in die moderne Narkosetechnik eingeführt wurde, konnte man entsprechende Beobachtungen machen, obwohl Curare sonst keine psychischen Wirkungen zu zeitigen vermag. Besonders kraß werden die Angstzustände bei beginnender Lähmung der Atmung, wenn der Patient ganz von der künstlichen Beatmung abhängig wird. Aus diesem Grunde ist Curare nur in allgemeiner Narkose und nicht in bloßer Lokalanästhesie zu verwenden.

Die gleichen Erfahrungen kann man in der Psychiatrie bei der Schockbehandlung machen, wo ein äußerst kurz wirkendes curareähnliches Präparat (z. B. Succinylcholinchlorid) eine halbe Minute vor dem Schock eingespritzt wird, um Knochenbrüche, Muskelrisse und andere unerwünschte Begleiterscheinungen des Schocks zu vermeiden. Da hier keine Narkose gegeben wird, verspüren die Patienten die Angst, wenn auch nur wenige Sekunden. Sie muß aber doch sehr tiefgreifend sein, da manche von ihnen bitten, lieber ohne Entspannungsmittel geschockt zu werden.

Den Stimmungen müßte man logischerweise die *Ungestimmtheit* entgegensetzen, einen Mangel an Erlebnisinhalten, der jedoch nicht wie in der Langeweile unlustbetont erfahren wird. Enge Beziehungen bestehen zur »Leidenschaftslosigkeit«, der Apathie, bei den Antrieben. Im »Gleichmut« wird die Ungestimmtheit zum Weltgefühl. Sucht man nach einem gelehrten griechischen Ausdruck hierfür, so findet man bei DEMOKRIT die ἀταραξία (α = nicht, ταρασσειν = verwirren), die »Sicherheit und Unentwegtheit« der Seele in sich selbst [1678]. Auch gilt die »Unerschütterlichkeit« und »Unabhängigkeit vom Weltlauf« als Ideal des Weisen in der Stoa. Und selbst EPIKUR zieht die dauernde Ruhe dem momentanen Genusse vor.

Es gibt Pharmaka, die eine Ungestimmtheit herbeiführen, also bestehende Stimmungen auflösen. Will man ihnen einen Gruppennamen geben, so könnte man sie »Ataractica«, entsprechend der obigen Ableitung, nennen. Im englischsprachigen Schrifttum ist der Begriff »Tranquilizer« eingebürgert.

Von großem praktischem Interesse ist die Nivellierung der unlustbetonten Erregungsform des Lebensgefühls, der Angst. Obwohl unser Leben im Vergleich mit früheren Zeiten viel gesicherter ist, dringt paradoxerweise die Angst immer weiter vor und gilt geradezu schon als ein Charakteristikum unserer westlichen Zivilisation. Die Pharmakopsychologie muß zwar die Untersuchung der mangelnden Geborgenheit in Familie und Religion der Kulturpsychopathologie überlassen, vermag jedoch eine Illustration zur Frage des Ausmaßes der Angst zu bringen, wenn sie sich umsieht, wie weit verbreitet der Gebrauch von Mitteln gegen Angst- und Spannungszustände ist. So hat z. B. eine amerikanische pharmazeutische Fabrik im Jahre 1956 von einem einzigen Ataracticum zwanzig Milliarden (20 000 000 000) Tabletten verkauft. (Diese Meldung wurde auf eine Anfrage des Verf. bei der deutschen Niederlassung dieser Firma nicht dementiert!) Wenn man nun berücksichtigt, daß Säuglinge und Kinder im allgemeinen weniger Beruhigungsmittel verbrauchen werden als Erwachsene und daß es sich hier nur um ein einziges Präparat einer einzigen Firma handelt, wo gerade in der pharmazeutischen Industrie die Konkurrenz besonders stark ist, wird man abschätzen können, wie hoch der Verbrauch an solchen Stoffen überhaupt ist. Man kann dann scherzweise den typischen Amerikaner schon folgendermaßen charakterisieren: zwei Kinder, ein Haus, ein Auto, ein Fernsehgerät, ein Kühlschrank und täglich zwei bis vier Tabletten eines Tranquilizers.

Die Ära der Ataractica wurde 1951 mit dem Siegeszug des Chlorpromazins eingeleitet, das heute in breitestem Umfang zur Behandlung von Psychosen eingesetzt wird. Die Behandlung erstreckt sich meist über mehrere Wochen, wobei verschiedene Phasen der Wirkung abgegrenzt werden können. Die erste Phase beginnt gewöhnlich mit vermehrter Schlafneigung oder einem ruhigen Dämmern, woraus die Patienten jedoch jederzeit erweckbar sind. Nach einigen Tagen setzt dann vor Eintritt der eigentlichen Kurphase eine Zwischenphase ein, auch psychisches 4560- oder M-Syndrom genannt (nach den Präparatenamen: 4560 = Largactil, M = Megaphen). Sie läßt sich als akinetisch-abulisches Syndrom kennzeichnen (FLÜGEL und BENTE [431]). Der Patient befindet sich zwar in einem Wachzustand, doch sind Auffassungsvermögen, Konzentration und Initiative eingeschränkt, äußere Reize werden nur zögernd beantwortet, immer stärkere Gleichgültigkeit läßt keine Anmutungserlebnisse mehr zustande kommen. Ein Patient von GÄDE und HEINRICH [490] schildert diesen Zustand recht anschaulich: »Er habe vom 3. Behandlungstag an das Gefühl gehabt, in einen durchsichtigen Cocon eingesponnen zu sein. Trotz freien Sensoriums habe er keine ›Tuchfühlung‹ mehr mit der Außenwelt gehabt.« Es wird verständlich, daß die Einsamkeit der Depressiven in dieser Phase zunächst noch gesteigert erscheint. Diese Zwischenphase geht jedoch meist nach einigen Tagen wieder vorbei, ist allerdings nicht immer deutlich ausgebildet. Dann beginnt die eigentliche Kurphase mit einem wieder zunehmenden Interesse für die Umgebung bei einer Minderung innerer Spannungen: die vielseitigen Störungen verlieren ihren Stachel, die Patienten können sich mit ihnen auseinandersetzen. Sie klagen zwar noch über Krankheitssymptome, »aber sie befürchten nicht mehr an einer schweren Krankheit zu leiden; oder sie berichten noch im Rahmen von Versündigungsvorstellungen von früheren Missetaten, aber sie glauben nicht mehr, deshalb verdammt zu sein und leiden zu müssen, sondern schalten eine Betrachtungsweise ein, die über vieles Menschliche als nun einmal unzulänglich hinwegsehen kann, aber Sinn und Wert des Lebens durchaus bejaht« (FLÜGEL [428]).

Ein Patient SEGERATHS gibt z.B. an, »er merke noch die gleichen Beschwerden wie früher, aber er empfinde die Schmerzen gar nicht mehr so unangenehm, er ›leide‹ nicht mehr darunter, die Schmerzen seien ihm gleichgültig« [1390]. Andererseits sind sich die Patienten ihrer Besserung manchmal bewußt, ohne daß man ihnen eine Freude anmerkt (LEHMANN [852]). Lust- und unlustbetonte Seelenregungen werden eben gleichermaßen nivelliert.

Zwischendurch können zwar kurze Rückfälle mit vorübergehenden Erregungszuständen auftreten, doch wird der Reizbarkeit immer mehr an Schärfe genommen. Das Mitteilungsbedürfnis steigt, die Patienten nehmen Kontakt mit ihrer Umgebung auf, und allmählich verblaßt die Erinnerung an die Erlebnisse in der Psychose (HIOB [639]). FLÜGEL spricht daher von einer zunehmenden Harmonisierung der Persönlichkeit [428]. Beim stufenweisen Absetzen des Präparates kann dann der Patient endgültig in den Normalzustand übertreten.

Die eben geschilderte Form der Chlorpromazinwirkung stellt den Idealfall dar, doch leider verläuft sie nicht immer so günstig, und durchaus nicht alle Patienten werden geheilt.

Versucht man die beschriebenen Wirkungen psychologisch-strukturell zu reduzieren, so findet man mehrere Deutungen möglich:

1. Es könnte primär eine Einschränkung der Hinwendung zur Welt erfolgen, aufgrund deren auch weniger Anmutungserlebnisse zustande kommen, so daß die Stimmung ausgeglichener wird.
2. Aber auch der Anmutungscharakter der Welt könnte verändert werden, so daß sie nicht mehr als bedrohlich erlebt wird und sich deshalb Angstzustände mindern.
3. Zuletzt muß auch noch ein direkter Angriff am Gemüt diskutiert werden, das in sich harmonisiert und gleichmäßiger gestimmt wird, so daß den Antrieben ihre Schärfe

wie auch den Eindrücken das Bedrohliche genommen wird.

Letztlich sind jedoch die eben erwähnten Möglichkeiten aufgrund des Integrationszusammenhanges alles Seelischen zu vereinen. Wo immer auch der primäre Angriffspunkt liegt, alle Bereiche des Seelischen werden von diesem aus beeinflußt.

Die therapeutische Wirkung der Ataractica bei Psychosen dürfte auf zwei Wegen zu erklären sein:

1. chemisch: die Ataractica könnten zumindest indirekte Antagonisten eines psychoseerregenden Faktors sein. Interessante Aspekte eröffnen sich hier durch den beim Reserpin nachgewiesenen Eingriff in den Serotoninstoffwechsel des Gehirns (WOOLLEY und SHAW [1628–1630] u. a.), zum anderen auch durch den experimentell ermittelten Antagonismus zwischen Chlorpromazin und Meskalin (DELAY [317], DENBER [319] u. a.), bzw. LSD-25 (FLÜGEL und BENTE [431] u. a.).
2. psychisch: die Ataractica könnten nicht direkt in das Krankheitsgeschehen eingreifen, sondern das Erleben des Patienten verändern, indem sie Antriebe, Gefühle und Stimmungen abdämpfen, insbesondere Erregungsformen wie die Angst zum Schweigen bringen und damit eine Auseinandersetzung mit den krankhaften Symptomen ermöglichen, was vorher durch alles beherrschende Affekte unmöglich gemacht wurde.

Für die erste oder zweite Hypothese müssen sich eigentlich nur die geschworenen »Somatiker« bzw. »Psychiker« entscheiden. Den Tatsachen dürfte es jedoch mehr entsprechen, beide Zugangswege als Aspekte der einen Leib-Seele-Einheit anzusehen.

Die Wirkung des Chlorpromazins auf endothyme Bereiche wird bisweilen mit verschiedenen Hirnoperationen verglichen. Am nächsten kommt nach PETRIE und LE BEAU [1162] die Cingulektomie, die eine gesteigerte Aggressivität hemmt, dabei aber geringere intellektuelle Folgen nach sich zieht als die übliche Leukotomie.

Dem Chlorpromazin ist das Reserpin wirkungsverwandt, das aus der indischen Pflanze Rauwolfia serpentina isoliert wurde. Im indischen Volk scheinen die psychotropen Eigenschaften derselben schon länger bekannt zu sein, worauf die volkstümliche Bezeichnung »Wahnsinnskraut« hinweist (LANDGREBE [829]). Der Ablauf der Reserpinwirkung bei Dauerbehandlung zeigt eine ähnliche Phaseneinteilung wie jene des Chlorpromazins: nach 3–5 Tagen eines erhöhten Schlafbedürfnisses und einer Dösigkeit tritt vermehrte Unruhe ein mit Reizbarkeit, Schreckhaftigkeit und Geräuschempfindlichkeit; nach weiteren 2–5 Tagen stellt sich dann die therapeutisch wertvollste Phase ein: geminderte Erlebnisfähigkeit, Entspannung, Distanzierung von vorher drängenden Erlebnissen (VOELKEL [1538]). Man spricht auch von »affektiver Nivellierung« (SIMKÓ [1415]).

Nachdem die grundsätzlichen Eigenheiten der Ataractica an den Beispielen des Chlorpromazins und Reserpins erläutert wurden, dürfte sich eine detaillierte Besprechung der weiteren Angehörigen dieser Pharmakagruppe erübrigen, obwohl wesentliche Unterschiede nicht verkannt werden sollen. Während die beiden obenerwähnten Stoffe hauptsächlich zur Dauerbehandlung in Frage kommen, läßt sich mit Meprobamat und Hydroxyzin auch eine vorübergehende Aufregung ausschalten, wie sie so oft im Leben auftritt, vor dem Examen, im Geschäftsleben, bei einem Antrittsbesuch und (nach einer Werbezeichnung zu dem Präparat Atarax) vor der Hochzeitsnacht.

Die Unterschiede zwischen den einzelnen Stoffen sind unter therapeutischen Gesichtspunkten interessant, so berichtet RINALDI [1258], daß bei Hebephrenen das Reserpin dem Azacyclonol und dieses wieder dem Chlorpromazin überlegen sei, bei Paranoiden verlaufe die Reihenfolge Chlorpromazin-Reserzin-Azacyclonol. Andere Autoren berichten über wieder andere Erfahrungen. (Nicht zuletzt wird die Beurteilung eben auch davon abhängen, welche Firma die Untersuchungen finanziell unterstützte.) Besonders bewährt haben sich Kombinationen, so z. B. von Chlorpromazin und Reserpin. Die Einzelheiten gehören jedoch nicht in eine Einführung in die Pharmakopsychologie und sind in entsprechenden Monographien nachzulesen.

Blickt man nun auf die Ataractica zurück, so wird man zweifellos zugeben müssen, daß es sich bei ihnen um eine der wertvollsten Errungenschaften der Pharmakologie der letzten Jahre handelt. Doch muß ihre sich immer noch steigernde Popularität in Laienkreisen auch mit einer gewissen Besorgnis betrachtet werden. Einerseits fragt es sich, ob sie wirklich nur eine übersteigerte Erregbarkeit abstumpfen (wie die Hersteller behaupten) und nicht darüber hinaus noch lähmen, zum anderen sind Angst- und Spannungszustände letzten Endes Zeichen einer verfehlten Einstellung zum Leben, also Symptome neurotischen Konfliktes. Gerade an dieser Wurzel des Übels können aber Arzneimittel nicht angreifen. Es soll nicht verkannt werden, daß Ataractica auch bei Nichtpsychotikern zur Unterstützung einer Psychotherapie sehr wertvoll sein können, aber einer solchen bedarf es eben dazu, soll es nicht nur – wie beim Alkohol – zu einem vorübergehenden Mundtotmachen innerer Stimmen kommen. Denn nach dem Abklingen der Wirkung treten die grundsätzlich gleichen Probleme wieder auf und nötigen zu neuer Beschwichtigung. So wird allmählich der aktive Ausgriff in die Welt eingestellt, und das Dasein stürzt in die uneigentliche Form der Auseinandersetzung mit der Welt, in das »Man«, ab. Im Man aber sind alle gleich und keiner trägt mehr Verantwortung. Nicht zu Unrecht spottet der Kommentator S. C. im American Journal of Psychiatry, warum man nicht gleich dem Trinkwasser Tranquilizer zusetze, um die Segnungen der Entspannung allen Menschen in gleichem Maße zuteil werden zu lassen.

Das Selbstgefühl gliedert sich in Eigenmacht- und Selbstwertgefühl und in die Gestimmtheiten der Zufriedenheit und Unzufriedenheit.

Beim *Eigenmachtgefühl* werden Verschiebungen zwischen dem sthenischen und dem asthenischen Pol durch viele Pharmaka bewirkt. Die Mehrzahl der sogenannten Rauschgifte führt das Erlebnis einer stärkeren Durchsetzungskraft herbei, und gerade dieses Machterlebnis dürfte mit einer der ausschlaggebenden Beweggründe im Verfall an solche Mittel sein. Ein paar Stäubchen Haschisch genügen, um den schwächlichsten, sozial tiefstehenden oder von Minderwertigkeitsgefühlen gedrückten Menschen auf der Menschheit Gipfel zu heben (besonders wenn auch das Selbstwertgefühl wahnhaft gesteigert ist und entsprechende Halluzinationen hinzutreten).

Doch schon der Alkohol vermag manchem Selbstunsicheren ein Gefühl der inneren Sicherheit zu verleihen, das ihm die Umwelt weniger bedrohend erscheinen läßt. Man berichtet von einem großen Chirurgen, daß er vor der Operation eine kleine Flasche Sekt zu trinken pflegte, um die nötige Ruhe und innere Sicherheit zu finden, und manche Studenten nehmen vor der Prüfung einen Schluck Cognac, um ihr Selbstgefühl zu heben.

Auch das Heroin vermehrt das Selbstvertrauen. Die Süchtigen – es sind meist Jugendliche – glauben den Schwierigkeiten des Lebens besser gerecht zu werden. Bisweilen treten Erlebnisse unsagbarer Macht auf, die nicht weiter in Einzelheiten ausgestaltet sein müssen (ZIMMERING [1654]).

Wie für das Eigenmachtgefühl gilt auch für das nahe verwandte *Selbstwertgefühl* eine allgemeine Steigerung durch Rauschmittel. Die Haschischberauschten erleben sich oft in höhere Positionen versetzt und stellen sich in ihrem gesamten Verhalten und Denken auf die vermeintliche große Geltung ein. So beobachtete v. MALTZAN [1679] in Algerien drei Eseltreiber, die sich im Haschischrausch für reiche, mächtige Männer hielten und in leidenschaftlicher Weise über die Angelegenheiten ihrer eingebildeten Stellung unterhielten.

Im Bereich eines übersteigerten Selbstwertgefühls siedeln sich auch Stolz, Überheblichkeit und Hochmut an. So schildert BAUDELAIRE einen Haschischrausch [89]: »Die Fülle seines Jetzt gibt ihm grenzenlosen Hochmut ein. Eine Stimme spricht zu ihm (ach, es ist die seine) und sie sagt: ›Du hast nun das Recht, dich allen überlegen zu erachten. Nicht einer weiß, vermöchte zu erfassen, was du denkst und was du fühlst. Sie alle wären unfähig, das Wohlwollen zu würdigen, das sie dir eingaben. Du bist der Gebieter, den die vorüberflutende Menge verleugnet und der dahinlebt in der Einsamkeit seiner Überzeugung‹.« BAUDELAIRE führt den begonnenen Gedanken weiter, »wie unter der Diktatur des Giftes unser Mensch sich bald als Mittelpunkt der Welt erachtet ... Es wird wohl keinen verwundern, wenn als erhabenes Finale dem Gehirn des Träumers der Gedanke entquillt: Ich bin Gott geworden!« Im Größenwahn richtet sich das als Grundlage jeder Wahnbildung geschilderte Bedeutungserlebnis auf die eigene Person.

Zuletzt muß noch die *Zufriedenheit* besprochen werden. Sie ist die Gestimmtheit des Sich-Begnügens, die nicht durch unerfüllte Antriebe gestört wird, und ist nahe mit der Heiterkeit verwandt (so wie die Unzufriedenheit mit Mißmut und Verdrossenheit). Der in der Psychiatrie viel verwendete, jedoch recht schillernde Begriff »Euphorie« – wörtlich besagt er einfach »Wohlbefinden« (εὖ gut, φέρω sich befinden) – ist wohl am besten als diese zufriedene Heiterkeit zu erfassen, im Unterschied zu den »hypomanischen« Zuständen, in denen eher eine ausgelassene Lustigkeit vorherrscht.

Die tiefe Zufriedenheit bildet eine der Haupterscheinungen des Opiumrausches, sofern er nicht durch zu lebhafte Träume gestört wird. Doch vermögen auch schon einige Gläschen Wein manchen stillen Zecher in diesen Zustand behaglicher Beschaulichkeit zu versetzen, in dem die lästigen Antriebe versinken, die Welt ihre Forderung nach Ausgriff in sie einstellt und die Sorgen dahinschwinden. Auch im Meskalinrausch kann etwas von dieser Zufriedenheit anklingen. Man vergleiche die weiter oben geschilderte »Frühlingsstimmung« einer Versuchsperson (S. 44).

Wikler sucht die Euphorie auf drei Wirkungsmechanismen zurückzuführen [1599]:

1. Opiate befriedigen direkt die Triebe des lebendigen Daseins, nehmen Hunger, Furcht vor Schmerz und die Sexualität hinweg.
2. Barbiturate, Alkohol, Kokain usw. befriedigen die Triebe nicht direkt, beseitigen aber die Hemmungen, die ihrer Erfüllung entgegenstehen.
3. Hohe Dosen verschiedenster Mittel beeinträchtigen die vernünftige Überlegung: reale Angstquellen werden vernachlässigt.

Man ist versucht zu sagen, daß man hier die für das amerikanische Schrifttum typische Unterstreichung des Trieblebens beobachten kann, während Gefühle zu etwas Sekundärem degradiert werden. Die Frage nach dem Primat tritt zurück, wenn man den Integrationszusammenhang bedenkt, in welchem Strebungen, Gefühlsregungen und Gestimmtheiten stehen, so daß der Angriffspunkt einer Beeinflussung für das Endergebnis weitgehend gleichgültig bleibt. Man könnte obiges Beispiel auch umkehren: weil die Versuchsperson zufrieden, euphorisch ist, vermögen Außenwelt und Triebe sie nicht zu beunruhigen. Unter Abwägung dieser Überlegungen scheint die Möglichkeit einer primären Wirkung von chemischen Stoffen auf das Gefühlsleben zumindest nicht unverständlicher zu sein als auf dem Umweg über die Strebungen.

Es gibt jedoch zweifellos Fälle, in denen ein zufriedenes Aufatmen sekundär eintritt, etwa nach Befreiung von Schmerzen durch Analgetica aller Art.

Sobald es um Sinnfragen geht, muß die Möglichkeit pharmakologischer Beeinflussung zurücktreten. So vermag man in diesem Zusammenhang nur wenig über die Weltdurchstimmtheiten des Ernstes, des Optimismus, des Pessimismus, des Nihilismus und des Humors auszusagen.

Nur ein Mench, der schon Humor besitzt, wird im Alkoholrausch diesen an den Tag legen können, wenn auch die eben beschriebene behagliche Beschaulichkeit ihm besonders angemessen ist. Die Welt wird in ihrer Unzulänglichkeit erkannt, aber man sieht in Güte über sie hinweg, läßt sie gelten, weil man weiß, daß diese Unzulänglichkeiten nicht den letzten Sinn dieser Welt bilden.

Mit Zufriedenheit und Heiterkeit wird auch der *Optimismus* in den Vordergrund treten. Wenn im eigenen Wesen Friede herrscht, wird der Gang der Welt mit Zuversicht betrachtet werden. Die Euphorica werden also den Optimismus vermehren können.

Ist der Rausch vorbei und quält der »Katzenjammer«, wird freilich der Optimismus sich nur zu leicht in einen *Pessimismus* verkehren. Mit dem Fortschreiten einer Süchtigkeit, bei der sich das ganze Leben auf die Sucht einzuengen beginnt und nichts davor Bestand hat, wird der *Nihilismus* seinen Einzug nehmen. Aber man wird nicht sagen dürfen, das Morphin bewirke den Nihilismus, sondern es ist das Dasein selbst, das in der Sucht an Sinn verarmt.

D. Pharmakopsychologie des Wahrnehmens und Vorstellens

1. Empfindungen

Das sinnliche Bemerken vollzieht sich in zwei Stufen: aus den Empfindungen bauen sich durch Zusammenfassung zu Bedeutsamkeitseinheiten die Wahrnehmungen auf.

Die Empfindungen gehören als körperlich bedingte Vorgänge dem noch vorseelischen Bereich des Lebendigen an (ihr Bewußtwerden setzt allerdings Bewußtsein voraus, aber dieses empfindet nicht, sondern nimmt wahr). Die Störungen der Empfindungen sind körperliche Störungen und vollständig aus der Funktion der Sinnesorgane, bzw. des Nervensystems zu erklären. Als solche gehören sie nicht eigentlich mehr zum Bereich der Psychologie oder Psychopathologie. Sie werden dadurch interessant, daß sich aus ihnen Störungen der Wahrnehmung ergeben können (aber nicht müssen, wie etwa die STRATTONsche Umkehrbrille beweist).

Bei den niederen Sinnen tritt eine integrative Verquickung mit Gefühlen besonders stark hervor. Die wichtigsten Probleme wurden daher schon im vorhergehenden Abschnitt besprochen, so daß sich eine neuerliche Erörterung erübrigt. Hingegen bedürfen die höheren Sinne einer kurzen Betrachtung.

Beim *Gehör* ergeben sich folgende Möglichkeiten der Störung auf dem Empfindungsniveau:

a) Verstärkung oder Verminderung der Intensität der Tonempfindung. Neben der Hypakusis, die leicht erklärbar ist, gibt es eine Hyperakusis gelegentlich im Meskalin- und Haschischrausch. Es werden dann noch Schallwellen registriert, die sonst unterhalb der Hörschwelle liegen. Dieser Fall ist physiologisch erklärbar über eine Schwächung des M. stapedius, der normalerweise die Schwingungen der Steigbügelplatte im ovalen Fenster dämpft, um Schädigungen durch zu starke Schalleinwirkung zu vermeiden. Dieses Phänomen kommt über eine Parese des N. facialis zustande.

Ein Beispiel für eine Hyperakusis im Haschischrausch gibt GAUTIER, wobei deutlich wird, wie von diesem physiologischen Geschehen ausgehend das ganze Erleben verändert wird. »Das Geräusch, das ein umgeworfenes Glas verursachte, das Knicken eines Lehnstuhles, ein geflüstertes Wort dröhnten in mir wie Donnerrollen; meine eigene Stimme erschien mir so stark, daß ich nicht zu sprechen wagte, aus Angst, die Mauern könnten einstürzen oder ich könnte wie eine Bombe explodieren« [1676].

b) Ausfall einzelner Schallbereiche. Die Hörschwelle liegt nicht für alle Töne gleich hoch. Sie zeigt ein Minimum bei 2000 Hz und steigt besonders für hohe Töne steil an. In Vergiftungszuständen werden diese also, wie auch bei Schwerhörigkeiten aus anderen Gründen, früher und in stärkerem Maße ausfallen als Töne im mittleren Hörbereich. Dieser Wegfall der Obertöne führt zu einer qualitativen Veränderung des Gehörten und kann wahnhaft gedeutet werden, als ob die Stimmen von weit her kämen (woran sich Störungen des Raumerlebens anschließen können) oder als ob die anderen Menschen durch ein Telefon zu einem sprächen. Solche Erscheinungen werden vom Sinicuichirausch berichtet [1249].

Die Pathologie des *Sehens* kann folgende Beispiele auf dem Empfindungsniveau bringen:

c) Störungen des optischen Apparates. Durch Akkomodationslähmung und maximale Pupillenerweiterung treten bei der Atropinvergiftung unscharfe Bilder auf, die Illusionen Vorschub leisten.

b) Störungen der Farbenempfindung, z. B. Rot-Grün-Blindheit, Schwarz-Weiß-Sehen usw. Für die Santonin- und die Pikrinsäurevergiftung ist eine Xanthopsie charakteristisch, bei der alle Gegenstände gelblich erscheinen. Cyanopsie (= Blaufärbung der optischen Wahrnehmungswelt) wurde im TMA-Rausch beobachtet (PERETZ [1150]).

Im Gegensatz zu den eben erwähnten Störungen ist bei den Klagen der Depressiven, daß alle Farben so matt seien, nicht die Empfindung, sondern die Verarbeitung derselben betroffen.

Am Rande der Pharmakopsychologie bewegen sich Untersuchungen über das optische »Moment« (im Sinne Jakob von UEXKÜLLS). Die systematische Einordnung ist etwas schwierig, doch handelt es sich in erster Linie um einen physiologischen und nicht um einen psychologischen Vorgang, da nicht das Zeiterleben, sondern nur die kleinste Zeiteinheit der Wahrnehmung gemeint ist.

Unter Moment versteht man diejenige Zeitspanne, in welcher zwei Reize gerade noch als gleichzeitig empfunden werden. Nach der Art der Reize unterscheidet man ein taktiles, akustisches, optisches usw. Moment.

Es zeigt sich, daß zentral dämpfende Mittel die Momentlänge vergrößern, zentral stimulierende hingegen sie verkürzen. PFLANZ [1167] gibt folgende Übersicht über das optische Moment:

Starke Verlängerung: Alkohol, Eunarcon, Hyperventilation, Photostimulation,

schwache Verlängerung: Apomorphin,

schwache Verkürzung: Isophen, Koffein,

starke Verkürzung: Cardiazol-Koffein, Preludin.

2. *Wahrnehmungen*

In den eigentlich seelischen Bereich tritt man erst mit der Wahrnehmung ein, einem komplizierten Gebilde, das entscheidend von der Persönlichkeit des Wahrnehmenden mitgestaltet wird, während die Empfindung nur ein Rohprodukt, ein Ausgangsmaterial dafür darstellt. Unter den formenden Faktoren sind (nach LERSCH [871]) besonders zu nennen: Konstanzprinzipien, Gestaltgesetze, Antriebsthematik, Urphantasie, Gefühlsvalenz.

Aus der komplizierten Struktur der Wahrnehmungen ergibt sich eine Mehrzahl von Möglichkeiten der Beeinflussung.

a) Störungen der *Konstanzprinzipien* (Helligkeit, Farbe, Größe, Gestalt). In gewissem Sinne könnte man die Erscheinungen der Makropsie und Mikropsie als Störungen der Größenkonstanz bezeichnen (wenn das Problem auch vielschichtiger ist!). Die Gegenstände der Wahrnehmungswelt werden nicht in der sonstigen Größe gesehen, sondern als abnorm groß oder klein erlebt (unter Erinnerung an die früher erlebte Ordnung).

Die Makropsie dürfte für den Fliegenpilzrausch charakteristisch sein. »Ein kleines Loch erscheint ihm als Abgrund und ein Löffel voll Wasser ein See zu sein. Entsprechend diesem Trugsehen kann er auch zu einer Handlung veranlaßt werden. Legt man ihm – was Korjäten mit einem so Berauschten aus Scherz tun –, nachdem er zum Gehen veranlaßt worden ist, ein kleines Hindernis, z. B. ein Stöckchen, in den Weg, so bleibt er stehen, mustert dasselbe und springt schließlich mit einem gewaltigen Satz darüber hinweg« (LEWIN [889]). Man kann hier bemerken, wie die alten Größenvorstellungen den eigenen Körper betreffend wirksam bleiben und so zu groteskem Verhalten führen, wenn die Wahrnehmungswelt sich verändert hat.

Neben der für die Dauer eines Fliegenpilzrausches im wesentlichen gleichbleibenden Makropsie gibt es Zustände von abwechselndem Größer- und Kleinerwerden der Dinge im Meskalinrausch. »Der Dachdecker auf dem Dache z. B. schrumpfte zusammen und wuchs wieder, während ich ihn ansah« (BERINGER [122]).

Mit gewisser Vorsicht könnte man auch eine Intensivierung des Farberlebens bei den Beeinflussungen der Konstanzprinzipien erwähnen. Es gehört zu den eindrucksvollsten Erlebnissen des Meskalinrausches, daß die Farben banaler Gegenstände mit oft wunderbarer Leuchtkraft hervortreten und faszinieren. Es sind am Zustandekommen dieser Erscheinung mindestens zwei Faktoren beteiligt. Einmal erfolgt eine Lockerung der Farb- und Helligkeitskonstanz, die sonst alles optische Erleben irgendwie einebnen, zum anderen tritt die Abstraktion zurück, die für das normale Leben alles Wahrgenommene sofort in die bereitgestellten Schemata des Wissens einordnet und kein unmittelbares Auffassen der Einzelheiten mehr zuläßt. Das Kind ist noch viel unabhängiger von diesem Abstraktionsprozeß und überrascht oft durch das Bemerken von Details, die nur dann in das Blickfeld des Erwachsenen geraten, wenn dieser sich thematisch darauf einstellt. So schreibt HUXLEY wohl mit Recht: »... das Auge gewinnt einiges von der unbefangenen Wahrnehmungsweise der Kindheit wieder, in welcher das durch die Sinne Wahrgenommene nicht sogleich und automatisch dem Begriff untergeordnet wurde« [676].

b) Störungen der *Gestaltfunktionen.* Die Gestaltgesetze lassen unter normalen Bedingungen nur wenig individuellen Spielraum übrig. In Vergiftungszuständen kann dieser verändert sein, und zwar viel eher im Sinne einer Erleichterung der Gestaltbildung als umgekehrt. So sind wohl die überaus häufigen Illusionen und Halluzinationen geometrischer Figuren im Meskalin- und LSD-Rausch zu erklären. Irgendwelche Flecke an der Wand ordnen sich zu Kreisen, Quadraten, Dreiecken, Spiralen usw., also zu sogenannten »guten

Gestalten«, auch noch in Fällen, wo dies dem normalen Seelenleben nicht mehr möglich ist. Völlig autonom wird dieser Gestaltprozeß in den Halluzinationen geometrischer Figuren, bei denen Gestaltvorstellungen in den Raum projiziert und als real erlebt werden.

c) *Trugwahrnehmungen* i. a. Das Tier sieht nach der heutigen Auffassung der Tierpsychologie überhaupt nur das für sein Instinktleben Bedeutsame, das Triebgleichgültige wird nicht wahrgenommen. Der Mensch zeichnet sich hingegen gerade dadurch aus, daß er die unmittelbaren Antriebe zurückzustellen und die Welt »objektiv« zu erfassen vermag. Diese personale Fähigkeit zu abständiger Betrachtung bleibt immer unvollkommen, da schon im ausgeglichenen Seelenleben der Einfluß von Strebungen, Gefühlen, Erwartungen usw. auf die Wahrnehmung bedeutend ist. Diese Insuffizienz wird um so auffallender, je stärker endothyme Bereiche in Erregung geraten oder das ganze Seelenleben auf eine primitivere Stufe herabgestimmt wird, wie dies in manchen Vergiftungszuständen der Fall ist. Die Angst z. B. sucht ein Objekt, an dem sie sich zur Furcht konkretisieren kann. Bei der gleichzeitig beeinträchtigten klaren Überlegung und Beobachtung führt dies zu den sogenannten »Affektillusionen«, etwa beim Gang durch den dunklen Wald, wo sich harmlose Sträucher scheinbar in wilde Räuber verwandeln. Es erfolgt hierbei eine Überwucherung der Empfindungen durch die angstdurchtönte übererregte Vorstellungstätigkeit.

In manchen Vergiftungen ist eine große Bereitschaft zum Eintritt von Trugwahrnehmungen gegeben. Die inhaltliche Bestimmung erfolgt jedoch meist durch die unbewußten Erwartungen der Versuchsperson. Dies läßt sich sogar an der historischen Entwicklung aufzeigen. Zu jeder Epoche gehören spezifische Halluzinationen und Wahnideen. Zur Zeit der Hexenprozesse waren in Europa in der Atropinvergiftung – das Atropin stellte einen Hauptbestandteil der »Hexensalben« dar – Halluzinationen des Teufels überaus häufig. Während der Christianisierungszeit rechnete man in Mexiko die Erscheinung von Heiligen, insbesondere der Mutter Gottes, zu den regelmäßigen Symptomen des Ololiuquirausches, weshalb man die Samen der Pflanze sogar »La Señorita« nannte. Auf ähnliche Motivationen dürfte die Bezeichnung »Marihuana« (= Maria-Johanna) für Haschisch zurückzuführen sein. Heute spielen Götter und Dämonen bei Intoxikationen wie bei den spontanen Geisteskrankheiten kaum mehr eine Rolle. Die Technik beherrscht das Feld. Man wird nicht mehr vom Teufel verhext, sondern von Röntgenstrahlen und Fernsehgeräten beeinflußt.

Doch auch die Halluzinationen und Illusionen des einzelnen Menschen lassen Rückschlüsse auf die Art seines Erlebens zu. Wenn etwa eine Versuchsperson in der LSD-Vergiftung einen Thermostat an der Wand für ein Kruzifix ansieht (Rinkel [1262]), so dürfte naheliegen, daß in ihrem Leben die religiöse Problematik eine nicht unbedeutende Rolle spielt.

Neben dieser unbewußten Gestaltung von Trugwahrnehmungen gibt es in manchen Räuschen, besonders bei Haschisch und Meskalin, auch Zustände, in denen willkürlich halluziniert werden kann. So schreibt von Bibra über einen Selbstversuch mit Haschisch: »Ich hatte ein weißes Tuch in den Händen, und als mein Blick auf dasselbe fiel, sah ich durch die Falten desselben die prachtvollsten Figuren gebildet, und eine kleine Veränderung genügte, sogleich eine andere Erscheinung hervorzurufen. Bald bemerkte ich, daß ich willkürlich sehen konnte, was ich wollte: bärtige Männerköpfe, Frauengesichter, Tiere aller Art, denn es genügte nur einige Falten zu verändern, und ich hatte das gewünschte Bild vor mir« [131].

Die Trugwahrnehmung hebt sich von der normalen Wahrnehmung durch das Fehlen eines realen Objekts (Halluzination) oder unrichtige Auffassung eines solchen (Illusion) ab, von der Vorstellung durch den Leibhaftigkeitscharakter und das Erleben des Gegenstandes im äußeren, objektiven Raum. Man könnte sie daher ebensogut unter den Störungen der Vorstellungstätigkeit wie unter denen der Wahrnehmung abhandeln. Die zugrunde liegenden Mechanismen dürften eine gewisse Verwandtschaft mit dem Traum aufweisen, bei dem das Geträumte in der Regel leibhaftig erlebt wird und nur ausnahmsweise ein Wissen um das Träumen besteht.

Man streitet darüber, was primär da sei, Trugwahrnehmungen oder endothyme Störungen. So versuchen Lindemann und Clark in ihrer sehr lesenswerten Arbeit [908] die Veränderungen des Sensoriums als primär zu betrachten, aus denen sich dann sekundär erst, etwa durch Integrationsbemühungen des Ichs, die übrigen Symptome des Rausches ableiten. Obwohl auf diesem Gebiet genaue Untersuchungen nicht vorliegen und auch sehr schwierig sein dürften, wird man hier mehrere Fälle unterscheiden müssen:

1. Zweifellos können Veränderungen der Sinnesempfindungen endothyme Störungen nach sich ziehen. So neigen bekanntlich Schwerhörige zu gefühlsbetonten Mißverständnissen und sensitiven Reaktionen.
2. Andererseits vermögen Verstimmungszustände die Wahrnehmungswelt zu verändern. So werden in depressiven Zuständen die Farben als »so matt« erlebt und delikate Speisen ohne rechten Geschmack befunden. Halluzinationen passen sich häufig in ein vorhandenes Wahngebäude ein.
3. Zuletzt muß noch die Möglichkeit beachtet werden, daß eine Störung für sich bestehen bleibt, ohne in andere Bereiche einzubrechen. Die elementaren optischen Halluzinationen des LSD- und Meskalinrausches werden häufig wie eine bloße Kinovorstellung betrachtet.

Am häufigsten treten pharmakogene Wahrnehmungsstörungen im optischen Bereich auf (in einem gewissen Gegensatz, etwa zur Schizophrenie, bei der das Stimmenhören im Vordergrund steht), weshalb man eine ganze Gruppe von Stoffen als »Eidetica« bezeichnet. Als Prototyp eines Eideticums gilt das Meskalin. Die ungefähre Häufigkeit der einzelnen Formen von Halluzinationen bei diesem ist, unter Berücksichtigung der Statistik von Hoch [649], folgende:

Gesichtssinn	80–90%
Gehör	10–50%
Geruch	10%
Geschmack	5%
Tastsinn	5%

(Die Werte schwanken mit der Zusammensetzung der Gruppe der Versuchspersonen. Bei Schizophrenen etwa sind die akustischen Wahrnehmungsstörungen relativ häufiger als bei Gesunden.)

Die einfachsten optischen Halluzinationen sind jene von Farben und Formen, denen keine Dinglichkeit beigemessen wird. So schreibt Gautier vom Haschischrausch: »Um mich war ein Rieseln und Herabstürzen von Geschmeiden aller

Farben, ein immer wechselndes Rankenwerk, das ich am ehesten mit den wechselnden Bildern eines Kaleidoskops vergleichen könnte« [1676].

Im LSD-Versuch treten bisweilen Lichtblitze auf, Wellenlinien laufen an der Wand, die sich zu geometrischen Figuren ordnen oder in Gelb, Orange und Rosa erstrahlen (RINKEL [1262]). Geradezu charakteristisch sind die elementaren optischen Halluzinationen für den Meskalinrausch. Sie treten da bei praktisch allen Versuchspersonen auf. Beispiele sind in den Protokollen vieler einschlägiger Veröffentlichungen zu finden.

Zu den sehr häufigen optischen Halluzinationen gehören auch jene von Pflanzen und Tieren. Dies kann sich so ausdrücken, daß anwesende Menschen Tiergestalt annehmen, wie GAUTIER z. B. seine Freunde auf Straußenpfoten stehen und mit den Flügeln schlagen sah. Es können aber auch Pflanzen und Tiere frei halluziniert werden. So erblickte GAUTIER weiterhin »... in unendlichem Gewimmel Milliarden von Schmetterlingen, deren Flügel wie Fächer rauschten. Riesenhafte Blumen mit Kristallkelchen, gewaltige Stockrosen, silberne und goldene Lilien stiegen vor mir auf und entfalteten sich« [1676].

Charakteristisch sind Tierhalluzinationen für die Atropinvergiftung. SCHENK [1336] schreibt über seinen Selbstversuch: »... der Himmel war mit ganzen Tierherden erfüllt.« Auch die berüchtigten weißen Mäuse des alkoholischen Delirium tremens dürfen nicht vergessen werden.

Akustische Wahrnehmungsstörungen erscheinen häufiger als Illusionen denn als Halluzinationen. An irgendwelche Geräusche knüpft sich ein abnormes Erleben. So hörte eine Versuchsperson in der LSD-Vergiftung das Klappern einer Schreibmaschine im Nebenzimmer als schöne Musik (RINKEL [1262]). Eine andere hatte im Meskalinrausch beim Geräusch eines Staubsaugers »das Gefühl, Walrosse und Robben kommen schnaubend auf mich zu« (BERINGER [122]). Es treten aber bisweilen auch reine Halluzinationen von Stimmen und Geräuschen auf.

Halluzinationen der chemischen Sinne sind nicht so häufig wie optische und akustische zu beobachten. Bei ihnen stellen sich große Schwierigkeiten einer Phänomenologie ein, da Geschmack und Geruch Qualitäten bilden, die nur erlebt, nicht aber auf andere Weise umschrieben werden können. (Am deutlichsten merkt man dies, wenn Weinkarten den Geschmack der einzelnen Sorten zu charakterisieren versuchen.) Aus dem LSD-Versuch wird häufig nur von einem »metallischen« oder »komischen« Geschmack im Munde berichtet (RINKEL [1262]).

Bei Schizophrenen treten unter Meskalin gehäuft Halluzinationen aus dem haptischen, insbesondere dem sexuellen Bereich auf, die bei Gesunden selten sind. Es findet dabei oft eine Durchdringung mit Wahnideen statt. Ein Patient fühlte, daß sein Penis feucht, klein oder weg sei und er Brüste wie ein kleines Mädchen habe. Eine Frau erlebte eine Geburt, eine andere glaubte sich vergewaltigt und dies besonders unter Wasser (HOCH [649]).

Feuchtigkeitshalluzinationen kommen auch bei anderen Vergiftungen vor. So berichtet RINKEL aus LSD-Versuchen an Nichtpsychotischen: ein Mann hatte das Gefühl, als ob seine Unterhosen feucht wären; eine Frau halluzinierte Urinabgang und das Naßwerden von Schlüpfern und Bett [1262].

d) Veränderungen der *Gefühlsvalenz*. JOEL und FRÄNKEL berichten aus dem Haschischrausch [714]: »Bemerkenswert ist die Veränderung alles Belebten in der Richtung auf Maskenartiges, Starres, Figurenhaftes, Entseeltes hin. Physiognomien werden zu Gips, Wachs oder Elfenbein.«

Im Gegensatz dazu können auch alle Ausdrucksbewegungen übersteigert erlebt werden. Einer Versuchsperson BERINGERS [122] fiel im Meskalinrausch auf, ». . . daß die Gesichter der Anwesenden . . . eine seltsam übertriebene, ins Schauspielerisch-Karikaturhafte gesteigerte Mimik bekamen . . . Alle Gesten bekamen etwas Theatralisch-Gewichtiges, manchmal Komisch-Pathetisches.«

Bilder können sich plötzlich mit Leben füllen. So sieht HUXLEY [676] im Meskalinrausch ein Selbstbildnis von Cézanne: ». . . der Kopf nahm sogleich die dritte Dimension an und wurde als ein kleiner, koboldhafter Mann lebendig, der aus einem Fenster in dem Blatt vor mir hervorsah . . .«

Schon an früheren Stellen wurden Beispiele für physiognomisches Erleben gebracht. Es ist dies eine für das Kleinkind normale Form des Weltbezugs, daß die Dinge ein Antlitz tragen, das freundlich oder böse blicken kann. In manchen

Räuschen tritt diese Ungeschiedenheit von Wahrnehmung und Gefühlsvalenz wieder hervor. RINGER [1260] schreibt von seinem Meskalinversuch: »... hatte ich plötzlich das Gefühl, daß mich ein rechts und links von Bäumen flankiertes Fenster eines Nachbarhauses besonders böse anschaute«.

3. Synästhesien

E. R. JAENSCH grenzte in seiner Typologie unter den S-Typen die sogenannten Synästhetiker ab, Menschen, die in besonderem Maße zu Mitempfindungen neigen. Häufig ist vor allem die Verbindung optischer und akustischer Erlebnisse; so werden zu bestimmten Farben gewisse Töne gehört und umgekehrt zu Tönen Farben. Dieses Problem beschäftigte schon J. S. BACH, als er sich um ein Farbenklavier bemühte. Neuerdings hat Walt DISNEY versucht, zu berühmten Musikwerken einen Farbfilm (»Fantasia«) zu zeichnen, der in seinem abstrakteren Teil als Illustration zu dem Farbenspiel im Meskalinrausch gelten könnte.

Unter der Einwirkung mancher Pharmaka wird das synästhetische Erleben stark gefördert, und zwar, wie es scheint, auch bei Menschen, die sonst nicht zu Mitempfindungen neigen.

Vom Haschischrausch schreibt BAUDELAIRE: »Die Töne überziehen sich mit Farben und diese enthalten Musik« [89]. GAUTIER »... hörte den Flug der Farben; grüne, rote, blaue, gelbe Töne kamen in deutlich unterscheidbaren Wellen zu mir« [1676].

Ähnliche Synästhesien werden auch im Meskalinrausch beobachtet. »Die Töne, die von der Straße zu mir heraufklangen, gelangten auch noch als Farben zu mir, sie schossen in Kaskaden, in Blitzen und strahlenden Feuern in die Kammer...« (SCHENK [1336]). Der gleiche Autor erlebte auch die seltenere Form optisch-osmischer Synästhesien: »... während das Rot ... einen Geruch ausströmte, der nur mit rot zu bezeichnen ist ...«

Im Meskalinrausch werden die halluzinierten geometrischen Figuren oft in Bewegung gesehen, deren Art von akustischen Reizen bestimmt wird. »Als einmal jemand ... eine Melodie pfiff, ging die Bewegung der Figuren in die Höhe, wenn die Melodie in die Höhe ging und umgekehrt. Und als ich einmal ... die Schläge eines Metronoms hörte, wogten die Figuren im Takte desselben auf und ab« (BERINGER [122]).

Im allgemeinen werden zu tiefen Tönen dunkle Farben gesehen, zu hohen hingegen helle, was verstehbar, aber kaum erklärbar sein dürfte, da es sich nicht um einen rationalen Vorgang handelt. Eine Versuchsperson schreibt: »Mit dem Schlagen der Turmuhr tauchten schöne purpurne Farben auf« (BERINGER [122]). Könnte man sich zum feierlichen Ton der Turmuhr ein helles Blaugrün vorstellen? Die Synästhesien unterliegen offensichtlich gewissen, wenn auch nicht allzu strengen Gesetzen, so daß die Bemühungen J. S. BACHS gar nicht als so sehr utopisch betrachtet werden müssen.

Auch Verbindungen zwischen optischen und Geschmackserscheinungen kommen vor. »In einem Augenblick erzeugte die Farbe Grün in hohem Grade einen etwas süßen und metallischen Geschmack. Blau dagegen hatte einen Geschmack, der an etwas Phosphorisches erinnerte« (ELLIS im Meskalinrausch [368]).

4. Raum- und Zeiterleben

Beim *Raumerleben* muß man dreierlei auseinanderhalten: das Erleben

a) der im Raum befindlichen Gegenstände,

b) der Räumlichkeit des eigenen Daseins,

c) der räumlichen Beziehungen und des Raumes als solchen.

Die ersten beiden Punkte werden an anderen Stellen abgehandelt (bei den Konstanzprinzipien und dem Leiberleben), so daß hier nur die räumlichen Beziehungen interessieren.

Die Wahrnehmungswelt, in der sonst die Dinge in verschiedenem Abstand und an bestimmten Orten des Raumes erlebt werden, kann bildartig zusammenrücken und dabei die Tiefe preisgeben. HUXLEY berichtet aus seinem Meskalinrausch [676]: »Ein Schreibmaschinentischchen stand in der Mitte des Zimmers; dahinter, von meinem Gesichtspunkt gesehen, stand ein Korbsessel und hinter diesem ein Schreibtisch. Die drei bildeten ein dichtverwobenes Muster von Horizontalen, Vertikalen und Diagonalen – ein Muster, das um so interessanter war, als es nicht in Begriffe räumlicher Beziehungen ausgelegt wurde. Tischchen, Sessel und Schreibtisch kamen in einer Komposition zusammen, die einem Bilde von Braque oder Juan Gris glich, einem Stilleben, das erkennbar mit der gegenständlichen Welt verwandt, aber ohne Tiefe, ohne einen Versuch zu photographischem Realismus wiedergegeben war.«

Umgekehrt können auch Tiefenerlebnisse verstärkt auftreten, z. B. Bilder plastisch wirken. Dies tritt besonders im Meskalinrausch an Ornamenten zutage, wo einzelne Teile davon weiter vorn oder weiter rückwärts gelagert erscheinen. Es ist dies die Übersteigerung eines auch unter normalen Bedingungen möglichen Vorgangs, daß manche Muster, insbesondere farbige, plastisch hervortreten.

Das Raumerleben wird nicht nur im optischen Bereich ausgetragen, es kann auch der akustische einbezogen werden. Nach Sinicuichigenuß soll die ganze Welt fernrücken. Auch Geräusche und Stimmen kommen dann wie aus weiter Ferne (Reko [1249]).

Das *Zeiterleben* ist abhängig von der Fülle der Erlebnisse, darum will in der Langeweile die Zeit nicht weiterschreiten, während sie in glücklichen Stunden ach so rasch verfließt. Trotzdem ist in beiden Fällen noch eine recht gute Abschätzung der (objektiv) vergangenen Zeit möglich, hingegen gelingt dies nicht im Traum. Dieser läßt in Sekunden Jahre lebendig werden. Auch in manchen Räuschen ist das Zeitgefühl derartig gestört. So schreibt Gautier von einem Haschischrausch [1676]:

»Nach meiner Berechnung dauerte dieser Zustand ungefähr dreihundert Jahre, denn die Eindrücke folgten einander so schnell und gedrängt, daß eine genaue Abschätzung der Zeit unmöglich war. Als der ›Anfall‹ vorüber war, stellte ich fest, daß er eine Viertelstunde gedauert hatte.«

Störungen des Zeiterlebens, ähnlich wie im vorbeschriebenen Haschischrausch, treten fast regelmäßig unter Meskalineinwirkung auf. Rinkel berichtet auch aus LSD-Versuchen, daß 11 von 17 Versuchspersonen beschleunigten oder verzögerten Ablauf der Zeit angaben [1262].

Es bestehen Schwierigkeiten bezüglich einer Aussage »die Zeit verstreicht rascher«. Dies kann bedeuten, daß sich z. B. der Betreffende in einem Zustand der Ruhe befand und dann auf die Uhr sieht und merkt, daß schon eine Stunde vergangen ist, während er nur einige Minuten zu träumen vermeinte. Es kann aber auch umgekehrt, so wie in obigem Beispiel von Gautier, die innere Zeit dahineilen, während die Uhr der Welt gleichmäßig ihren Lauf fortsetzt. Man müßte daher in solchen Fällen immer angeben, ob man die äußere oder innere Zeit mit einer solchen Aussage meint. Im Grunde ist es in der Psychologie aber nur sinnvoll, von der inneren, subjektiven Zeit zu sprechen.

Einen einfachen experimentellen Zugang zum Problem zeigten Case und Haldane [246]. Sie trugen einer Versuchsperson auf, mit einem Stift so lange zu klopfen, bis sie meine, daß 30 Sekunden verstrichen seien. Es wurden z. B. 28 Sekunden gestoppt. Der gleiche Versuch wurde unter einer Kohlensäuremaske wiederholt. Diesmal wurden 60 Sekunden gestoppt. Es liegt somit der Schluß nahe, daß die innere, subjektive Zeit der Versuchsperson unter der CO_2-Einwirkung langsamer verlief. Von einer ähnlichen Verlangsamung der Klopfgeschwindigkeit nach Einnahme von Ataractica berichtet Lehmann [852]. Vergleichbare Versuche stellte Steinberg mit Lachgas an. Sie ließ die Versuchspersonen im Sekundenrhythmus bis dreißig zählen. Es konnte jedoch keine statistisch signifikante Abweichung von den vorhergehenden Normalversuchen festgestellt werden, obwohl 40 der 50 Versuchspersonen auf Befragen angaben, verändertes Zeiterleben verspürt zu haben. Die Autorin kommt zu dem Ergebnis, daß das subjektive Erleben des Zeitverlaufs nicht durch Schätzen kurzer Zeiträume zu erfassen sei [1452–1454].

Zur Pharmakopsychologie des Zeiterlebens vergleiche man auch Studien von Pick [1172] und Bromberg [202] bei Haschisch, Fröbes [480] und Favilli [406] bei Meskalin und Sterzinger [1461, 1462] bei Chinin und Thyroxin.

5. Die Wahrnehmungswelt als Ganzes

Die meisten Vergiftungen mit Halluzinationen beschränken sich nicht auf einzelne isolierte Störungen, sondern sie verändern die gesamte Wahrnehmungswelt. Es bekommt alles einen neuen Sinn, einen neuen Platz in der Weltordnung. Das Banalste kann sich mit unendlichen Reizen verklären oder zur schreckhaften Drohung auferstehen. BAUDELAIRE besingt diese Kraft: »Der Haschisch ergießt sich dann wie ein magischer Glanz über alles Leben und er färbt es ganz feierlich und läßt es bis in die letzte Tiefe erstrahlen ... Die Gesamtheit des Seins richtet sich neu vor dir auf; glorreich, nie geahnt« [89].

Ähnliche Erscheinungen wie im Haschischrausch treten auch im Meskalinrausch auf. »Es schien mir alles so sonntäglich, idyllisch, wie ›stehen geblieben‹, verzaubert, wie im Dornröschenschlafe... Die Gebäude, die Landschaft erschienen mir, obgleich in natürlichen Größenverhältnissen, wie hübsches, buntbemaltes Spielzeug, so ›feinsäuberlich‹ und ein bißchen künstlich. Dabei hatte alles keine rechte Tiefe, die Dinge waren weder nah noch ferne, trotz mangelnder Tiefe eigenartig plastisch, am ehesten vielleicht noch einem Relief vergleichbar« (BERINGER [122]). Man kann hier deutlich erkennen, daß es sich nicht eigentlich um eine Wahrnehmungsstörung handelt, da die Versuchsperson sich vergeblich bemüht, dies rational zu erfassen. Es ist vielmehr die Welt als Ganzes eine andere, unvertraute, faszinierende geworden.

»Ich faßte die Umwelt richtig auf ... hatte aber der Außenwelt gegenüber ein Entfremdungserlebnis von unerhörter Intensität. Es war ein Gespensterhaus, in dem ich mich bewegte« (BERINGER [122]).

Die Unvertrautheit der Welt kann in Form eines Nichtwirklichkeitserlebnisses verarbeitet werden. Es scheint dann alles nur ein Traum zu sein, aus dem man irgend einmal aufwachen muß. Es bleibt nur ein Schritt bis zum Wahn.

Eigenartige Veränderungen der Wahrnehmungswelt kennzeichnen auch die Dibenaminvergiftung: im Sinne eines Déjà-vu-Erlebnisses scheinen sich die Vorgänge der Umwelt ständig zu wiederholen. »Aus der Tram steigen immer wieder die gleichen Leute heraus, am Fenster marschieren dauernd die gleichen Passanten vorbei ...« (WALTHER-BÜEL [1556]). Dabei ist interessanterweise die Einsicht in die Unmöglichkeit dieses Erlebens voll erhalten (es ist dies bei Intoxikationen häufig der Fall, Gegenteiliges wurde neuerdings aus der Adrenochromvergiftung bekannt). Diese Spaltung von unmittelbarem »Wahr«-nehmen und Wissen führt zu eigenartigen Unwirklichkeitserlebnissen der Welt, die dann wie ein Spuk einen Träumer zu belästigen scheint. Das Abklingen der Vergiftung, das beim Dibenamin oft sehr plötzlich erfolgt, wird meist als Erleichterung empfunden, oft sogar mit überschwenglicher Freude begrüßt.

6. Vorstellungen

Die Deutlichkeit der Vorstellungen kann in manchen Räuschen, wie bei Meskalin und Haschisch, gesteigert sein. Die Bilder werden bisweilen geradezu plastisch. In geringerem Grade beobachten dies manche Menschen auch beim Tabakgenuß. HELLPACH rechnet deshalb das Nikotin zu den Eideticis [617].

Im Gegensatz zur gesteigerten Deutlichkeit, die eine Parallele in den eidetischen Erlebnissen von Kindern besitzt, gibt es auch Fälle von Verödung des Vorstellungslebens, meist verbunden mit einer allgemeinen Entleerung der seelischen Erlebnisse. Die Bilder werden unscharf, banal und wechseln kaum. Das Leben zieht sich nahezu auf eine vegetative Stufe zurück. Solche Zustände beobachtet man in Demenzen nach chronischen schweren Vergiftungen.

Die willentliche Steuerbarkeit der Vorstellungen kann vermindert oder gesteigert sein. Nach Einnahme mancher Eidetica genügt oft schon das bloße Denken an etwas, um es sofort in sehr deutlichen Bildern vor sich zu sehen. Bei der häufig gleichzeitig auftretenden Ideenflucht überstürzen sich dann die Bilder. Dabei nimmt die willentliche Steuerung wieder ab, man überläßt sich dem Spiel der Gedanken. Könnte hier der Wille noch eingreifen, so wird doch kein Gebrauch von ihm gemacht. Es gibt aber auch Zustände, in denen die Vorstellungstätigkeit autonom geworden ist. Insbesondere bei den gelegentlichen, schreckhaften Wachträumen unter Meskalin- oder Atropineinwirkung, die nicht mit Lust betrachtet werden, sondern bisweilen geradezu Entsetzen einflößen, wird man eine Ohnmacht der willentlichen Steuerung der Vorstellungstätigkeit annehmen müssen.

Der Ablauf der Vorstellungsbilder kann in Unordnung geraten, beschleunigt (Weckamine, Koffein) oder verlangsamt (Schlafmittel, Narcotica) sein, was ohne weiteres einleuchten dürfte.

Der Bezug zur Wirklichkeit ist bei den Vorstellungen in

verschiedenen Räuschen ungleich ausgeprägt, es scheinen sich dabei gewisse Eigenheiten einzelner Stoffe abgrenzen zu lassen. So soll die Vorstellungstätigkeit im Haschischrausch sich nahe an die Wirklichkeit halten und nur diese in schönerem Lichte ausgestalten. »Der Hanf ist kein Neuschöpfer sondern ein Vergrößerer« (HARTWICH [602]). Unter Meskalin bleiben die Vorstellungen häufig im Formalen stecken: Farben, Ornamente usw. In praktisch allen Schilderungen der Atropinvergiftung findet man Angaben über Tierhalluzinationen und entsprechende Vorstellungen. Andere Mittel wieder, wie Koffein und die Weckamine, nehmen keinen Einfluß auf den Inhalt der Vorstellungstätigkeit, sie beschleunigen nur den Ablauf.

7. Gedächtnis

Pharmakopsychologisch interessant ist vor allem das sogenannte *amnestische Syndrom* (KORSAKOW), das bei einer diffusen Hirnschädigung regelmäßig auftritt. Alle Rauschgifte führen bei dauerndem Gebrauch, wenn auch nach verschieden langen Zeiträumen, zu Schädigungen des Gehirns, die sich in einer Störung der intellektuellen Vorgänge, Labilität der Emotionalität und am imponierendsten in einer eigenartigen Beeinträchtigung des Gedächtnisses kundgeben. Sehr frühe Erinnerungen werden dabei oft erstaunlich lebhaft, die Kindheit liegt ganz offen da mit Einzelheiten, die schon längst vergessen schienen. Dagegen sind die letzten Jahre fast völlig ausgelöscht. Die Betroffenen können oft nicht mehr angeben, was sie im letzten Jahrzehnt gearbeitet haben, wo sie lebten usw. Die Orientierung über Zeit und Ort ist tief gestört. Die großen Lücken werden durch Konfabulationen zu überbrücken versucht.

Dieser Symptomenkomplex wurde zuerst von KORSAKOW beim Alkoholiker beschrieben. Doch gleichen die psychischen Symptome aller schweren Hirnintoxikationen, die zu einer allmählichen diffusen Zerstörung von Hirnsubstanz führen, den geschilderten.

Im Grunde überschreitet das amnestische Syndrom den Bereich der Pharmakopsychologie, da es sich dabei nicht um die unmittelbare Wirkung eines Pharmakons handelt, sondern um Zeichen einer chronischen Hirnstörung. Es tritt also auch nach Vergiftungen mit Stoffen auf, die sonst keine psychischen Symptome auslösen.

Es gibt jedoch auch vorübergehende Gedächtnisstörungen, die an die Dauer der Einwirkung gewisser Pharmaka gebunden sind. So gehen viele Rauschzustände mit einer *retrograden Amnesie* kürzerer Dauer einher. Es besteht dabei die Unmöglichkeit, sich an die Vorgänge während und unmittelbar vor der Berauschung zu erinnern. Zum Teil beruht dies darauf, daß im Rausche das Bewußtsein getrübt ist, also weniger aufgenommen wird. Doch wird damit nicht die Auslöschung des Gedächtnismaterials auch der vorhergehenden Minuten oder Stunden erklärt. Die retrograde Amnesie ist charakteristisch für den »pathologischen Rausch«. Doch auch beim gewöhnlichen Alkoholrausch besteht meist nur sehr unklares Erinnerungsvermögen an die betreffenden Vorgänge, woraus findige Kellner Profit zu schlagen verstehen.

Man sollte sich veranschaulichen, daß eine Beeinträchtigung des Gedächtnisses an drei verschiedenen Orten angreifen kann: Aufnahme – Bewahren – Wiedergabe.

a) Die Wiedergabe von an sich bewahrtem Gedächtnismaterial kann z. B. durch Verdrängung unmöglich gemacht sein, die sich etwa in Hypnose durchbrechen läßt. In ähnlicher Weise können auch in der Narkoanalyse verdrängte Erlebnisse leichter an die Oberfläche gelangen und somit wieder erinnert werden. Andererseits kann während der Dauer der Einwirkung mancher Pharmaka die Reproduktion bestimmter Ereignisse dadurch verhindert werden, daß das Bewußtsein gerade von einer Fülle anderer Erlebnisse überschwemmt wird und der Wille die Aufmerksamkeit nicht auf ein bestimmtes Objekt richten kann.

b) Das Bewahren ist zweifellos bei der retrograden Amnesie des pathologischen Rausches gestört. Es zeigt sich dabei, ebenso wie im amnestischen Syndrom, daß die zuletzt erworbenen Gedächtnisinhalte gegen Störungen am empfindlichsten sind.

c) Bei den gewöhnlichen Alkoholräuschen, wie auch in anderen Vergiftungen, wird vor allem die Aufnahme von Gedächtnismaterial gestört sein. Bei der vermehrten Richtung der Aufmerksamkeit auf eigene Zuständlichkeiten wird die Umwelt vernachlässigt und unzureichend beachtet.

Darüber hinaus muß man bei verminderter Aufnahme von Gedächtnisinhalten auch eine Störung der *Auffassung* in Betracht ziehen. Das Gedächtnis des Erwachsenen hält vor allem das Material fest, das sinnvoll in den Vorstellungsschatz eingefügt (apperzipiert) werden konnte. Wo diese Einordnung nicht möglich ist, wird auch kaum etwas behalten werden. Von einer fremdsprachlichen Rede, die man nicht versteht, werden höchstens einzelne Silben im Gedächtnis haften bleiben. In manchen Vergiftungen ist diese Fähigkeit zur Apperzeption gestört. Die Dinge der Umwelt werden zwar gesehen, aber nicht in ihrer Zuhandenheit, man steht ihnen vielmehr ratlos gegenüber.

Eine solche Auffassungsstörung scheint für die Amnesie nach der Atropinvergiftung verantwortlich zu sein. Die Konsequenzen schildert anschaulich eine Schrift aus dem siebzehnten Jahrhundert [889]:

»Wenn man Jemandem nur ein wenig davon eingiebt, wird er in seinen Sinnen dermaßen zerrüttet u. begaukelt, daß man vor ihm thun kann, was man will und er des anderen Tages gar nichts drum weiß ... Indessen kann man Einem die Schlüssel aus dem Schiebsack ziehen, Truhen u. Schreibtisch aufsperren vor seinen Augen: und muß er mit sich umgehen lassen wie man will: Er merkt und versteht nichts davon; so ist ihm auch folgenden Tages nichts davon bewußt.

Mit den Weibsbildern kann gleichfalls vermittelst dieses Mittels Mancher seines Gefallens pflegen und viel, ja gleichsam Alles von ihnen zu Wege bringen.«

Auffassungsstörungen kommen auch in der Rauschpfeffervergiftung vor. Die Sinnesempfindungen des Sehens und Hörens sind nicht beeinträchtigt, auch Wahrnehmungen werden gebildet, aber sie werden nicht verstanden. Die Perzeption ist intakt, die Apperzeption jedoch gestört.

Neben den Beeinträchtigungen des Gedächtnisses gibt es scheinbar auch Steigerungen. So wird behauptet, daß nach Einnahme von Weckaminen leichter auswendig gelernt wird. Man könnte dies so deuten, daß die Aufmerksamkeit dabei ungestörter auf einen Gegenstand konzentriert bleiben kann und somit die Intensität der Beschäftigung mit der betreffenden Sache erhöht ist. Es würde also eine Verbesserung der Aufnahmebedingungen für das Gedächtnismaterial stattfinden. Die Aussagen darüber im Schrifttum sind jedoch nicht einheitlich und variieren auch bei der einzelnen Versuchsperson. Wird die Dosis von Weckaminen oder Koffein zu hoch gewählt, so kommt es zu einer zu starken Steigerung der psychischen Abläufe, so daß bei der eintretenden Unruhe und Rastlosigkeit nicht mehr genügend Zeit zum Einprägen eines Gedächtnisstoffes genommen wird, was sich trotz verbesserter Aufmerksamkeit in schlechterer Gedächtnisleistung ausdrücken wird. Man muß sich immer vor Augen halten, daß alle komplizierten psychischen Leistungen ihr Optimum in einer sorgfältig abgestimmten Harmonie der einzelnen Komponenten erreichen. Die gewaltsame Steigerung einzelner wirkt sich häufig durch den Verlust an Integration negativ aus.

Im Rahmen des Gedächtnisses muß auch auf die *Assoziationen* eingegangen werden. Die Fülle derselben wird durch viele psychisch erregende Mittel verstärkt. Unter Koffein und den Weckaminen verläuft dieser verstärkte Assoziationenfluß noch einigermaßen geordnet, wenn auch dabei die Quantität oft auf Kosten der Qualität geht. In vielen Räuschen wird aber der Strom der Assoziationen derartig bizarr, daß ein geregeltes Denken sich nicht darauf aufbauen kann. Besonders oft treten dabei bloße Klangassoziationen in den Vordergrund. Namentlich im Alkoholrausch findet ein solches Aneinanderreihen von ähnlich klingenden Worten statt.

Eine interessante Störung des Erinnerungsvermögens, die eine gewisse Verwandtschaft mit dem Korsakow-Syndrom aufweist, ist ein Verlust der Kontinuität in der zeitlichen Abfolge der Erinnerungen; die Gegenwart entwickelt sich nicht mehr folgerichtig aus der Vergangenheit, was im Haschischrausch, nicht aber unter Meskalin beobachtet wird (Beringer [125]).

Davon zu unterscheiden ist eine Einengung des gesamten seelischen Lebens auf das Gegenwärtige, so daß Rückgriffe in die Vergangenheit und Ausgriffe in die Zukunft nahezu unmöglich erscheinen. Unter Meskalinwirkung schreibt eine Versuchsperson bei Beringer [122]: »Ich konnte mir überhaupt Vergangenes und Zukünftiges nicht vorstellen; ich lebte ganz im gegenwärtigen Augenblick, und auch hier nur in einem ganz engen Ausschnitt.«

E. Pharmakopsychologie des Denkens und Wollens

Die *Abstraktionsfähigkeit* wird durch zahlreiche Stoffe, wie etwa Meskalin und Haschisch, beeinträchtigt. Die Versuchsperson bleibt in den Einzelheiten stecken und vermag sie nicht zu übergeordneten Einheiten zusammenzufassen. Hierher gehört auch das schon beschriebene Interesse selbst für das Banalste im Opiumrausch. Das Einzelne gewinnt an Plastizität, immer neue Eigenarten desselben werden entdeckt, was die Probanden meist stark fasziniert. Sie merken dabei gar nicht, daß sie den Überblick verloren haben, daß die Einzelheiten nur deshalb so stark hervortreten, weil sie nicht mehr den angemessenen Platz derselben im Ganzen bestimmen können. So wird dieses Manko von den meisten Versuchspersonen als Steigerung ihrer Fähigkeiten und als Eingebung erlebt; dies wohl um so mehr, als der zivilisierte Mensch, der ganz auf »Bewältigung« ausgerichtet ist, den liebevollen Zugang zum Schlichten, zur einfachen Begebenheit verloren hat. Deshalb staunt man oft, wenn Kinder Einzelheiten beschreiben, die den »klugen« Erwachsenen entgangen sind.

Man sieht hier zugleich deutlich den *Einfluß endothymer Vorgänge* auf das Denken. Der Abstraktionsfähigkeit als rein verstandesmäßigem Vollzug steht ein Angemutetwerden durch den einzelnen Gegenstand zur Seite. Dieses Erleben kann die Einzelheiten, umgekehrt aber auch die allgemeinen Züge stärker hervortreten lassen. So berichtet eine Versuchsperson aus dem Meskalinrausch:

»Die Gegenstände wurden mir wesenloser, sie bekamen mehr allgemeines Gepräge. Im Bücherschrank sah ich nicht mehr, wie am Morgen, einzelne, verschieden umfangreiche, verschieden eingebundene Bücher, sondern nur noch den Typus »Buch«. Sie sahen sich gleich wie ein Ei dem anderen. Als ich zum Fenster hinaussah, flog eben ein Vogel vorüber. Es war aber für mich nicht der und der Vogel – eine Taube vielleicht –, sondern einfach ›Vogel‹. Irgendwelche individuelle Eigentümlichkeiten konnte ich an ihm nicht wahrnehmen« (Beringer [122]).

Nachdem Begriffe die Grundlage des *Urteilens* und *Schließens* bilden, wird verständlich, daß Störungen der Abstraktionsfähigkeit sich auch auf diese Funktion auswirken. Daneben besitzen dieselben jedoch spezifische Möglichkeiten der Beeinflussung.

Zu den formalen Störungen des Schließens gehören ganz allgemein diejenigen des Gedankenablaufs, wie das nach Haschischgenuß häufige Gedankenabreißen. Eine normale Gedankenkette vermag nicht zu Ende geführt zu werden, die Versuchsperson weiß plötzlich nicht mehr weiter, ja sie weiß auch nicht mehr, was sie gerade gedacht hat.

Einer besonderen Beachtung bedarf das Problem des *Willens im Denken.* Bei an sich ungestörten intellektuellen Fähigkeiten kann die Leistung erheblich absinken, wenn das Wollen und die Antriebe beeinträchtigt sind, wie z. B. durch Ataractica. Der Proband steht der Welt dann stumpf gegenüber und konzentriert sich nicht auf gestellte Probleme, besonders wenn sie systematisches Denken erfordern würden. Ähnliche Betrachtungen sind ganz allgemein zum Problem der *Intelligenz* anzustellen. Man findet zwar in allen illustrierten Zeitschriften Annoncen, in denen die weitreichendsten Versprechungen gemacht werden, gegen die Einsendung eines (meist nicht ganz geringfügigen) Sümmchens ein Wundermittel zu erhalten, das jeden Schwachsinnigen zu Genieleistungen befähigt, doch sind die einzigen, die aus diesen Präparaten Nutzen ziehen, die Hersteller und Verkäufer derselben.

Die Intelligenz ist weitgehend eine persönliche Konstante, die beim gesunden Menschen kaum Schwankungen durchmacht. Selbst im Kindesalter besteht schon die charakteristische Relation zum Durchschnitt der Altersgenossen, was zur Einführung des Intelligenzquotienten (IQ = Intelligenzalter : Lebensalter) anregte. Wesentliche Veränderungen sind nur im Sinne einer Verschlechterung bei organischen Hirnstörungen möglich. Solche kommen nach Vergiftungen mit den verschiedensten Stoffen, auch primär nicht psychotropen, vor. Intelligenzsteigerungen hingegen sind in nur sehr begrenztem Umfange möglich, und zwar praktisch nur im Kindesalter, wenn ein Entwicklungsrückstand oder eine Intelligenzhemmung vorlag. Darüber wird jedoch noch im Rahmen der Pharmakopsychologie der Entwicklung gesprochen, wo auch die Intelligenzprobleme des alternden Menschen diskutiert werden.

Die Intelligenz ist kein einfacher Begriff, sondern setzt sich aus einer Mehrzahl von Komponenten zusammen, von deren harmonischem Zusammenwirken die Endleistung abhängig ist. Die Schwierigkeit einer Intelligenzsteigerung wird von da aus besonders deutlich: man müßte sowohl alle Einzelfaktoren als auch ihr Zusammenspiel verbessern. Um die Aufklärung der einzelnen Intelligenzkomponenten hat sich besonders die sog. Faktorenanalyse verdient gemacht. Leider werden in der pharmakopsychologischen Forschung weder die klassische R-Technik, noch die in diesem Falle wichtigeren O-, P-, Q-, S-, T-Techniken gebührend berücksichtigt.

Um nicht zu langatmig zu werden, sollen die übrigen Aspekte am Denken nicht näher ausgeführt werden, zumal sie sämtlich schon in anderem Zusammenhang anklingen. So richtet sich das Denken des Süchtigen in erster Linie auf sein Suchtmittel, und die *Weite* seines noetischen Horizontes engt sich immer mehr auf dieses ein. Die *Selbständigkeit* hängt auf das engste mit der Suggestibilität zusammen. *Schnelligkeit* und *Beweglichkeit* des Denkens werden im allgemeinen durch Stimulantien vermehrt, was allerdings häufig auf Kosten der Genauigkeit und Tiefe geht.

Das *Wollen* als Ganzes erleidet eine eigenartige Beschränkung, ja geradezu Ausschaltung in den Impulshandlungen. Bei denselben kommt es zu einer direkten »Umschaltung« von Handlungsantrieben zur Ausführung unter Umgehung der nüchternen Überlegung und des freien Willensentschlusses. Dabei werden die unsinnigsten Handlungen begangen. Ein Sibiriake z. B. versuchte sich im Fliegenpilzrausch den Bauch aufzureißen, eine innere Stimme hatte es ihm befohlen (LEWIN [889]).

Statt Impulsen des eigenen Inneren können sich auch Befehle von außen unmittelbar in Handlungen umsetzen. Eine solche »Befehlsautomatie« wurde z. B. im Meskalinrausch beobachtet.

Eine wiederum andere Art der Willenslähmung kommt in der Atropinvergiftung vor. Es sind dabei häufig zugleich die Handlungsantriebe vermindert, so daß der Berauschte alles ohne Widerspruch über sich ergehen läßt. Die Kenntnis dieser Fähigkeit von Solanazeendrogen ist sehr alt und wurde nicht selten für politische Zwecke und Verbrechen anderer Art ausgenützt, wobei die der Intoxikation folgende Amnesie besonders zustatten kam (siehe auch S. 73). Eine scheinbare Willensausschaltung kommt häufig auch im Meskalinrausche vor. Die Versuchspersonen sind bisweilen derartig von Halluzinationen und anderen abnormen Erlebnissen gefangengenommen, daß sie zu wirkendem Verhalten gar nicht mehr kommen können. »Wer Meskalin nimmt, fühlt sich nicht veranlaßt, irgend etwas Bestimmtes zu tun, und findet die meisten der Zwecke, für die er zu gewöhnlichen Zeiten zu handeln und zu leiden bereit war, äußerst uninteressant« (HUXLEY [676]).

Der Entschluß allein genügt zur Ausführung einer Handlung nicht, es muß erst noch die Willenskraft eingesetzt werden. Diese Willenskraft kann durch die Einwirkung mancher Pharmaka gestört werden. Man hat sich entschieden, eine Handlung auszuführen, kann sich aber nicht den erforderlichen »Willensruck« (W. STERN) geben.

»So und so oft nahm ich mir vor, einfach den Raum zu verlassen, wenigstens vom Stuhl aufzustehen; es ging einfach nicht; es war, wie wenn der Weg vom Willen zur Ausführung unterbrochen sei« (BERINGER [122]).

Wieder etwas anders gestaltet sich die Willensfrage bei den modernen Ataractica. Ihr primärer Angriffspunkt dürfte nicht im Wollen, sondern in den Strebungen und im Zumutesein zu suchen sein: die Handlungsantriebe sind vermindert, dadurch braucht der Wille nicht so oft bemüht zu werden. Andererseits besteht nach Chlorpromazineinnahme bisweilen ein Unvermögen, Impulse in die Tat umzusetzen; der Proband fühlt sich überwältigt, glaubt sich nicht wehren und von seinem Willen keinen Gebrauch machen zu können.

Anhangsweise sei hier ein Bericht von PRATAP [1210] referiert, der allerdings bezüglich der Frage des »post hoc oder propter hoc« sehr mit Vorsicht aufgenommen werden muß:

Ein achtzehnjähriges Mädchen nahm vor einer Tanzveranstaltung zwei Tabletten Meprobamat, um sich zu beruhigen. Als sie nach dem Tanze den Autobus versäumte, folgte sie dem Anerbieten eines ihr völlig Unbekannten, sie im Auto nach Hause zu fahren. Unterwegs vergewaltigte sie dieser, ohne daß sie Widerstand leistete. Danach schliefen beide ein. Nach dem Erwachen machte der Autofahrer erneute Annäherungsversuche, doch jetzt wehrte sich das Mädchen energisch und verlangte nach Hause gebracht zu werden. Als sich der Fahrer bei zwei Passanten, die sich dann als Schutzleute erwiesen, nach der Straße erkundigen wollte, sprang das Mädchen aus dem Wagen und rief deren Hilfe an. Wichtig ist zu bemerken, daß von dem Mädchen beim Tanze kein Alkohol getrunken worden war. PRATAP interpretiert diesen Vorgang so, daß bei der Vergewaltigung das Mädchen sich in einem meprobamatbedingten Zustand der Gleichgültigkeit und Willenlosigkeit befand, der im Laufe des Schlafes abklang, so daß sie beim zweiten Annäherungsversuch aus ihrer unbeeinflußten seelischen Verfassung heraus Widerstand leisten konnte.

Probleme des Wollens kommen auch noch an anderen Stellen dieser Monographie vor, auf die verwiesen sei. So begünstigen leistungssteigernde Mittel den Entschluß zur Arbeit, während es dem Ermüdeten ungleich schwerer fällt, sich den Willensruck zu geben. Eine ausgeprägte »Willensschwäche« im Sinne einer mangelnden Anstrengungsbereitschaft findet man häufig als Charakterzug bei Süchtigen. Ist diese Willensschwäche auch einer der Ausgangspunkte der Sucht, so wirkt letztere im Sinne eines Circulus vitiosus auf den Willen zurück und schwächt ihn weiter. Je länger daher eine Sucht dauert, desto weniger kann ihr jemand aus eigener Kraft entfliehen.

Über verbrecherische Methoden der Willensunterwerfung für Schauprozesse wird noch berichtet (vgl. S. 157 f).

Im Anschluß an das Denken und Wollen seien noch einige Probleme der *Person* diskutiert, deren systematische Einordnung schwierig erscheint, die aber bei ihrem relativ geringen Umfang ein eigenes Kapitel nicht rechtfertigen.

So kann das Erlebnis des Sonderwesens Mensch verlorengehen in der Identifikation mit anderen Lebewesen oder gar unbelebten Objekten. Im Haschischrausch ruft eine Versuchsperson plötzlich aus: »O Gott, ich bin ja eine Lokomotive«, dann rast sie immerfort im Zimmer herum mit stampfenden Schritten, von Zeit zu Zeit prustend und pfeifende Töne ausstoßend. Dabei dreht sie die Hände herum, als ob sie Kurbeln von Lokomotivrädern wären (HARRISON [1680]). Dies erinnert an Spiele des Kindes [Illusions-, Fiktions- oder Rollenspiele) und an die von LÉVY-BRUHL bei Naturvölkern beschriebene »participation«. Die Frage, ob sich das Kind, der Primitive oder der Berauschte des Scheincharakters ihrer Identifikationen bewußt sind, ist insofern zu sehr rational gestellt, als es in diesem Falle zu einer Verschmelzung der Erlebniswelt mit der Wirklichkeit kommt, in der die Reflexion unterbleibt. Die Rückkehr in die »Wirklichkeit« ist im allgemeinen jedoch jederzeit möglich.

BAUDELAIRE schreibt [89], daß im Haschischrausch »die Betrachtung der Außenwelt dich das eigene Wesen vergessen läßt und du dich bald mit allen äußeren Dingen vermengst. Dein Blick nistet sich in einem Baum ein, den der Sturm beugte ... Du verleihst dem Baum zuerst deine Leidenschaft, deine Begier, deine Schwermut. Sein Ächzen und sein Schwingen wird dir zu eigen, und du bist also selbst der Baum.« Und konzentrierst du deine Aufmerksamkeit auf die blauen Wolken, die deiner Pfeife entströmen, so wirst du bald »fühlen, wie du verdunstest, und du wirst deiner Pfeife (in die du dich hineingehockt und zusammengepreßt wähnst wie Tabak) die seltsame Fähigkeit beilegen, dich zu rauchen«.

Ein ähnliches Erlebnis schildert SCHENK aus seinem Meskalin-Selbstversuch: »Die Mauer kräuselte sich. Sie zog sich in Anmut und unbeschreiblicher Größe zusammen. Ich selber war die Mauer ...« [1336].

Zu den Depersonalisationsphänomenen rechnet auch die Abspaltung von Teilen des eigenen Erlebens als nicht zum Ich zugehörig. Solche Erlebnisse treten häufig im Meskalin- und LSD-Rausch auf. Halluzinationen werden nicht selten als »von außen gemacht« betrachtet und dann wie eine Art Kinovorstellung verfolgt. Ähnlich wie Halluzinationen können jedoch auch Gedanken, Vorstellungen, Gefühle, Antriebe usw. vom eigenen Erleben abgespalten werden. Diese Depersonalisationsphänomene könnte man als einen Versuch auffassen, das gestörte Gefüge der Persönlichkeit wiederherzustellen, indem Erlebnisse, die nicht mit ihr in Einklang zu bringen sind, einfach nach »außen« verlegt werden, so daß sie das »Innen« nicht mehr belästigen können. Auf die Häufigkeit dieser Erscheinungen im Haschischrausch haben vor allem JOEL und FRÄNKEL [714] hingewiesen.

Der Leib nimmt als Austragsmedium der Seele integrierend an der Einmaligkeit und Unvertauschbarkeit des Sonderwesens Mensch teil. Das Erleben des eigenen Körpers stellt somit kein einfaches Wahrnehmungsproblem dar, sondern kommt durch ein Zusammenwirken aller Schichten des Seelischen zustande; er gehört zur »Person« des Menschen. (Man vergleiche hierzu die leibliche Wiederauferstehung in verschiedenen Religionen!)

Im folgenden sollen einige Beispiele für Veränderungen des Leiberlebens gebracht werden, die über den Rahmen der bereits behandelten »leiblichen« Gefühlszustände hinausreichen, wenn sich auch über ihre systematische Stellung im einzelnen Falle streiten ließe.

Ein häufiges Erlebnis des Haschischrausches ist das der Durchsichtigkeit des eigenen Leibes. So schreibt von Schroff [1365]: »Gleichzeitig umfloß mich ein wohltuender Lichtglanz, der meinen Körper durchdrang und ihn durchsichtig erscheinen ließ.« Von Gautier wird ein ähnliches Erleben poetisch ausgestaltet: »Ich fühlte, daß mein Körper sich auflöste und durchscheinend wurde. Ich sah in meinem Innern ganz deutlich den Haschisch, den ich gegessen hatte, in Form eines Smaragdes, von dem Millionen kleiner Funken ausstrahlten« [1676].

Nicht selten ist das Erlebnis der Auflösung des eigenen Leibes. So hatte Taylor im Haschischrausch »das Gefühl, als sei sein Körper in Stücke geborsten und zerteile sich im ewigen All« [1681]. Ferner sind in verschiedenen Vergiftungen die sogenannten Levitationsphänomene zu beobachten, denen de Boor [172] besondere Aufmerksamkeit schenkte.

Engere Beziehungen zum Problem der Personalisation zeigt ein Verwundern über die eigene Leiblichkeit, etwa, daß sich der Arm hebt, wenn man will, daß man Schmerz fühlt usf. Diesen Erscheinungen liegt ein Fremdheitserlebnis gegenüber dem eigenen Leibe zugrunde. Bisweilen wird dieser als gar nicht zugehörig betrachtet. Huxley [676] z. B. schreibt von dem verwunderlichen Gefühl, »daß ›ich‹ nicht mehr dasselbe war wie diese armen Beine ›dort draußen‹, wie dieser völlig objektive Rumpf und Hals und sogar dieser Kopf«.

Ähnliches berichtet Beringer [122] aus dem Meskalinrausche: »Mein eigener Körper war mir völlig fremd geworden, gehörte nicht mehr zu mir, lag irgendwo, wo ich gar nicht war. Wenn ich meine Augen öffnete und meinen Körper anschaute, so wurde dieses Erlebnis keineswegs verändert. Die Empfindungen vom Körper waren nicht mehr *meine* Empfindungen.«

Auch einzelne Körperteile können ihre Stellung im Körperschema ändern. Häufig bestehen nahe Beziehungen zu haptischen Halluzinationen: »Die Zähne schienen mir verdreht und zum Teile wie im breiten Gaumen stehend« (Toloachirausch, REKO [1249]). »Einmal hatte ich die Empfindung, wie wenn meine rechte Hand und mein Arm sich immer mehr ausdehnten, fast ins Ungeheure wachsen würden« (BERINGER [122]).

F. Pharmakopsychologie des Handelns

1. *Pharmakopsychologie der Arbeit*

Die Arbeitspsychologie im eigentlichen Sinne befaßt sich mit der gegenseitigen Anpassung von Arbeit und Mensch. Die Pharmakopsychologie greift hiervon nur einen kleinen Ausschnitt heraus, nähmlich das Arbeitsverhalten des Menschen unter der Einwirkung psychotroper Pharmaka.

In der körperlichen Anpassung an die Arbeit spielt das vegetative Nervensystem eine führende Rolle. Sein sympathischer Anteil gewährleistet die Bereitstellung von Kraftreserven für die akute Belastung und wird deshalb als »ergotrop« (ἔϱγον = Arbeit) bezeichnet, während das »histotrope« parasympathische Nervensystem umgekehrt chronische Arbeiten rationell zu gestalten sucht, um Kräfte zu sparen und das Körpergewebe (ἱστίον = Segel, Gewebe) zu schonen. Training im Sport ist, somatisch verstanden, eine Umstellung von sympathischer auf parasympathische Steuerung. Beim ungeübten Bergsteiger wird das Herz klopfen und die Atmung unzweckmäßig rasch erfolgen, beim geübten hingegen werden Herz und Atmung eher langsamer arbeiten, um in einem für sie optimalen Leistungsbereich zu verbleiben.

Die psychophysische Ganzheit des Menschen läßt sich sehr schön an der Arbeit aufzeigen. Körperliche Ermüdung zieht auch psychische nach sich und umgekehrt. Ähnlich wird eine Leistungssteigerung grundsätzlich auf zwei Wegen zu erzielen sein: über körperliche Aufmunterung oder über psychische Anregung.

Körperliche Leistungssteigerung wird nach dem vorher Ausgeführten immer über eine Erregung des sympathischen Nervensystems zu erreichen sein, da durch dieses gewissermaßen Kräfte mobilisiert werden. Zugleich wird einsichtig, daß eine solche Leistungssteigerung immer nur vorübergehend sein kann, da der Organismus im Sympathicotonus unrationell arbeitet. Die einschlägigen Präparate können peripher angreifen (Sympatol, Ephedrin, Kat usw.) oder an den vegetativen Zentren des Hirnstammes (Cardiazol, Coramin, Lobelin usw.). Die Weckamine gehören mit einer peripheren Wirkungskomponente ebenfalls hierher. Man vergleiche die

Ähnlichkeit der chemischen Strukturformeln im letzten Kapitel.

Neben den vorher erwähnten Mitteln, die an den dem somatischen Bereich des Menschen dienenden nervösen Einrichtungen ihren Angriff nehmen, regen die psychischen Stimulantien im eigentlichen Sinne die Funktionen des Großhirns an. Unter ihnen sind vor allem das Koffein und eine Reihe synthetischer Stoffe, insbesondere die Weckamine (ihre Großhirnwirkung ist bedeutender als die periphere) hervorzuheben. Sie vermögen die Ermüdung auch bei geistiger Arbeit hintanzuhalten und den Ablauf psychischer Vorgänge zu beschleunigen.

Dieser Bereich der Pharmakopsychologie ist methodisch am besten zugänglich, weshalb auch eine Fülle von Experimenten zu den einschlägigen Problemen vorliegt.

Die Arbeit kann und muß immer zugleich unter einem quantitativen und einem qualitativen Aspekt betrachtet werden. Die eigentlich psychologische Aufhellung erfolgt im Rückblick vom objektiven Arbeitsergebnis auf das schaffende Subjekt.

Am ausgeruhten Menschen vermögen nur wenige Stimulantien und auch diese nur bei geeigneter Dosierung eine echte Leistungssteigerung hervorzurufen, wenn man zugleich Qualität und Quantität berücksichtigt. Die ausgeruhte Versuchsperson vermag schon normalerweise ihr Arbeitstempo optimal einzustellen, indem sie ihre Fähigkeiten den Anforderungen der Arbeit anpaßt. Erhöht man durch Stimulantien das Tempo, so wird nur zu leicht der optimale Bereich verlassen, was sich in verminderter Qualität ausdrückt.

VOIGT [1542] verglich das Arbeitsergebnis in Versuchen mit koffeinhaltigem Kaffee und dem koffeinfreien Kaffee Hag. Er faßt seine Beobachtungen wie folgt zusammen:

»Die Hast beim Erledigen von Aufgaben führte hier (beim koffeinhaltigen Kaffee) zu Leistungsverschlechterung auf praktischem wie auf geistigem Gebiet. In der Regel, wenn auch nicht in allen Versuchen, waren nach Koffein die zum Arbeiten benötigten Zeiten verkürzt auf Kosten einer erheblichen Leistungsminderung. Bei Aufgaben, die vorzüglich an die Intelligenz Anforderungen stellten, waren bis auf eine Ausnahme nach Koffein voreilige, falsche Schlüsse häufiger als nach ›Hag‹.«

Eine milde anregende Wirkung scheint jedoch auch von den Röstprodukten des Kaffees auszugehen, da auch koffeinfreier Kaffee eine gewisse stimulierende Kraft besitzt.

Eine Steigerung der Arbeitsgeschwindigkeit bei nachlassender Genauigkeit stellte GUTIÉRREZ-NORIEGA [563] nach Kokainaufnahme durch Kauen von Kokablättern fest.

Es erscheint daher nicht günstig, wenn Studenten vor Prüfungen ein Anregungsmittel nehmen, denn sie steigern dadurch nur noch ihre Nervosität und Unruhe; es dürfte sich in diesen Fällen sogar ein mildes Beruhigungsmittel wie Baldrian als günstiger erweisen.

Echte Leistungssteigerungen, auch qualitativer Art, sind am ermüdeten Menschen nach Einnahme verschiedener Pharmaka beschrieben. Koffein und die Weckamine vermindern die Neigung, einzuschlafen und zu dösen. Es werden die sich in jede Arbeit einschleichenden kleinen Geistesabwesenheiten vermieden, und die Aufmerksamkeit vermag leichter auf die Tätigkeit konzentriert zu bleiben.

Diese Leistungssteigerung zeigt sich am deutlichsten bei Routinearbeit, da dieselbe am ehesten durch Müdigkeit bedroht ist, weil sie das Interesse nicht zu fesseln vermag. Es wurde bereits an anderer Stelle erwähnt, daß Weckamine die Schaffensfreude erhöhen, der hantierende Umgang mit dem Arbeitsmaterial wird lustvoll erlebt. Dabei wird mechanische Arbeit bevorzugt, nicht geistige Besinnung, da sich die »Arbeitswut« vor allem an quantitativer Leistung erfreut. Das Kraftgefühl, das aus dem Bewältigen von Bergen von Arbeit erwächst, läßt deren Langweiligkeit vergessen.

Die Wirkung des Koffeins hält etwa 1–4, die der Weckamine jedoch viele Stunden an (je nach Dosierung). Während in einem kurzdauernden Arbeitsversuch sich eine Leistungssteigerung kaum sicher nachweisen läßt, ist dies möglich, wenn die Arbeit über viele Stunden fortgesetzt wird (DÜKER [348, 354]) oder die Untersuchung schon am ermüdeten Menschen begonnen wird. Man kann hier wieder einen Bereich der optimalen Wirksamkeit der Weckamine abgrenzen. Überschreitet die Ermüdung die Grenze zur Erschöpfung hin, so bleiben alle Mittel zwecklos. Es sei hier schon auf die S. 119 referierten Versuche TYLERS [1532] mit prolongierter Schlaflosigkeit hingewiesen, in denen Pervitin seine stärkste Wirkung um die 60. Stunde der Schlaflosigkeit zeigte.

Es wurde von manchen Autoren die Formulierung gebraucht, die Weckamine näherten die subjektive Leistungsgrenze an die objektive an. Das Ermüdungsgefühl ist normalerweise ein Schutz gegen Überarbeitung. Die Tätigkeit wird abgebrochen, ehe alle Energiereserven erschöpft sind. Unter der Einwirkung der Stimulantien wird dieser Schutzmechanismus außer Betrieb gesetzt. Die Gefahren liegen auf der Hand. In der Regel wird Mißbrauch von Stimulantien mit schweren körperlichen und seelischen Zusammenbrüchen bezahlt. Dagegen kann für einmalige besondere Leistungsanforderungen der Gebrauch eines Anregungsmittels zweckmäßig sein.

Eine Mittelstellung zwischen Koffein und den Weckaminen nimmt das Preludin ein. Das Wirkungsmaximum tritt nach etwa 2–3 Stunden auf (WENDT und CASPAR [1578]), doch kann noch 7 Stunden nach Einnahme des Präparates ein fördernder Einfluß im Leistungsexperiment nachgewiesen werden (LIENERT [902]). Dabei zeigt sich auch hier, daß die Leistungsmenge stärker beeinflußt wird als die Leistungsgüte. Die Probanden arbeiten leichter, ruhiger und weniger unlustbetont. Die subjektive Leistungsbereitschaft wird hochgehalten und fällt erst bei sehr starker Ermüdung – dann aber relativ rasch – ab. Insgesamt scheint das Preludin einen ausgeglicheneren Wirkungsablauf zu zeigen als das rascher wirkende Koffein und die Weckamine.

Gegenüber den Steigerungen der Leistungsfähigkeit wird deren Beeinträchtigung durch Pharmaka viel weniger Interesse entgegengebracht. Diese ist zum Teil auch ohne weiteres einsichtig, so z. B. bei narkotisch wirkenden Stoffen, die körperliche Ermüdung bewirken. Von praktischer Bedeutung für den Arbeitspsychologen wären die Leistungsbeeinträchtigungen durch den Alkoholgenuß. Da dieses Problem aber vor allem die Verkehrspsychologie angeht, sei gleich auf den übernächsten Abschnitt verwiesen.

2. *Pharmakopsychologie des Sportes*

Die heutige Sensations- und Rekordsucht, die sich in besonderem Maße des Sportes bemächtigt hat, läßt leistungssteigernde Mittel für den Sportler zu einer großen Versuchung werden. Möchte er doch gerne mehr leisten als er kann, und für wenige Stunden des Ruhmes würde er sogar seine Gesundheit riskieren. Es spiegelt sich auch hierin menschliches Dasein schlechthin. Der Mensch, der seinem Wesen nach über sich hinausgreift, gerät im Transzendieren an Grenzen, an denen er scheitert (Jaspers). Im Sport ist dieses Scheitern durch die Begrenztheit der individuellen Leistungsfähigkeit bedingt. Die Überwindung dieses Scheiterns kann auf zweifache Weise versucht werden. Der »eigentliche« Weg führt zu hartem Training, der »uneigentliche« verfällt der Verführung des Man, es sich bequem zu machen und gewissermaßen hintenrum mittels Tabletten ans Ziel zu gelangen.

Die Geschichte des Dopings bei Tieren ist schon sehr alt. Es spielte insbesondere bei Pferderennen eine Rolle, was bei den recht beträchtlichen Summen, die ein Sieg einbringen kann, verständlich wird. Die Abgrenzung des Begriffes Doping ist beim Tier noch verhältnismäßig einfach, kompliziert sich beim Menschen jedoch sehr. Von der Vorstandssitzung des Deutschen Sportärztebundes am 18. 10. 52 in Münster wurde folgende Definition erarbeitet:

»Der Deutsche Sportärztebund steht auf dem Standpunkt, daß jedes Medikament – ob es wirksam ist oder nicht –, mit der Absicht der Leistungssteigerung vor Wettkämpfen gegeben, als Doping zu betrachten ist.«

Die Schwierigkeit dieser Definition liegt im Begriff Medikament. Koffein in Tablettenform wird zweifellos als Medikament zu betrachten sein, aber ist es ein gleich wirksamer starker Bohnenkaffee? Das gleiche gilt für den in großem Maßstab gebrauchten Traubenzucker. Es fehlt nicht an Stimmen, die auch die beiden erwähnten Stoffe unter den Begriff Doping fassen möchten, doch scheint dies etwas zu weit zu gehen.

Prokop geht den Schwierigkeiten obiger Definition aus dem Wege, wenn er schreibt: »Man versteht demnach unter Doping jeden Versuch einer Leistungssteigerung mit Mitteln, die normalerweise überhaupt nicht oder zumindest nicht in solchen Dosen dem Körper zugeführt werden.« »Der Begriff des Dopings trifft dann nicht zu, wenn es sich um einen reinen Ersatz fehlender oder verlorengegangener Stoffe handelt, z. B. Traubenzucker, Phosphate, Kalzium, Lezithin, bestimmte Eiweißverbindungen und Vitamine in physiologischen Mengen« [1217].

Die Zahl der zum Doping verwendeten Mittel ist nicht klein. Als wichtigste führt PROKOP folgende an [1217]:

a) Morphin und Kokain: besonders Schwerathleten und Radfahrer (Tour de France!).
b) Weckamine: Langstreckenrennen, 6-Tage-Rennen usw.
c) Strychnin: Gewichtsheber und Sprinter.
d) Analeptica und Cardiaca: z. B. Koffein, Tetrazol, Nikotinsäurediäthylamid. Relativ harmlos.
e) Keimdrüsen- und Nebennierenrindenhormone. Spitzensportlerinnen verschieben oft routinemäßig ihre Menstruation von Wettkampftagen weg.
f) Arsen- und Phosphorverbindungen.

Außer der psychologischen Seite am Doping sollen hier noch zwei weitere Aspekte beachtet werden. Die meisten zum Doping verwendeten Stoffe sind, zumindest bei längerem Gebrauch, gesundheitsschädlich, insbesonders besteht bei einigen von ihnen Suchtgefahr. Außerdem muß wohl auch im sportlichen Wettkampf eine gewisse Fairneß beachtet werden. Eine mit Kokain betriebene Muskelmaschine hat mit Sport nichts mehr zu tun.

Interessanterweise spricht die sportliche Leistungsfähigkeit (ebenso wie andere psychische und somatische Funktionen) auf Placebogaben an, wenn sie mit der entsprechenden Suggestion gegeben werden. So konnten TISCHER und PROKOP [1216, 1516] mit Milchzucker und Talkumtabletten statistisch signifikante Leistungssteigerungen sowohl bei Kraft- als auch bei Dauerleistungen erreichen.

3. Pharmakopsychologie des Verkehrs

Diese Disziplin untersucht das Verhalten des Menschen im Straßenverkehr, wenn er unter der Einwirkung von Pharmaka steht. Dieser Zweig der Pharmakopsychologie besitzt höchste praktische Bedeutung angesichts des weitverbreiteten Gebrauchs mancher Genußmittel in allen Schichten des Volkes und der hohen Anforderungen, die der moderne Verkehr an seine Teilnehmer stellt.

Im Mittelpunkt der Verkehrspharmakopsychologie steht die Alkoholfrage, denn ein wesentlicher Teil der Verkehrsunfälle – die Angaben der einzelnen Autoren schwanken zwischen 20 und 40% – kann auf durch Alkohol verursachtes unzweckmäßiges Verhalten von Verkehrsteilnehmern zurückgeführt werden.

Der Alkohol greift in zweifacher Weise in das Handeln des Menschen ein:

a) Durch körperliche Störungen: z. B. Störungen der Muskelkoordination, die zu Zittern, ausfahrenden Bewegungen usw. führen; bedingte Reflexe (z. B. Bremsen!) werden in ihrer Sicherheit und Schnelligkeit beeinträchtigt; Schwindelzustände führen zu Torkeln, Zickzackfahren des Autos, Sturz vom Fahrrad usw.; Müdigkeit zu Einschlafen am Steuer usw.

b) Durch psychische Störungen: die Aufmerksamkeit kann nicht mehr verschiedenen Dingen gleichzeitig zugewendet werden, der Autofahrer konzentriert sich z. B. auf einen Fußgänger, der die Straße überquert, und beachtet dabei ein anderes Fahrzeug nicht, das zur Vorfahrt berechtigt wäre; die Fähigkeit, unter mehreren möglichen Entscheidungen rasch die richtige zu treffen, ist beeinträchtigt, wie überhaupt eine allgemeine Verlangsamung des Auffassens und Reagierens zutage tritt; Störungen des Formenerkennens (nicht nur durch Doppeltsehen bei Augenmuskellähmung) und nicht zuletzt auch des Denkens und Wollens; wesentlich ist es zu betonen, daß gleichzeitig das Selbstgefühl stark gehoben ist, so daß kein Betrunkener sich selbst für unfähig hält, am Verkehr teilzunehmen, sondern sich besonders geschickt zu verhalten glaubt.

Der Grad der Beeinträchtigung des sinnvollen Verhaltens hängt von der aufgenommenen Alkoholmenge, weniger hingegen von der Art des Getränkes ab (die Unterschiede der Getränke drücken sich im wesentlichen in der Resorptionsgeschwindigkeit aus), genauer gesprochen, nicht von der getrunkenen Menge des Alkohols, sondern der im Gehirn befindlichen, auf die Rückschlüsse aus der Konzentration im Blut oder in der Atemluft gezogen werden können. Eine Darlegung der verschiedenen Bestimmungsmethoden gehört jedoch nicht in die Pharmakopsychologie.

Verständlicherweise entstehen die meisten Verkehrsunfälle nicht bei schweren Räuschen, sondern bei den mittleren und leichten, denn der schwer Betrunkene liegt ja »unter dem

Tisch« und schläft seinen Rausch aus, so daß er kaum zum Handeln kommt. Gerade die leicht »Beschwingten«, die ihre Fähigkeiten überschätzen, begehen die meisten Torheiten, insbesondere durch zu schnelles Fahren. Die Blutalkoholkonzentrationen der Unfäller ordnen sich annähernd in einer GAUSSschen Kurve an, mit einem Maximum bei etwa 1,5 Promille. Nach der deutschen Rechtsprechung wird bei dieser Konzentration ein Fahrer als fahruntauglich angesehen und kann bestraft werden, wenn er ein Fahrzeug führt, auch ohne daß ein Unfall zustande kommt. Neuerdings zeigt sich eine Neigung, die Grenze von 1,5 auf 1,0 Promille herabzusetzen. Die Handhabung in den einzelnen Staaten ist unterschiedlich. In Schweden z. B. macht man sich schon bei 0,8 Promille strafbar, wenn man ein Fahrzeug führt, und es sollen dort Bestrebungen im Gange sein, diesen Wert sogar auf 0,35 herabzusetzen.

Die Korrelation zwischen Blutalkoholgehalt und Grad der Verkehrsuntauglichkeit ist zwar deutlich, doch kommen erhebliche individuelle Unterschiede vor. PONSOLD [1200] gibt folgende Werte an:

bei 1,5	Promille Blutalkohol sind	100%	der Fahrer untauglich
bei 1,0	Promille Blutalkohol sind	67%	der Fahrer untauglich
bei 0,5	Promille Blutalkohol sind	25%	der Fahrer untauglich
bei 0,1	Promille Blutalkohol sind	3%	der Fahrer untauglich

Es zeigt sich also, daß bei empfindlichen Probanden bereits ein Glas Bier genügen kann, um eine Unsicherheit im Verkehr zu erzeugen.

Zur Alkoholfrage liegt eine große Anzahl experimenteller Untersuchungen vor. Mit verschiedenen psychotechnischen Methoden wurden entweder einzelne Funktionen oder komplexe Handlungen geprüft, wie etwa in einem Prüfstand, vor dem ein Film abläuft usw., Fahrten mit dem Auto auf Versuchsstrecken, wobei Markierungszeichen zu umfahren waren usw. Die Darstellung all dieser Untersuchungen, die vom Perlenaufreihen bis zur Schriftprobe alle nur denkbaren Methoden umfassen, müßte allerdings einer eigenen Monographie vorbehalten bleiben.

Wissenschaft und Öffentlichkeit beschäftigen sich immer wieder mit der Frage, ob es ein sicher wirkendes Ernüchterungsmittel gegen den Alkoholrausch gibt. Bis jetzt kann die

Antwort nur »nein« lauten. Wohl läßt sich durch Koffein und Weckamine eine Durchbrechung der Müdigkeit erreichen, doch wird das Verhalten des Berauschten nicht so sehr verbessert, daß man ihm ein Fahrzeug anvertrauen könnte. Auch die Versuche mit Fruktose und ähnlichen Sacchariden, die zu einer Beschleunigung des Alkoholabbaus führen sollen, sind nicht sehr ermutigend [366, 1692].

Die Verkehrspharmakopsychologie sollte über dem Alkohol nicht die Untersuchung anderer Stoffe vergessen. In Mexiko spielt z. B. der Haschisch eine ebenbürtige Rolle, da sein Gebrauch sehr verbreitet ist und er ebenso wie der Alkohol zu psychomotorischen Störungen und Veränderungen des Raum- und Zeiterlebens führt. Reko [1249] weist auf die große Unfallhäufigkeit bei haschischsüchtigen Kraftfahrern hin. Ähnliches gilt von Ägypten, wo der Haschisch ungemein beliebt ist. So gibt Abdulla [1] an, daß dort etwa 70% der Arbeiter, 60% der Soldaten und 40% der Fellachen Haschisch einnehmen.

Weitgehend ungeprüft sind die möglichen Beeinflussungen der Verkehrssicherheit durch andere Stoffe, was angesichts des heutigen hohen Arzneimittelverbrauchs einer dringenden Nachholung bedürfte. Denn Stimulantien vermögen eine bestehende Aufgeregtheit noch zu steigern, was der Zweckmäßigkeit des Verhaltens ebenso abträglich ist wie eine Verlangsamung durch sedierende Maßnahmen.

Andererseits ist nicht zu leugnen, daß dem Autofahrer bei längeren Fahrten, besonders auf den eintönigen Autobahnen, eine Anregung willkommen ist. Von italienischer Seite (Caprini und Melotti [237]) wird Coramin-Glukose als unbedenklich empfohlen. Vorsicht ist jedoch mit höheren Koffeindosen geboten, da Erregungszustände eintreten können, die ein zweckvolles Verhalten im Straßenverkehr unmöglich machen.

De Boor [172] berichtet von einem Motorradfahrer, der nach dem Genuß von acht Flaschen Coca-Cola in einen Graben fuhr. Er wurde vom Gericht jedoch nicht wegen Trunkenheit am Steuer verurteilt, da die Rauschwirkung des Koffeins im Volke zu wenig bekannt sei. Aufklärung täte hier not.

Neben den stimulierenden Stoffen spielen die beruhigenden eine nicht mindere Rolle, wollen doch gerade ungeübte

Fahrer bisweilen ihre Aufregung damit bekämpfen und andere ihr Vegetativum im Gleichgewicht erhalten.

Barbiturate verlängern die Reaktionszeit, wie sie überhaupt bei hoher Dosierung ein Versagen in Tests hervorrufen, in denen die Zeit eine ausschlaggebende Rolle spielt (KORNETSKY [784]).

Größere Untersuchungen über Mittel gegen Reisekrankheit wurden von der amerikanischen Luftwaffe unternommen. PAYNE [1134, 1135] hält, 0,65 mg Skopolamin für unbedenklich, hingegen beeinträchtigt dessen Verbindung mit Bendryl die intellektuellen Vorgänge und die Wahrnehmungen.

Aus einer Tageszeitung [1689] referiert Verf. folgende Notiz: »Völlig benommen und taumelig entstieg ein Fahrer seinem Kraftwagen, nachdem er in der Innenstadt Münchens auf ein parkendes Auto aufgefahren war. Die Funkstreife konnte den naheliegenden Verdacht der Trunkenheit nicht bestätigen. Es ergab sich, daß der Fahrer sich zur Zeit in klinischer Behandlung zu einer Schlafkur befand, aus der er sich ohne Wissen des Arztes zu einer Fahrt aufgemacht hatte. Obwohl er schon vor dem Unfall seine Fahruntüchtigkeit festgestellt hatte, wurde er vom Gericht freigesprochen, da man argumentierte, daß er über die Auswirkungen einer Schlafkur nicht orientiert war.«

Leider konnte Verf. nicht in Erfahrung bringen, um welches Mittel es sich in diesem Falle gehandelt hatte, vermutlich war es eines der modernen Ataractica, und zwar Chlorpromazin, das zur »Winterschlafbehandlung« = »künstliche Hibernation« beliebt ist.

Bezüglich der Ataractica haben sich schon verschiedene warnende Stimmen erhoben. So empfiehlt STAEHELIN [1442], bei einer Dosierung von mehr als 75 mg Chlorpromazin kein Kraftfahrzeug zu führen.

Der Verdacht liegt wohl nahe, daß durch übermäßige »Beruhigung« die Raschheit der Reaktion gestört werden könnte, außerdem legen die (S. 187) besprochenen Experimente von PFEIFFER [1165] über die Beeinträchtigung bedingter Reflexe gewisse Befürchtungen nahe. BERGER [117] betont, daß Apathie und Initiativeverlust auch bei psychisch unauffälligen Personen nach Einnahme von Phenothiazinderivaten, Reserpin und Hydroxyzin vorkommen können.

MARQUIS und Mitarbeiter [962] führten ausgedehnte Versuche über die Beeinflussung der Fahrtauglichkeit durch Meprobamat durch, konnten jedoch keine Beeinträchtigung feststellen. Sehr wertvoll war auch der Versuch der Kombination von Meprobamat mit Alkohol, der keine wesentliche Verschlechterung gegenüber der einfachen Alkoholwirkung zeigte. Es ist zu begrüßen, daß damit auch Experimente mit Arzneimittelkombinationen begonnen wurden, da etwaige Potenzierungen von höchster praktischer Bedeutung sind.

Es wäre wünschenswert, daß die Pharmakopsychologie des Verkehrs noch stärkeres öffentliches Interesse fände. Berücksichtigt man, daß die durchschnittlichen Kosten für einen tödlichen Unfall sich in der Größenordnung von 50 000 DM bewegen, so dürften Gelder für Forschungs- und Aufklärungsarbeit nicht unnütz ausgegeben sein.

4. Forensische Pharmakopsychologie

In verschiedenen Räuschen kommt es zu einer Verdunkelung der noetischen und volitiven Weltbezüge, wodurch unbewußte Mechanismen stärker als im Normalzustand das Handeln bestimmen.

Ein altes Sprichwort besagt: »Kinder und Betrunkene haben einen besonderen Schutzengel.« Es liegt darin die Beobachtung, daß sich der Alkoholberauschte überraschend zweckmäßig verhält, wenn man die Schwere der Einschränkungen der intellektuellen Funktionen berücksichtigt. Instinktive Reaktionen, die bei intaktem Denken zurücktreten, übernehmen die Führung.

Ist der Großteil dieser instinktiven Verhaltensweisen auch sinnvoll, so werden bisweilen doch auch Triebe enthemmt, die zu Handlungen führen, welche unsere Gesetze und Sitten verletzen. Der Selbsterhaltungstrieb z. B. läßt, namentlich im pathologischen Rausch, eine Brutalität zutage treten, die dem betreffenden Individuum in nüchternem Zustand völlig fremd ist. Das gleiche trifft für sexuelle Delikte und Perversionen zu, die der sozialen Maske (der »Persona« im Sinne C. G. Jungs) nicht entsprechen.

Die unter Rauschgifteinwirkung begangenen Delikte richten sich bevorzugt gegen das Leben, den Körper und die Sittlichkeit; bei den Eigentumsdelikten sind plumpe Raubversuche häufiger als diffizile Bankeinbrüche. Charakteristisch ist das Handeln unmittelbar aus dem Antrieb heraus ohne Abwägung der Folgen. Es gilt dies nicht nur für den Alkohol, sondern auch für andere Rauschmittel. So befolgen kluge Liebhaber des Haschisch die alte Regel, im berauschten Zustand möglichst den Umgang mit Menschen zu vermeiden, die sie nicht leiden können. Auch in der ähnlichen Zimtvergiftung werden Gewalthandlungen häufig begangen [1249].

Man kann nach ihrer forensischen Bedeutung zwei Gruppen von Rauschmitteln unterscheiden: Auf der einen Seite stehen die mit körperlicher Unruhe einhergehenden handlungsreichen Räusche (z. B. Alkohol, Haschisch, Kokain usw.), auf der anderen die handlungsarmen, die das Glück im Träumen finden lassen (Opium). Bei den letzteren werden natürlich Vergehen im Rausch weitaus seltener vorkommen, doch können aus Mischungen der beiden Gruppen bedenkliche Folgen erwachsen. So berichten LINDEMANN und CLARK [908] von einer Versuchsperson, die im experimentellen Morphinrausch sich sexuellen Phantasien hingegeben hat und nach Zugabe von Benzedrin in starke Unruhe geriet; sie bat den Versuchsleiter, sie nicht vor Abklingen dieses Zustandes zu entlassen, »because he was afraid of what he might do«. Er fürchtete, seine Phantasien zu verwirklichen.

Die nähere Betrachtung der Art der Delikte zeigt eine gewisse Ähnlichkeit mit denen von Jugendlichen. Kennzeichnend für beide ist die mangelnde Einsicht und willentliche Steuerung.

Die Rechtsprechung mußte die Frage prüfen, ob der Täter für eine rechtswidrige Handlung, die in berauschtem Zustande begangen wurde, verantwortlich sei. Es mußte dies häufig verneint werden und der § 51, Absatz 1 oder 2 des StGB in Anwendung gebracht werden, wenn der Täter unfähig war, »das Unerlaubte der Tat einzusehen oder nach dieser Einsicht zu handeln« (§ 51, 1), oder diese Fähigkeit zumindest erheblich vermindert war (§ 51, II).

Es werden hier sehr richtig zwei Punkte auseinandergehalten: die Einsicht und das Handeln, denn in Rauschzuständen kann es vorkommen, daß Handlungen trotz gleichzeitiger Einsicht in ihre Unsinnigkeit ausgeführt werden. So erzählte mir ein Kokainist, daß er in seinem Zimmer einen Mann zwischen einem Schrank und einer Mauer halluzinierte. Er betonte, daß er sich dabei völlig im klaren war, daß der Zwischenraum zwischen Schrank und Mauer nur wenige Zentimeter betrage und folglich gar kein Mann dort stehen könnte. Trotzdem wurde er dermaßen von Entsetzen gefaßt, daß er seine Erdgeschoßwohnung »Hals über Kopf« durch das Fenster verließ, auf die Straße lief und dort auf eine in voller Fahrt befindliche Straßenbahn aufsprang, wobei er zu sich selbst sagte, daß dieses sein Verhalten der »helle Wahnsinn« sei.

In Analogie zu diesem Falle scheint es durchaus möglich, daß in ähnlichen Zuständen auch Verbrechen begangen werden, trotz Einsicht in das Unerlaubte.

Ähnliche Beispiele ließen sich beliebig vermehren, wobei es nicht immer so gefährlich zuzugehen braucht. Die meisten der in vielen Räuschen begangenen unsinnigen Handlungen sind friedlicher Art, wie etwa folgendes Beispiel aus dem Toloachirausch beweist (Reko [1249]):

»Ich wollte Wasser trinken und saugte an meiner Taschenuhr, obwohl mir das Unsinnige dieser Handlung völlig klar war. Ich nestelte an meinem Knie herum und hielt es für eine Schachtel, die ich öffnen wollte, ärgerte mich recht darüber, daß mir das nicht gelang, und hatte innerlich doch den Gedanken: Dummheit, das mache ich ja doch nur den Kindern zum Spaße vor. Dabei waren aber gar keine Kinder da ...«

Die Straffreiheit nach § 51 StGB suchten sich manche Täter zu sichern, indem sie sich vor der Tat »Mut« antranken, um dann auf ihre Zurechnungsunfähigkeit unter Leugnung eines Vorsatzes zur Tat hinweisen zu können. Es mußte aus diesen Gründen der § 330 a dem Strafgesetzbuch eingefügt werden: »Wer sich vorsätzlich oder fahrlässig durch den Genuß geistiger Getränke oder durch andere berauschende Mittel in einen die Zurechnungsfähigkeit ausschließenden Rausch versetzt, wird mit Gefängnis oder Geldstrafe bestraft, wenn er in diesem Zustande eine mit Strafe bedrohte Handlung begeht.«

Es scheint dies eine sehr glückliche Formulierung, indem die für die Schuldfrage relevante freie Entscheidung nicht mehr in die Handlung, sondern in die Berauschung gelegt wird. Denn jedermann in unserer Kultur kennt die möglichen Folgen des Alkoholgenusses; trinkt er trotzdem unmäßig, so nimmt er dieses Risiko auf sich. Ähnliches gilt sinngemäß für die Haschischländer Mittelamerikas und des Vorderen Orients usw. Ein Vergleich der Gesetze gehört jedoch nicht mehr zu den Aufgaben einer Pharmakopsychologie.

Neben den Delikten im Rauschzustand müssen auch diejenigen während der Entziehungserscheinungen bei Süchtigen beachtet werden. Die körperlichen und psychischen Beschwerden können in diesen Zuständen derartig quälen, daß die Betroffenen vor rechtswidrigen Handlungen nicht zurückschrecken, um sich das erlösende Mittel zu verschaffen. Mit die quälendsten Entziehungserscheinungen bereitet die Morphinsucht. Man muß einmal einen Süchtigen bei der Entziehungskur beobachtet haben, um dies nur annähernd verstehen zu können. Trotz aller modernen Linderungsmittel ist der Anblick noch zutiefst mitleiderregend, und es wird verständlich, daß der noch dazu meist willensschwache Süchtige vor Rechtsbrüchen nicht zurückschreckt, um diesen Zustand zu beenden. Die einschlägigen Vergehen beginnen meist mit Rezeptfälschungen, Einbrüchen in Apotheken usw., d. h. sie sind alle auf das eine Ziel ausgerichtet, sich das Rauschmittel zu verschaffen. In diesen Fällen wird häufig der § 51, II StGB in Anwendung gebracht werden können, während der § 330 a StGB hier nicht zuständig ist, da ja nicht im Rauschzustand gehandelt wird.

Die Delikte der Süchtigen sind meist nicht sehr erheblich. Schwere Eigentumsdelikte kommen nur dann vor, wenn versucht wird, sich Geld zu verschaffen, um das Rauschgift auf dem Schwarzmarkt erwerben zu können. Die Vergehen richten sich vor allem gegen das Opiumgesetz und die Betäubungsmittelverschreibungsverordnung, die Grundlagen der gesetzlichen Suchtvorbeuge in Deutschland, die sich als außerordentlich segensreich erwiesen haben, so daß man die durch sie eigentlich erst geschaffenen Vergehen kleinerer Art in Kauf nehmen kann. Dies ist zu betonen gegenüber den Auswüchsen, zu denen die völlige Prohibition des Alkohols z. B. in den USA seinerzeit geführt hat, wo die Schutzmaßnahmen ärgeres Unheil anrichteten als der freie Alkoholkonsum.

Abgesehen von diesen strafrechtlichen Überlegungen muß die Einengung der Weltbezüge des Süchtigen auf ein Pharmakon auch im bürgerlichen Recht berücksichtigt werden. So kann nach § 6, 1 Nr. 3 BGB entmündigt werden, »wer infolge von Trunksucht seine Angelegenheiten nicht zu besorgen vermag oder sich und seine Familie der Gefahr des Notstandes aussetzt oder die Sicherheit anderer gefährdet«. Daneben besteht auch die Möglichkeit, auf die mangelnde Einsicht in manchen Räuschen Rücksicht zu nehmen, auch wenn keine Sucht vorliegt, über die allgemeine Fassung des § 105 BGB: »Nichtig ist auch eine Willenserklärung, die im Zustande der Bewußtlosigkeit oder vorübergehender Störung der Geistestätigkeit abgegeben wird.« Es können so eventuell unsinnige Verträge, die unter der Einwirkung von Größenideen im Rausch zustande kamen, annulliert werden.

G. Pharmakopsychologie des Ausdrucks

a) Pantomimik

Hellpach hatte in seiner Definition von »Rausch« (siehe S. 113) die gesteigerte Motorik hervorgehoben. In der Tat wird durch viele Pharmaka die Gestik (nicht dagegen das zielgerichtete Verhalten) stark angeregt. Man dürfte dies auf eine Verminderung von Hemmungen zurückführen können, die eine übertriebene Pantomimik als nicht zum guten Ton gehörig verbieten. Man vergleiche dagegen, welch reichhaltige Gebärden und Gesten manche »primitiven« Völker noch aufweisen, während unsere Sitten eine möglichst weitgehende Einschränkung der Mitteilung an den anderen auf die bewußt gesteuerte Sprache fordern. In vielen Räuschen brechen aber die unmittelbaren Äußerungsformen wieder durch.

Der leicht mit Alkohol Berauschte unterstreicht seine Reden mit kräftigen Armbewegungen, und die Brust bläht sich unter dem gesteigerten Eigenmachtgefühl. Wird die Berauschung allerdings stärker, so treten somatische Störungen auf, die allmählich die gesteigerte Gestik bizarr werden lassen, bis zuletzt die Zunge »schwer« wird und die Beine ihren Dienst versagen. Die größte Fülle von Ausdrucksbewegungen weist also nicht der schwere Rausch, sondern der leichte auf, in welchem die Hemmungen zurücktreten, ohne daß nennenswerte körperliche Beeinträchtigungen vorliegen. Auch das seelische Erleben zeigt im leichten Rausch eine größere Vielfalt.

Schon unter normalen Verhältnissen vermag Musik die Ausdruckssprache des Körpers zu fördern, als deren höchste Ausgestaltung der künstlerische Tanz angesehen werden muß. Der Tänzer vermag noch die Antriebsgestalten der durch die Musik erweckten Anmutungserlebnisse unmittelbar zu verwirklichen. Daß aber diese Ausdrucksmöglichkeit auch dem heutigen Menschen noch erhalten ist und nur unter der Maske seiner sozial bedingten Haltungen schlummert, beweist der Haschischrausch, in welchem nach Beseitigung der Hemmungen ein unmittelbar gesamtkörperlicher Austrag musikalischer Erlebnisse wieder möglich wird.

Baeyer [128] gibt folgende Darstellung: »... die Vp liegt ruhig, ermattet, initiativelos auf dem Sofa. Nun bläst man einige Töne auf der Mundharmonika, da geht nach kurzer Zeit eine Regung durch ihren Körper, die Gesichtszüge bekommen einen verzückten Ausdruck, die Füße beginnen sich im Takte zu bewegen, die Hände erheben sich und vollführen tänzerische Gesten im Rhythmus der Töne. Oder man beobachtet, wie eine vorher ganz regellose, rein organisch wirkende Bewegungsunruhe des ganzen Körpers in geordnete rhythmisierte Gesten übergeführt wird. Eine Reihe von Vpen berichtet darnach von dem überwältigenden Eindruck einfacher Tonfolgen, banaler Harmonien, die wie ein förmlicher Strom taktil spürbar durch ihren Körper hindurchzugehen schienen ...«

Neben diesen Ausdrucksbewegungen tritt im Haschischrausche auch eine Fülle von Bewegungen auf, die primär mit gar keinem Sinn verbunden werden. Sie sind zum Teil neurologischer Natur und werden gewöhnlich als ich-fremd oder als »von außen gemacht« erlebt. Doch können sie sekundär mit Sinn erfüllt werden. So kann eine starre Haltung mit dem Gefühl verbunden werden, daß man zur Statue geworden sei. In den Berichten von Baeyer [128] kann man dazu lesen:

»... Meist hatte dieses Statuensein einen bestimmten Sinn. So fühlte ich mich einmal als Steinmetz, als Statue des Nürnberger Meisters Peter Vischer, wobei ich vorstellungsmäßig mich selber steinern mit scharf gezeichnetem, monumental wirkendem Fall meines Ärztemantels dastehen sah, den Schlegel in der rechten Hand, markig und kraftvoll vom Scheitel bis zur Zehe.«

b) Mimik

Die Mimik bietet gegenüber der Pantomimik keine grundsätzlichen Besonderheiten, da sie im Grunde nur ein Teilgebiet, allerdings ein bevorzugtes, der letzteren bildet. Auch hier muß wieder zwischen eigentlichen Ausdrucksbewegungen und bloß neurologisch erklärbaren Bewegungen der mimischen Muskulatur unterschieden werden. So ist zum Beispiel das oft recht heftige Zwangslachen im Haschisch- oder

Meskalinrausch in der Regel von einer anfänglichen Lustigkeit ausgelöst worden, wird dann aber von dieser unabhängig fortgeführt und beginnt die Versuchsperson bisweilen sogar zu quälen.

Die Darstellung weiterer Einzelheiten scheint sich zu erübrigen.

c) Sprechstimme

Angaben über Veränderungen der Sprechstimme in Räuschen gehen über gelegentliche Andeutungen nicht hinaus. Dies steht im Zusammenhang mit der allgemeinen Spärlichkeit an Literatur über die Sprechstimme auch in der normalen Psychologie.

Veränderungen der Sprechstimme kommen in vielen Intoxikationen vor, doch ist dabei schwierig abzugrenzen, was als rein neurologische Störung zu erklären ist (z. B. Paresen der Sprechmuskulatur) und was als Ausdruck eines modifizierten Erlebens anzusehen ist. So entspricht der geringe Grad der Artikulation der »verwaschenen« Stimme im Alkoholrausch auch der geistigen Verschwommenheit dieses Zustandes. Das Melos ist vermehrt als Zeichen der starken gefühlsmäßigen Ansprechbarkeit, bis es bei fortschreitender Ermüdung im zunehmenden Rausch allmählich monotoner wird. Das Sprechtempo ist in der »Angeheitertheit« gesteigert, im schweren Rausch aber verlangsamt, entsprechend der Geschwindigkeit der seelischen Abläufe im allgemeinen. Die Bereitschaft zur Aussprache ist unter Alkoholeinwirkung groß, er ist ein geselligkeitsförderndes Mittel im Gegensatz etwa zum stillen Opium oder Meskalin. Dabei spricht man gerne von sich selbst, weil das eigene Erleben stark angefacht wird und das Geltungsbedürfnis erhöht ist, woraus auch die großen politischen Debatten der Dorfpolitiker am Biertisch verständlich werden. Die Sprechweise ist dann den Inhalten meist angemessen.

Eine ähnliche Redefreudigkeit wie der Alkohol bewirkt das Nanácatl (Muskarin). Die Berauschten führen unendlich lange Reden, gehen dabei aber auf Fragen nicht ein und sind beleidigt, wenn man sie unterbricht (Reko [1249]).

Nicht als Störungen der Sprechstimme sind Beeinträchtigungen der Wortbildung und Wortfindung (Aphasien) zu betrachten, soweit sie rein neurologisch zu erklären sind, wie z. B. die aus der chronischen Bromintoxikation beschriebenen (AMMAN [44]), SCHABELITZ [1329]).

d) Handschrift

Bisher sind nur wenige Beiträge zu einer Pharmakographologie erschienen. Dabei böte eine Untersuchung der Handschrift für das pharmakopsychologische Experiment bemerkenswerte Vorteile, auf die schon im Abschnitt über die Methodik kurz hingewiesen wurde. Ist der Schreibvorgang normalerweise doch so weitgehend mechanisiert, daß die Aufmerksamkeit sich nur auf den Inhalt des Mitzuteilenden, nicht dagegen auf den Schreibvorgang als solchen richtet. Erwartungen und Wiederholungseffekte stören das Schreiben im Gegensatz zu vielen anderen diagnostischen Methoden nicht, eine bewußte Verstellung der Schrift ist sehr schwierig. Schriftproben eignen sich daher vor allem zu einem Studium der zeitlichen Ablaufsformen von Räuschen, indem in regelmäßigen Abständen irgendwelche schriftlichen Aufgaben zu erfüllen sind, wobei man die Versuchsperson gar nicht auf die graphologische Auswertung hinweist. – Die letztere setzt natürlich einen Fachgraphologen und keinen Dilettanten voraus.

Untersuchungen über die Veränderungen der Handschrift müssen allerdings – wie bei allen Ausdruckserscheinungen – auf rein neurologisch erklärbare Störungen Rücksicht nehmen. So kommt es bei Störungen des Kleinhirns zu Beeinträchtigungen der Koordination, die sich in ausfahrenden Schriftzügen ausdrücken. Bei Chlorpromazin-Dauerbehandlung beobachtete HAASE [575] eine allgemeine Versteifung der Schrift im Sinne POPHALS: Kleinheit, Enge, verminderte Rechtsläufigkeit, Druckschwäche und Monotonie des Schriftbildes. Diese Veränderungen sind zum Teil auf eine Intoxikation des extrapyramidalmotorischen Systems zurückzuführen, zum Teil erschließen sie sich jedoch auch dem Verständnis aus dem psychischen Wirkungsbild des Chlorpromazins.

Die ersten pharmakographologischen Studien experimenteller Art stammen von M. MAYER [982]. Er stellte fest, daß durch Alkohol die Schreibgeschwindigkeit herabgesetzt werde, ferner, daß bei kleinen Alkoholgaben der Druck gesteigert, bei größeren jedoch vermindert sei. Die Ergebnisse sind trotz eines großen Arbeitsaufwandes infolge einer dem Problem nicht angemessenen, zu sehr an der Physik orientierten Methodik etwas dürftig.

Amman [44] beachtete schon in engerem Sinne graphologische Merkmale der Schrift: Größe, Lage, Zeilenrichtung, Abstände usw. sind in der chronischen Bromintoxikation verändert.

Mit dem Siegeszug der modernen Graphologie verbesserte sich auch die in der Pharmakopsychologie angewandte Methodik, wenn auch die einschlägigen Arbeiten nicht besonders zahlreich sind. Aus der letzten Zeit ist besonders eine Untersuchung von Bochnik [159] hervorzuheben, der Handschrift und Wartegg-Zeichentest im Alkoholrausch bei mehreren Versuchspersonen verfolgte. Es zeigte sich, wie erwartet, eine zunehmende Unregelmäßigkeit, die Schrift wurde größer, das Formniveau sank. Weitere Einzelheiten sind am besten den instruktiven Abbildungen dieser Veröffentlichung zu entnehmen.

H. Pharmakopsychologie des Bewußtseins

1. Schlaf und Narkose

»Süßer Schlaf! Du kommst wie ein reines Glück ohnerbeten, ohnerfleht am willigsten. Du lösest die Knoten der strengen Gedanken, vermischest alle Bilder der Freude und des Schmerzens, ungehindert fließt der Kreis innerer Harmonien, und eingehüllt in gefälligen Wahnsinn versinken wir und hören auf zu seyn« (GOETHE, Egmont, 5. Aufzug).

Es scheint, daß dieses Glück dem Menschen heutzutage weniger leicht zuteil werde. Den ganzen Tag ist er einer bisher nie gekannten Fülle von Reizen ausgesetzt, die er nur mangelhaft verarbeiten kann. Der Abend sinkt hernieder, doch der »Ruf der Welt« verstummt nicht. Erst wenn »die Welt unsere Aufmerksamkeit nicht länger auf sich zieht, schlafen wir ein. Dieses Zurückweichen des sich Offenbarenden ist das eigentlich einschläfernde Phänomen« (LINSCHOTEN [1693]).

Die Probleme drängen aber noch in der Nacht, und immer wieder ergeht ein Ruf zu Stellungnahme. Es ist etwas Unheimliches um diese Stille, die doch nicht verstummen will. Der »Nachtaspekt« läßt die Dinge in ganz anderem Lichte stehen. Man kann sich nicht vor ihnen zurückziehen in der Zuwendung zu anderem wie im Lärm des Alltags. In der Schlaflosigkeit ist der Mensch sich selbst ausgeliefert, wie es scheint einem Feind, gegen den seine Kräfte nicht reichen.

So greift er zum Schlafmittel, um sich zu betäuben, um sich nicht mit sich selbst abquälen zu müssen. Diese Auseinandersetzung mit sich selbst ist aber ein Grundproblem des Daseins, und deshalb dürften auch die Schlafmittel so alt sein wie die Menschheit. Der Verbrauch an diesen hat in letzter Zeit bedenklich zugenommen, wohl weniger weil sie leichter zu beschaffen waren, sondern weil die geistige Situation sich verändert hat. Die Geborgenheit in der Bindung an ein Transzendentes ist erschüttert, der Mensch auf sich selbst zurückgeworfen und sich ausgeliefert. Vor sich selbst rettet ihn nur die Selbstbetäubung in der Sensation und im Schlaf.

Schlafmittel vermögen nicht direkt Schlaf zu erzeugen. Der Schlaf ist eine aktive Leistung des Körpers und dient der

Erholung und Regeneration, also den Assimilationsprozessen. Die Beruhigungs- und Schlafmittel erleichtern die Umschaltung vom Wachen zum Schlaf, indem sie die Ansprechbarkeit des Gehirns auf Umweltreize herabsetzen. Wieweit daneben eine Wirkung auf ein spezifisches Schlafzentrum im Zwischenhirn eine Rolle spielt, ist noch nicht genügend geklärt. Die bisherigen Untersuchungen legen das Vorhandensein eines solchen Zentrums nahe, ohne daß vorerst eine endgültige Entscheidung darüber möglich wäre.

Ein optimales Schlafmittel müßte isoliert das Schlafzentrum erregen. Die heutigen Mittel scheinen jedoch umgekehrt die Bewußtseinsfunktionen zu lähmen, also hemmend in das Leben einzugreifen. Es läßt sich daher nicht scharf zwischen künstlich herbeigeführtem »Schlaf« und Narkose unterscheiden.

Unter Narkose versteht man einen exogenen Zustand der Bewußtseinsaufhebung mit (= leichte Narkose) oder ohne (= tiefe Narkose) Erhaltensein des schlichten Erlebens. Letzteres drückt sich in zum Teil recht lebhaften Träumen aus. Nur in der tiefen Narkose ist wie im traumlosen Tiefschlaf jedes Erleben erloschen.

Im Unterschied zum Schlaf ist die Narkose eine Lähmung des Bewußtseins bei körperlichem »Wachsein«, d. h. die dissimilatorischen Stoffwechselprozesse überwiegen. Es erfolgt keine Erholung. Mit dem Abklingen der Wirkung des Narkotikums geht die Narkose jedoch in der Regel allmählich in echten Schlaf über.

Grundsätzlich könnte man also zwei Gruppen einschlägiger Pharmaka auseinanderhalten:

a) Beruhigungsmittel (Sedativa) und Schlafmittel (Hypnotika) in kleinen Dosen erleichtern den Eintritt natürlichen Schlafes durch Herabsetzung der Erregbarkeit des Gehirns.
b) Schlafmittel in großen Dosen und die eigentlichen Narkotika lähmen Gehirnbereiche, an deren Funktion das Bewußtsein gebunden ist.

Pharmakopsychologisch ist vor allem die Wirkungsdauer von Bedeutung. Kurzwirksame Mittel empfehlen sich bei Einschlafstörungen, langwirkende bei häufigem Aufwachen in der Nacht. Der Nachteil der letzteren liegt in einer gewissen Benommenheit am nächsten Tag (die auch durch laufende Verbesserungsversuche der Präparate nicht zu beheben sein wird, da das Durchschlafen eben nur durch langwirkende Mittel zu sichern ist). Weitere Differenzen bestehen in den körperlichen Nebenwirkungen der einzelnen Stoffe, die hier nicht interessieren.

Es gibt Stoffe, die sowohl als Hypnotikum wie als Narkotikum verwendet werden, wie z. B. das Evipan. Damit kommen wir zu einer groben Einteilung der Narkotika:

a) Schlafmittelreihe: z. B. Barbitursäurederivate führen über Benommenheit zur Bewußtlosigkeit.
b) Rauschmittelreihe: z. B. Äther, Chloroform und Chloräthyl lassen erst nach einem rauschartigen Erregungszustand Bewußtlosigkeit eintreten.

Die Umschaltung vom Wachzustand zur völligen Bewußtlosigkeit vollzieht sich nicht ruckartig, es werden vielmehr eine Reihe von Stufen dabei durchlaufen. Beim »klassischen« Narkosemittel, dem Äthyläther, sind es die folgenden:

I. Analgesie,
II. Exzitation,
III. Toleranz,
IV. Asphyxie.

Die einzelnen Stadien sind unter rein praktischen chirurgischen Gesichtspunkten abgegrenzt worden. Die pharmakopsychologisch interessanten Geschehnisse bleiben nahezu auf das erste Stadium beschränkt. Man könnte es mit einem verdichteten Alkoholrausch vergleichen, jedoch herrschen nicht euphorische, sondern eher dysphorische Zustände vor. Dies dürfte aber weniger für den Äther als für die Situation, in der gewöhnlich die Narkose gegeben wird, nämlich vor einer Operation, charakteristisch sein. Die Angst, genauer die Furcht vor den kommenden Eingriffen in den Körper, tritt bei der Enthemmung durch den Äther deutlicher in den Vordergrund und kann sich bis zu Erregungszuständen steigern, die mit entsprechender körperlicher Unruhe einhergehen. Zu dem Vorwiegen der Unlustgefühle trägt nicht zuletzt auch die Einatmung des Äthers selbst bei, da dieser die Schleimhäute der Atemwege reizt und körperliches Unbehagen hervorruft.

Allmählich schwindet das Bewußtsein. Das gesteigerte Erleben äußert sich nur noch in lebhaften Träumen und starker körperlicher Unruhe. (Ein Teil dieser Exzitation ist allerdings rein somatisch bedingt.) Dann aber erstirbt alles Erleben, das Stadium der Toleranz, in dem Operationen ohne Schmerz und ohne Erinnerung in völliger Ruhe ausgeführt werden können, ist eingetreten. Bei weiterer Vertiefung der Narkose setzt die Atmung aus und der Tod folgt, sofern nicht geeignete Gegenmaßnahmen ergriffen werden.

Heute wird man kaum mehr eine Äthernarkose in dieser klassischen Form erleben können, weil man zur Verkürzung der unerwünschten Nebenerscheinungen der beiden ersten Stadien die Narkose mit einem anderen Mittel beginnt und erst dann auf Äther übergeht, wenn schon Bewußtlosigkeit eingetreten ist. Besonders zweckmäßig erscheint die Verwendung eines Präparates, unter dessen Einwirkung die Fülle des Erlebens vermindert wird, das also der Schlafmittelreihe der Narkotika angehört, z. B. der Barbitursäureabkömmling Evipan. Mit ihm wird auf angenehme Weise eine leichte Narkose ohne Erregungszustand erzielt, die dann durch Zugabe von Äther weiter vertieft werden kann.

Daß die dysphorischen Zustände nicht charakteristisch für den Äther als solchen sind, beweist auch die Tatsache, daß es Äthersüchtige gibt. Diese nehmen den Äther in kleinen Mengen wie Alkohol zu sich oder atmen die Dämpfe ein und geraten dabei in lustbetonte Erregungen. In leichte Rauschzustände kann ungewollt das mit der Durchführung der Äthernarkose betraute Pflegepersonal versetzt werden. Beim narkotisierten Patienten müssen nicht die unangenehmen Erscheinungen vorherrschen, bisweilen treten auch ausgesprochene Glücksgefühle auf.

2. Grenzzustände zwischen Wachbewußtsein und Schlaf

Ähnlich wie in der Narkose vollzieht sich die Umstellung vom normalen Wachbewußtsein des Tages zum Schlaf in mehreren Stufen, die allerdings keine scharfen Grenzen aufweisen. Die Willenssteuerung nimmt laufend ab, die psychischen Inhalte werden nicht mehr planmäßig gesetzt, sondern immer mehr dem Zufall überlassen, die Umwelt verliert an Interesse, innere Bilder bestimmen das seelische Geschehen. Der eigentliche Übergang zwischen Wachen und Schlafen erfolgt meist sehr rasch. Immerhin gibt es Menschen, die länger in diesem Zwischenland verweilen können und bei denen dann eigenartige Erlebnisse, insbesondere die hypnagogen Halluzinationen, auftreten. Carl Schneider verglich diese Übergangszustände mit der Schizophrenie. Gewisse Pharmaka gestatten, diese kurzdauernden Phänomene zu prolongieren und damit dem Studium leichter zugänglich zu machen.

Eine Art von Halbschlaf, in dem noch ein Kontakt mit der Umwelt möglich ist, läßt sich durch Barbiturate, insbesondere Amytal und Pentothal, erzeugen. Letztere sind gute Schlaf- und Narkosemittel. Wählt man bei intravenöser Injektion eine geeignete Dosis, so gelingt es einen Zustand herbeizuführen, in dem große Müdigkeit verspürt wird und normalerweise das Einschlafen leicht erfolgt. Beginnt man nun ein Gespräch, so antwortet die Versuchsperson noch einigermaßen geordnet, aber unter stark verminderter willentlicher Steuerung. Es ist dabei möglich, auch Themen zur Sprache zu bringen, die sonst von der betreffenden Person gemieden werden. Dieses Verfahren, das in den letzten Jahren breiten Eingang in die Psychotherapie gefunden hat, nennt man *Narkoanalyse*.

Praktisch erfolgt die Durchführung so, daß man den Patienten sich bequem niederlegen läßt und dann langsam die intravenöse Injektion eines rasch wirkenden Barbiturates vornimmt. Man gibt soviel davon, als nötig ist, um den Halbschlaf eintreten zu lassen, entfernt aber die Nadel nicht aus der Vene, um beim Abklingen der Wirkung sofort weiterspritzen zu können. (Man darf natürlich am Anfang die Dosis nicht so hoch wählen, daß der Patient gleich narkotisiert wird.)

Dann beginnt man ein Gespräch und läßt den Patienten möglichst ungestört sich aussprechen. Es scheint, als ob Inhalte des Unbewußten in diesem Zustand besonders leicht an die Oberfläche gelangen, weil auch Material dabei zum Vorschein kommt, das dem Patienten nicht mehr bewußt, also verdrängt worden war. Eventuell kann durch geeignete Fragen nachgeholfen werden.

Es bildet sich eine Beziehung zwischen Arzt und Patient heraus, die eine Ähnlichkeit mit der Hypnose aufweist. Sie kann benützt werden, um suggestive Aufträge an den Patienten zu erteilen (Narkohypnose). Andererseits gibt der entspannte Zustand einen günstigen Boden für die Verarbeitung von Konflikten ab (Narkosynthese). Interessanterweise bleibt die Erinnerung an das Besprochene auch nach dem Erwachen erhalten.

Sehr bald nachdem man die Gelöstheit der Zunge in der Narkoanalyse erkannt hatte, tauchte die Frage auf, ob man die Barbiturate nicht als »Wahrheitsserum« für forensische Zwecke benutzen könnte. Abgesehen von moralischen Bedenken bestehen auch sachliche Einwände. In diesem Zustand der Gelockertheit werden Erlebnisse berichtet und nicht Tatsachen der Außenwelt. Es wird also nicht zwischen innerer und äußerer Wirklichkeit unterschieden. Hoffnungen und Befürchtungen werden ebenso geschildert wie tatsächliche Vorgänge. Einschlägige Untersuchungen an Delinquenten führten zu keinen günstigen Ergebnissen (GERSON [506]).

Die Bereitschaft zur Preisgabe von Geheimnissen scheint um so größer zu sein, je stärker diese mit unbewußten Konflikten beladen sind. Dies deckt sich mit der bekannten Tatsache, daß Verbrecher mit starken Schuldgefühlen und Selbstbestrafungstendenzen eher zu Geständnissen neigen als völlig kalte. Die Narkoanalyse könnte also nur vorwiegend solche Rechtsbrecher überführen, die an sich schon eine Bereitschaft zum Geständnis zeigen. Als Beweis kann eine Aussage in Narkoanalyse niemals gewertet werden, weder in positivem noch in negativem Sinne.

REDLICH und Mitarbeiter [1237] stellten ein zwar in manchen Punkten mangelhaftes, sonst aber doch recht interessantes Experiment an. Neun Studenten gaben freiwillig an einen ersten Interviewer eine mit Schuldgefühlen besetzte Geschichte aus ihrem Leben an, einem zweiten Interviewer erzählten sie eine Deckgeschichte und wurden anschließend einem Interview mit Amytal-Natrium unterworfen. Vorher erfolgte noch ein eingehendes Studium der Lebensläufe. Drei von den neun Versuchspersonen erschienen seelisch gesund; sie blieben ohne Schwierigkeit auch in der Narkoanalyse bei ihren Deckerzählungen. Von den sechs Versuchspersonen mit mehr oder weniger starken neurotischen Zügen legten zwei ein volles Geständnis ab, zwei ein teilweises. Eine Versuchsperson deckte nichts auf, während die letzte ein innerpsychisches Erlebnis als äußere Realität darstellte.

Man kann zwar die verhältnismäßig unbedeutenden Anlässe für Schuldgefühle bei den neun Studenten nicht mit einem Mord oder ähnlichem vergleichen, doch scheint das Ergebnis klarzulegen, *daß die Narkoanalyse für die Kriminalistik niemals ein Beweismittel,* sondern höchstens ein Hilfsmittel bilden kann, das gelegentlich wertvolle Hinweise zu geben oder ein Geständnis zu beschleunigen vermag.

Die in der Narkoanalyse auftretenden Erscheinungen zeigen eine große inter- und sogar intraindividuelle Variabilität. Freyhan [473] gibt eine statistische Übersicht über die bei 231 Patienten in der Narkoanalyse aufgetretenen seelischen Veränderungen.

a) Orientierung über Zeit und Ort erhalten 141
b) Dämmerzustand mit Orientierungsverlust 69
c) Anbahnung eines bisher nicht möglichen Kontaktes . . . 35
d) Veränderungen des emotionalen Gepräges 52
e) Aufsteigen verdrängter Erlebnisse 93
f) Keinerlei psychische Veränderungen 67
g) Geständnisse krimineller Handlungen 8
h) Provokation latenter psychotischer Gedanken 8

Mehr als ein Viertel aller Versuchspersonen blieb also psychisch unverändert. (Einschränkend muß bemerkt werden, daß es sich bei den Versuchspersonen vorwiegend um Neurotiker und Psychotiker handelte, also nicht um seelisch gesunde Menschen.)

Cremerius [295] betont, daß der Narkoanalyse, in der unbewußte Prozesse in Gang gesetzt wurden, unbedingt eine psychoanalytische Behandlung folgen muß, will man nicht eine Verschlimmerung neurotischer Symptome riskieren. Auch sind nicht alle psychischen Abwegigkeiten im gleichen Maße einer narkoanalytischen Behandlung zugänglich. Fortanier [444] empfiehlt die kathartische Pentothalnarkose bei akuten Neurosen, hält sie dagegen bei Psychopathen für wenig erfolgversprechend.

Eine Erleichterung des Zugangs zu unbewußtem Material findet manchmal auch im Meskalinrausch statt. Manche Patienten sprechen sich besser aus, und Kindheitserinnerungen steigen bei ihnen auf, die sonst verborgen blieben. Traumatische Erlebnisse werden wiederbelebt.

Stockings [1473] suchte auf diese Weise eine »condensed psychoanalysis« zu begründen. Doch reagiert nur ein kleiner Teil der Versuchspersonen in der erfreulichen Art. Viel häufiger ist eine Verschlechterung der Aussprache und Verlangsamung zu beobachten (Hoch [649]).

Ähnliches gilt für die Versuche mit LSD in der Psychotherapie. Manche Autoren, wie Bush und Johnson [229], berichten über eine bessere Verbalisation, andere Autoren aber, wie Rinkel [1262], vom Gegenteil.

Die Erzeugung der eben beschriebenen narkoanalytischen Zustände ist keine Errungenschaft des zwanzigsten Jahrhunderts. Die Mexikaner verfügen seit Hunderten von Jahren über ein Geheimmittel, »Ololiuqui« oder »Piule« genannt, das ähnliche psychische Zustände hervorzubringen vermag. Reko [1249] gibt davon folgende Schilderung: »Nach einem kurzen Verwirrtheitszustande überkommt den Versuchenden ein angenehmes Gefühl von Ruhe und leichtem Schlaf. Man ist aber dabei doch noch wach, so daß man alles hört, was ringsum vorgeht. Reißt man sich mit Willen aus diesem Dusel, so ist der Rausch bald vorbei und es bleibt nur eine gewisse Übelkeit zurück, die jedoch bald vergeht ... Es scheint, daß im Piulerausch gewisse psychische Hemmungen wegfallen und wahllos alles ausgeplaudert wird, was der Ausfragende zu erfahren wünscht. Das Volk glaubt daher, daß die unter Piule Stehenden einfach nicht lügen können. Leute, die etwas gestohlen haben, führen den Ausfragenden im Piulerausche wie Hypnotisierte an den Platz, wo sie die gestohlenen Sachen versteckt haben. Der Leiter des Experimentes kann mit dem Berauschten machen, was er will ...«

In den primitiveren Gegenden Mexikos gibt es noch eine Art von Medizinmännern, Piuleros genannt, die sich auf die Bereitung des Piule verstehen. Sie ziehen von Ort zu Ort und veranstalten eine Art von Prozessen. Die Angeschuldigten erhalten Piule zu trinken und werden dann im Rauschzustand ausgefragt. Für die Indios hat diese Zeremonie geradezu den Charakter eines Gottesurteils: »Widerspruch gegen den Piulero gibt es nicht. Die Indios sind von seinem Zauber so überzeugt, daß selbst ein vollkommen Unschuldiger von der Masse sofort gesteinigt würde, wenn er sich nicht fügen wollte.«

Die Piulevergiftung zeigt noch eine weitere Eigentümlichkeit des Übergangs vom Wachen zum Schlafen, das Auftreten hypnagoger Halluzinationen, die normalerweise nur ganz kurz dauern und im folgenden Schlaf und Traum untergehen, aber im pharmakologisch veränderten Seelenleben weit ausgesponnen werden können. So darf man das Zitat aus Reko [1249] ergänzen:

»Überläßt man sich dem Spiele der Gedanken ungestört und dämmert man so hin, so erscheinen einem nebelhafte Gestalten, aus denen sich die eine oder andere deutlicher heraushebt und schließlich klar zu erkennen ist. Denkt man dabei an einen Bekannten, so nimmt sie dessen Gestalt und Züge an. Man kommt in ein Gespräch mit ihr, hat das Bedürfnis, die gehörten Worte, wie um sie sich besser merken zu können, zu wiederholen. Je nach der psychischen Einstellung der Versuchsperson sieht sie das, was sie erwartet. In den alten Berichten ist immer vom Erscheinen eines bald gütigen, bald grauenhaften Dämons die Rede. In der Zeit, da die Christianisierung die Gehirne der Indios in Anspruch nahm, sah der Berauschte in seinen Visionen die Mutter Gottes oder einen Engel des Herrn. Heute erblickt er meist liebe Verstorbene oder Verschollene aus seiner Familie.«

Diese Halluzinationen sind wohl als eine eigenartige Vermengung von Traum und Wachbewußtsein zu verstehen. Im Traum besteht normalerweise ein Realitätsgefühl, das die Inhalte als wirklich – eben nicht als bloßen Traum – erscheinen läßt. In dem Übergangszustand der Piulevergiftung ist die Traumwelt zwar schon zugänglich geworden, die Wachwelt aber noch nicht abgeschaltet. Durch Projektion der Traumwelt in die Wachwelt erscheinen Halluzinationen. In diesem Zusammenhang darf auf C. G. Jung verwiesen werden, der meint, daß der Mensch an sich dauernd träume, das Traumleben nur während des Wachens von diesem übertönt werde. (Wenn Freud aber nun jeden Traum eine Psychose nennt . . .?)

Der eigenartige Rapport, der zwischen Versuchsleiter und Versuchsperson im Piulerausch möglich ist, läßt sofort an eine Art von Hypnose denken, und zwar wäre es möglich, daß durch den Piuletrank eine besondere Hypnosebereitschaft geschaffen würde.

Eine wieder andere Art hypnotischen Zustandes kann man im Toloachirausch beobachten. Im Anfangsstadium besteht ein ausgeprägter Bewegungsdrang und eine starke Suggestibilität im Sinne einer Echopraxie. »Einer beginnt z. B. im Kreise zu gehen und dabei fest aufzustapfen. Sofort schließen sich andere, die von dem gleichen Gift genommen, ihm an und stapfen mit. Dabei glauben sie, aneinander zu kleben und gar nicht anders zu können« (Reko [1249]. Er vergleicht damit das Märchen vom Hans mit der goldenen Gans.)

Trömner [1691] unterscheidet beim Einschlafen zwei Phasen:

a) Somnolenz, die Gedanken werden undeutlicher, das Bewußtsein schwindet immer mehr.

b) Dissoziation, unbestimmte Gefühle und Stimmungen treten auf, die Ordnung des Seelenlebens ist gestört.

Angynal [48] hat in langer Selbstbeobachtung die gleiche Reihenfolge bestätigt, doch meint er, daß sich gelegentlich noch Zwischenphänomene einschieben. So bemerkte er in der Dissoziation das Auftreten leuchtender Körper, die kaleidoskopartig wirbeln, ohne daß irgendwelche Bedeutungen damit verbunden werden (vgl. Meskalin!). Dann treten allmählich wieder größere Bilder auf, das verlorene Bedeutungs- und Selbsterleben kehrt zurück, der Traum beginnt.

Dieser Verlust des Bedeutungsbewußtseins tritt auch nach Einnahme von Rauschpfeffer (Kawa-Kawa) auf. Dieses besonders in der Südsee gebrauchte Mittel führt nach anfänglichem interesselosem Wohlgefühl im Laufe von 20–30 Minuten zu einem tiefen Schlaf. Vorher erleben die Trinker noch einen eigenartigen Zustand, den Lewin wie folgt beschreibt: »Das Auge sieht die vorhandenen Gegenstände, will und kann sie aber nicht gehörig fixieren, ebenso wie das Ohr perzipiert, ohne sich über das Gehörte Rechenschaft geben zu können und zu wollen. Allmählich verschwimmen die Gegenstände immer mehr« [889]. Es werden also, ähnlich wie bei der Seelenblindheit, die Gegenstände gesehen (bei Intaktheit der Gestaltfunktionen!), ohne daß in ihnen eine Bedeutung, eine Zuhandenheit erfahren wird. Eine ähnliche Auffassungsstörung bei der Atropinvergiftung wurde bereits im Rahmen des Gedächtnisses besprochen. Am vorhergehenden Beispiel vom Rauschpfeffer wird aber besonders deutlich, daß eine Störung der Apperzeption und des Bedeutungsbewußtseins auch zu den Grenzzuständen des Bewußtseins gezählt werden kann.

3. Weitere pharmakogene Beeinträchtigungen des Bewußtseins

Einengungen und Trübungen des Bewußtseins äußern sich in Störungen von Konzentration, Besinnung und Urteil. Sie treten namentlich bei heftigen Affekten auf. Doch gehören sie als wesentlicher Bestandteil auch zu vielen Räuschen. Eine eingehendere Phänomenologie erübrigt sich wohl, da nur wenige Menschen die sozial anerkannte Form der Bewußtseinseinengung im Alkoholrausch nicht durchgemacht haben. Ähnliche psychische Veränderungen werden auch durch eine Reihe chemisch verwandter Stoffe ausgelöst, so durch Äther, Chloräthyl, Trichloräthylen, Benzin usw.

Der volkstümliche Begriff *»Rausch«* (im eigentlichen Sinne) ist sehr schillernd und wird auch in der Literatur in sehr unterschiedlichem Sinne gebraucht. So schreibt MØLLER [1042]: »Unter Rausch verstehen wir einen Zustand, bei dem die hemmende Funktion des Großhirns mehr oder weniger herabgesetzt ist ...« Eine dabei auftretende Euphorie führt er auf den Wegfall der Hemmungen zurück. Der Schwerpunkt wird hier gewissermaßen in einer Ausschaltung des »Über-Ich« angesetzt. HELLPACH wiederum betont die motorischen Funktionen. Er versteht unter Rausch einen »Zustand seelischer Verändertheit, den man durch bestimmte Einverleibungen körperfremder Substanzen, der ›Rauschgifte‹, gewisser Drogen und Pharmaka, herbeiführt«. »Das Gemeinsame ist die eigentümliche Verbindung von herabgesetzter, getrübter, gestörter Fähigkeit zur klaren denkenden Überlegung mit hochgesteigerter Betätigungslust, ausbündigem Unternehmungsdrang, exzessiver motorischer Lebhaftigkeit« [1687]. Er selbst gesteht zu, daß es Räusche in äußerer Ruhe gibt, und spricht dann von einer gesteigerten »inneren Motorik«, womit er Halluzinationen meint.

Es gibt nun aber zweifellos auch ganz unbewegte Zustände ekstatischen Glücksgefühls ohne Halluzinationen, ein inhaltsloses Dahindämmern in einem Strom gestaltloser endothymer Befindlichkeiten. Es erscheint daher günstiger, an Stelle von »gesteigerter Motorik« etwas allgemeiner von »gesteigertem Erleben« zu sprechen. Man könnte dann Rausch definieren als einen pharmakogenen vorübergehenden Zustand der Einengung und Trübung des Bewußtseins mit gesteigertem Erleben. Im einzelnen kann dabei die Innerlichkeit des Erlebens (vertiefte Lust- oder Unlustgefühle usw.) oder mehr der Außenbereich (gesteigerte Vorstellungstätigkeit usw.) im Vordergrund stehen. Nach außen hin kann sich dies in gesteigerter Motorik (z. B. bei Alkohol) oder in völliger Ruhe (z. B. bei Opium) ausdrücken. Eine Einschränkung des Begriffes auf lustvoll erlebte Zustände erscheint nicht zweckmäßig.

Den Schwierigkeiten dieser inhaltlichen Bestimmtheit des Begriffes »Rausch« entginge man durch die Verwendung des rein formalen HELLPACHschen Begriffes »Pharmakopsychom« [618]. Leider hat dieser Terminus keine Beachtung gefunden, so daß man sich weiterhin mit Umschreibungen behelfen muß.

In der *Benommenheit* ist das Bewußtsein getrübt bei vermindertem Erleben. Sie stellt damit das Gegenstück zum »Rausch« dar. Alle seelischen Vorgänge sind verlangsamt, die Orientierung bleibt meist erhalten, doch ist sie schwer zu prüfen, da stärker Benommene wenig Anteil an der Umwelt nehmen. Der Zustand ähnelt jenem kurz vor dem Einschlafen oder nach dem Aufwachen, wenn man noch nicht recht ausgeschlafen hat. Die Übergänge zum normalen Wachbewußtsein sind fließend.

Die Benommenheit begleitet als unspezifische Erscheinung viele Vergiftungszustände auch durch solche Mittel, die sonst keine interessanteren psychischen Symptome hervorrufen.

Manche Benommenheiten lassen sich durch plötzliche kräftige Reize leicht durchbrechen. So genügt oft ein Anspritzen mit kaltem Wasser oder ein lautes Anschreien, um aus der Benommenheit durch höhere Opiatdosen zu erwekken. Anschließend besteht meist einigermaßen klares Bewußtsein. Die Benommenheit durch Barbiturate hingegen sitzt viel fester und kann nur durch geeignete Gegenmittel (Cardiazol, Weckamine usw.) aufgelöst werden (WIKLER [1599]).

In den *Dämmerzuständen* ist das Bewußtsein weniger quantitativ als qualitativ verändert. Das Verhalten kann zunächst durchaus geordnet erscheinen, so daß Außenstehende den Zustand bisweilen gar nicht als solchen erkennen. Und doch hebt sich der Dämmerzustand meist scharf aus der Kontinuität des Erlebens heraus.

Den Prototyp eines pharmakogenen Dämmerzustandes stellt der sogenannte »pathologische Rausch« dar. Es handelt sich bei ihm um eine Sonderform der Reaktion auf Alkohol, zu deren Eintritt es wohl einer gewissen Disposition und besonderer Umstände bedarf, da selbst bei den gleichen Patienten sich das Geschehen mit nur geringer Wahrscheinlichkeit auf Erfolg experimentell wiederholen läßt. Oft genügen schon relativ kleine Alkoholmengen, etwa ein Glas Bier, um eine pathologische Alkoholreaktion hervorzurufen. Disponierend wirken besonders Hirntraumen und alle den Körper schwächenden Einflüsse wie extreme Temperaturen, Hunger, Übermüdung usw.

Die Orientierung ist in diesen Dämmerzuständen gestört, häufig kommt es zu wahnhafter Verkennung der Umgebung mit Illusionen und Halluzinationen. Meist sind es ängstliche Beziehungsideen, die von den Berauschten Besitz ergreifen und sie zu persönlichkeitsfremden und sonst unverständlichen Gewalttaten veranlassen. (Für den Angegriffenen ist die Situation besonders ernst, da er den Eintritt eines pathologischen Rausches bei einem anderen, wie schon erwähnt, häufig nicht erkennt und sich völlig unerwartet im tiefsten Frieden überfallen sieht.) Antriebe, die sonst von den Betreffenden offensichtlich beherrscht werden, vermögen dann zum Durchbruch und zur Realisation zu gelangen. Sexuelle Delikte sind im pathologischen Rausch häufig zu beobachten. Die Dauer dieses Zustandes schwankt zwischen Minuten und Tagen. In der Regel folgt ein tiefer Schlaf, nach welchem meist vollständige Amnesie für die Ereignisse während des Rausches zurückbleibt.

Auch durch andere Pharmaka können Dämmerzustände ausgelöst werden, die jedoch nicht unbedingt in der eben geschilderten unangenehmen Weise ablaufen müssen, sofern keine wahnhafte Verkennung der Umwelt und keine vermehrten Handlungsantriebe auftreten.

Ein traumartiger Zustand bei intaktem Sensorium, also ohne daß ein richtiger Schlaf zustande kommt, wird durch N-Allylnormorphin bewirkt (Wikler [1597, 1599]).

Erlebnisse der Unwirklichkeit der Wahrnehmungswelt, wie sie aus einer Diskrepanz zwischen Wahrnehmen und Wissen erwachsen, müssen wohl auch im weiteren Sinne zu den Dämmerzuständen gerechnet werden. Die betroffene Person halluziniert Szenen, von denen sie aber zugleich weiß, daß sie nicht stattfinden können. Der einzige rationale Ausweg bleibt derjenige, am eigenen Wachsein zu zweifeln, also einen Traum anzunehmen. Die einschlägigen Beobachtungen im Dibenaminversuch von Walther-Büel [1556] wurden bereits referiert.

Zuletzt müssen noch *Bewußtseinsschwankungen* erwähnt werden. Beim gesunden Menschen bleibt während des Tages eine relativ gleichmäßige Helle des Bewußtseins bestehen, die erst bei starker Müdigkeit oder vor dem Einschlafen Veränderungen zeigt. In manchen Intoxikationen macht jedoch das Bewußtsein Helligkeitsschwankungen durch, die bisweilen sogar periodisch verlaufen können.

Eine Versuchsperson berichtet aus dem Haschischrausch: »Es ist, als ob ich immer aus einer Bewußtlosigkeit zu mir kommen würde, um nach einiger Zeit wieder in sie zu verfallen ...« (Beringer [128]).

4. *Steigerungen des Bewußtseins*

So wie das helle Bewußtsein durch bestimmte Mittel allmählich zu Schlaf oder Bewußtlosigkeit geführt werden kann, gibt es auch Stoffe, die den umgekehrten Weg einzuschlagen gestatten. Kräftige »Analeptica« vermögen aus tiefer Bewußtlosigkeit wieder das Bewußtsein zurückzurufen. Lobelin, Coramin und Cardiazol erregen die vegetativen Zentren des Hirnstamms. Die dadurch erzielte Belebung des Kreislaufs und der Atmung führt zu körperlicher Ermunterung, durch die dem Bewußtlosen das Bewußtsein, dem Schwachen neue Kräfte zugebracht werden. Eine primäre psychische Stimulationsfähigkeit ist den genannten Stoffen nicht zu eigen, dies zeigt sich unter anderem darin, daß sie am ausgeruhten Menschen, der über eine durchschnittliche Helle des Bewußtseins verfügt, keine psychischen Veränderungen setzen.

Eine primäre Beeinflussung des Bewußtseins bleibt einer zweiten Gruppe chemischer Stoffe mit Angriffspunkten am Großhirn vorbehalten. Das Koffein, vor allem aber die Weckamine (Amphetamin, Pervitin) schenken nicht nur dem Benommenen neue Frische, sie vermögen selbst am ausgeruhten Menschen noch eine gleichsinnige Wirkung zu entfalten, indem sie die durchschnittliche Helle des Bewußtseins noch steigern, also zu einer *»Überwachheit«* (Zutt [1670]) führen.

2–5 mg Pervitin verleihen ein angenehmes Gefühl ungewöhnlicher Frische und Ausgeruhtheit, wie man es sonst nicht einmal am Morgen nach erquickendem Schlaf verspürt. Die Arbeit geht munter von der Hand, alle Müdigkeit ist verflogen.

Je nach der Dosierung tritt ein milderer oder stärkerer Erregungszustand ein, der im Unterschied zur stimmungsgetragenen manischen oder der leeren, ziellosen hyperkinetischen Erregung sich in einer besonderen Lebhaftigkeit der Interessen kundgibt. Es besteht eine ausgesprochene Freude an der Beschäftigung mit den Dingen, die allerdings mit zunehmender Erregung immer mehr in die Breite geht und daher eine zielstrebige Auseinandersetzung mit einem Gegenstand nicht mehr ermöglicht. Die Aufmerksamkeit vermag nicht mehr an einem Punkte zu haften. Das hellere Licht des Bewußtseins beleuchtet immer unruhiger bald den einen, bald den anderen Gegenstand, so daß keiner mehr recht besehen werden kann. Das Interesse verflacht sich zur Neugier. Die anfängliche Zunahme an Klarheit geht somit wieder verloren.

ZUTT [1670] stellt das Bewußtsein auf einer Skala dar mit den Polen Benommenheit und Überwachheit, die beide im Grunde Beeinträchtigungsformen genannt werden müssen. Zwischen ihnen liegt gewissermaßen als Gipfel die »Bewußtseinsklarheit«, die als mittlerer Bewußtseinszustand die negativen Extreme vermeidet. Sieht man von der theoretisch wohl nicht gerechtfertigten Gleichsetzung von Interesse und Wachheit ab, so zeigt die ZUTTsche Lehre von der »polaren Struktur des Bewußtseins« doch den sehr wesentlichen Aspekt auf, daß die volle Klarheit des Bewußtseins keinen Grenzpunkt auf einer kontinuierlich gleitenden Skala bildet, sondern einen Gipfelpunkt, der nach beiden Seiten in verminderte Klarheit absinkt. Die Beobachtungen nach Pervitineinnahme entsprechen dieser Hypothese: eine Verbesserung der Bewußtseinslage im Sinne einer vermehrten Klarheit läßt sich durch Pervitin nicht schlechthin erreichen; es kommt stets auf die Ausgangslage und die Dosis an, ob das Optimum erreicht oder schon überschritten wird.

Die erfreuliche Wirkung der Weckamine beruht letztlich auf einem nachhaltigen Vertreiben von Schlaf und Müdigkeit. Die kleinen »Geistesabwesenheiten«, die den kontinuierlichen Ablauf jeder geistigen Tätigkeit immer wieder hemmen, werden ausgeschaltet und damit eine Leistungssteigerung ermöglicht. Bei zu hoher Dosis tritt jedoch die Erregung störend in den Vordergrund. Das Nichtverweilenkönnen bei den Dingen und die Zuwendung zu immer Neuem mit dem Anspruch des Bewältigenwollens bringen die Leistung objektiv wieder zum Absinken, wenn dies auch subjektiv nicht so empfunden wird und man sich besonders leistungsfähig glaubt.

Durch die Weckamine sind keine völlig neuen Phänomene des Seelenlebens ans Licht gebracht worden. Ohnedies kennt jeder geistig Tätige aus seinem eigenen Leben Tage, an denen er sich besonders frisch und arbeitsfroh fühlte und er ganz auf Bewältigung eingestellt war, längst fällige Arbeiten, vor denen er sich ständig gedrückt hatte, aufgriff und sie zielstrebig zu Ende führte. Doch die Analogie geht noch weiter: wenn er sich recht besinnt, dann waren die Stunden dieser Überwachheit nicht die Zeit für tiefe Gedanken, die Muße brauchen, um reifen zu können, auf die man warten muß; denn der Geist weht wann er will, und die Stürme der Betätigungslust vertreiben ihn nur zu leicht.

Das Koffein ist recht milde und weitgehend ungefährlich, da die Wirkung einer normalen Dosis von 0,1 bis 0,3 g meist nach vier Stunden abgeklungen ist. Hingegen hält die Frische und Erregung nach Einnahme von Weckaminen über zwölf und mehr Stunden an. Die Müdigkeit entflieht nachhaltig, und selbst am Abend fühlt man sich noch frisch und schaffensfroh und will sich nicht zur Ruhe begeben. Bei länger dauerndem Gebrauch von Weckaminen wird der Schlaf-Wach-Rhythmus gestört, ein Schlafdefizit macht sich immer stärker bemerkbar. Dabei ist besonders zu berücksichtigen, daß die Überwachheit durch einen verlängerten oder vertieften Schlaf ausgeglichen werden müßte, will man nicht annehmen, daß die Schöpfung den Menschen mit einer Unvollkommenheit ausgestattet habe, die er durch ein simples chemisches Präparat ausgleichen könnte.

Es zeigt sich aber, daß man den Organismus nicht ungestraft längere Zeit unter künstliche Bedingungen setzen darf. Verdeckt man die echte Erholungsbedürftigkeit des Körpers durch chemische Mittel, so daß die Kräfte über ein sinnvolles Maß hinaus beansprucht werden können, wird die fortgesetzte Mißachtung der Lebensgesetze zum Zusammenbruch führen. Es ist daher abzulehnen, wenn von einer pharmazeutischen Fabrik ein derartiges Präparat bei schweren Erschöpfungszuständen empfohlen wird. Gerade diese brauchen Ruhe und nicht Stimulation. Die Anwendung erscheint hingegen dann sinnvoll, wenn in einer einmaligen Belastungssituation unter allen Umständen das Einschlafen verhindert werden muß, also in besonderen Fällen im Krieg, bei Expeditionen usw., und wenn nachher die Möglichkeit zur Erholung gegeben ist.

Eine nicht unbedeutende Versuchung liegt in der abwechselnden Einnahme von beruhigenden und aufpeitschenden Stoffen. So nimmt der Schlaflose am Abend ein kräftiges Schlafmittel, das ihn am nächsten Morgen noch ganz benommen sein läßt. Um zu klarem Bewußtsein zu gelangen, trinkt er dann starken Bohnenkaffee oder greift zu Weckaminen, eventuell sogar mehrmals während des Tages. Am Abend ist dann die Wirkung der Exzitantien nicht abgeklungen, so daß er neue und wieder höhere Schlafmittelmengen benötigt. Ein Circulus vitiosus von äußerster Bedrohlichkeit kommt zustande. Das Schlafdefizit nimmt ständig zu, denn durch die hohen Schlafmitteldosen wird zunächst eine Narkose bewirkt, die nicht erholt, sondern erst nach ihrem Abklingen tritt echter Schlaf ein. Im Laufe der Monate des Weckamingebrauchs werden die Nebenerscheinungen immer stärker, in dem Maße wie das Schlafdefizit anwächst. Nervosität, Unruhe, Reizbarkeit, mangelnde Konzentrationsfähigkeit usw. stellen sich ein. Ohne das aufmunternde Medikament versinkt der nun Süchtige in einen unerträglichen, quälenden Zustand der Müdigkeit, aus dem er sich mit eigener Kraft nicht mehr herauszureißen vermag. Vielleicht sind sogar die gelegentlich nach Weckaminmißbrauch auftretenden Psychosen über das Schlafdefizit zu erklären, denn unter prolongierter Schlaflosigkeit, auch ohne Weckamine, beobachtete Tyler [1532] ähnliche abnorme psychische Erscheinungen, wie Halluzinationen, Wahnbildungen, schwere Reizbarkeit usw.

Nebenbei sei hier bemerkt, daß Alkohol eine ausgesprochen anregende Wirkung bei Barbituratsüchtigen entfaltet (Idestrøm [679]), was Verf. aus klinischen Beobachtungen an Süchtigen bestätigen kann, die abends reichlich Schlafmittel nehmen, am Morgen aber etliche Schnäpse trinken, um einigermaßen leistungsfähig zu sein.

Die wachhaltende Wirkung der Weckamine ist wiederholt experimentell nachgewiesen worden. Von Tyler [1532] wurden Freiwillige der amerikanischen Armee einer Schlaflosigkeit bis zu 116 Stunden ausgesetzt. Dabei zeigte sich ein bedeutsamer Leistungsknick um die sechzigste Stunde. Eine erhebliche Beeinträchtigung der Leistung kam in Tests zum Vorschein, die besondere Aufmerksamkeit erforderten oder sehr langweilig waren. Die Versuchspersonen zeigten wiederholt Geistesabwesenheiten und Neigung zum Einschlafen. Durch Gaben von Amphetaminsulfat konnte dieser Leistungsknick verhindert werden. Es mußte viel weniger Anstrengung auf das Wachbleiben verwendet werden als bei den Placeboversuchen. Interessant ist noch folgender Teilversuch: nach 2 schweren Nachtmärschen wurden 35 Soldaten (jeder einzeln) gefragt, ob sie sich freiwillig für einen dritten melden würden; es meldeten sich von 17, die Amphetamin erhalten hatten, 9, von den 18 mit Placebos dagegen nur 2.

Die stärkste Wirkung zeigten die Weckamine im angegebenen Versuch nach einer Schlaflosigkeit von 36–48 Stunden. Vorher waren die Unterschiede gegen die Kontrollgruppen mit Placebos nicht so ausgeprägt, nach 80–100 Stunden sank die Amphetaminwirksamkeit wieder ab, da die Erschöpfung allmählich unüberwindlich wurde. Von den mit Weckaminen behandelten Soldaten bat eine relativ kleinere Anzahl um Ausscheiden während des Versuchs als aus der nur mit Placebos behandelten Kontrollgruppe.

Unter den bewußtseinsaufhellenden Stoffen muß auch das schon mehrmals erwähnte Preludin besprochen werden. Es erregt nicht so heftig wie die Weckamine, weshalb die Leistungsfähigkeit auch weniger durch gesteigerte Ablenkbarkeit beeinträchtigt wird. So berichten KUJAT und MÜHL [820] sogar von einer signifikanten Verbesserung der Tenazität der Aufmerksamkeit im BOURDON-Test durch Preludin, die wesentlich ausgeprägter sei als nach Koffein. Auch das subjektive Befinden der Versuchspersonen wird als »konzentriert, ruhig, leicht« oder gar als »wie neu geboren« geschildert (SPIEGELBERG [1438]). Daß allerdings mit dem erfreulichen Gefühl des Wie-neu-geboren-Seins auch die Gefahr des gewohnheitsmäßigen Gebrauchs des Medikamentes gegeben ist, liegt auf der Hand, und die Rezeptpflicht erscheint gerechtfertigt.

I. Pharmakocharakterologie

1. Individuum und Typus

Die Pharmakocharakterologie beschäftigt sich mit der besonderen psychischen Reaktionsform eines Individuums auf Pharmaka. Sie versucht aufzuzeigen, wie sich das Vergiftungsbild aus dem Charakter der Versuchsperson entwickelt, bzw. durch ihn eine persönliche Note erhält.

Die Pharmakocharakterologie wird über den einzelnen Menschen hinaus die Reaktion bei Menschen mit verwandten Charakterzügen studieren und damit in den Bereich der Typologien eintreten. Denn obwohl die Charakterologie ihrem Begriff nach auf die Aufhellung individueller Prägungsformen abzielt, beschäftigt sie sich paradoxerweise vorwiegend gerade damit, das Individuum einem Typus unterzuordnen.

Das letzte Ziel dieser Disziplin wird es sein, aus der Kenntnis des Charakters eines Menschen die besondere Verlaufsform eines Rausches bei ihm vorauszusagen.

Im weiteren Sinne kann man zur Pharmakocharakterologie auch die Umkehrung dieses Vorganges rechnen, nämlich den Schluß von einem bestimmten Verlauf eines Rausches auf eine besondere Charakterstruktur: also die Pharmakopsychodiagnostik. Dieser Zweig der Pharmakopsychologie ist einer der ältesten, sofern man die Übung durch Laien gelten läßt. Denn wohl schon vor Hunderten von Jahren hat man Trinkgelage veranstaltet, um die Charaktere seiner Mitmenschen einmal unverdeckt durch Beherrschung und Hemmungen kennenzulernen.

Das wissenschaftlich gesicherte Material zur Pharmakocharakterologie ist noch sehr gering; in den Veröffentlichungen findet man häufiger Vermutungen als echte Belege.

Stockings [1473] sind bereits unterschiedliche Meskalinräusche bei Schizothymen und Zyklothymen aufgefallen. Bensheim [113] beobachtete bei den Zyklothymen vorwiegend euphorische oder depressive Reaktionen, während bei den Schizothymen häufiger ekstatische Zustände auftraten.

Hoch und Mitarbeiter [649] versuchten aufzuzeigen, wie ein Großteil der Symptome des Meskalinrausches aus der Fortführung bereits vorher bestehender psychischer Inhalte hervorgeht. So halluzinierte etwa ein Patient mit religiösen und sexuellen Problemen Teufel und weibliche Genitalien, ein anderer das Begräbnis seiner Mutter, das er vorher schon im Traum erlebt hatte. Häufig lassen sich jedoch die Beziehungen nicht so eindeutig erkennen.

Rubin und Mitarbeiter [1295] setzen das psychische Wirkungsbild eines Pharmakons aus zwei Komponenten zusammen:

a) spezifische Wirkung des chemischen Stoffes ohne Rücksicht auf die Versuchsperson,
b) spezifische Reaktionsweise der Versuchsperson ohne Rücksicht auf das verwandte Mittel.

Diese Probleme werden noch einmal im Abschnitt »Methodik« behandelt. Hier sei noch auf eine Arbeit von Lindemann und Clark [908] verwiesen, die mit drei Grundmechanismen die spezifische Wirkung eines Pharmakons zu interpretieren versuchen:

a) Veränderungen der Wahrnehmungen,
b) Einwirkung auf die präformierten Mechanismen, die vom Wachzustand zum Schlaf führen,
c) Beeinflussung der Ich-Funktionen.

Wie sich aus diesen Grundstörungen je nach dem Charakter der Probanden die einzelnen Symptome entwickeln, deutet folgendes Beispiel an: Die Verzerrung der Wahrnehmungswelt kann ganz einfach hingenommen werden, häufiger wird sie aber eine Beunruhigung nach sich ziehen, die zu überwinden versucht wird. Dies kann dadurch erfolgen, daß das fremdartige Erleben einfach abgespalten wird im Sinne einer Depersonalisation; die Versuchsperson betrachtet dann die Halluzinationen als eine Art Kinovorstellung. Es können aber auch exzessive Anstrengungen gemacht werden, die abnormen Phänomene in die Persönlichkeit einzubauen, was sich etwa im Erlebnis einer neuen philosophischen oder religiösen Einsicht ausdrücken kann. Der charakterologische Aspekt kommt darin zum Ausdruck, daß es jeweils vom Charakter der Versuchsperson abhängen wird, welche Form der Verarbeitung sie wählt.

Bei Versuchspersonen, die bereits vorher schizoide Züge zeigten, treten im Meskalinrausch oft Reaktionen auf, die eigentlich für die Schizophrenie charakteristisch sind, wie Stimmenhören und Wahnbildungen, was bei anderen Versuchspersonen sehr selten vorkommt. WIKLER [1599] berichtet von einem vorher unauffälligen Probanden, der einen schizophrenieverdächtigen Rorschach-Test aufwies. Unter Meskalin trat das Erscheinungsbild einer akuten Schizophrenie zu Tage. (Man vergleiche auch das Kapitel über Versuche an Geisteskranken!)

2. *Pharmakogene Charakterveränderungen*

So wie das psychische Wirkungsbild eines Pharmakons durch den Charakter des Probanden mitgestaltet wird, vermag auch umgekehrt durch Pharmaka eine Veränderung der sonst relativ beharrenden Dispositionen erfolgen. Dies ist auf mehrfache Art möglich:

a) Durch eine Sucht (siehe nächsten Abschnitt).

b) Durch erschütternde Erlebnisse in der Intoxikation. W. WAGNER [1551] berichtete z. B. von einer Versuchsperson, die aus einem Meskalinrausch völlig verändert hervorging; irgendwelche einschneidende Erlebnisse, über die sie jede Aussage verweigerte, scheinen einen innerseelischen Umbruch bewirkt zu haben. Die Wesensänderungen, die in diese Gruppe entfallen, erfolgen meist, ähnlich wie bei anderen seelischen Erschütterungen, in Richtung auf eine Verinnerlichung, indem vielleicht auch in ihnen der Schatten des Todes den Menschen zur Eigentlichkeit aufruft.

c) Die bedeutendste Gruppe bilden jedoch die Charakterveränderungen durch somatische Vergiftungsfolgen, also durch Schädigungen des Gehirns. Sie gehören als toxische Psychosen bereits in den engeren Bereich der Psychopathologie und sollen daher hier nur kurz gestreift werden.

Manfred BLEULER [145] unterscheidet bei den chronischen Intoxikationen des Gehirns grundsätzlich zwei verschiedene Symptomkomplexe, je nachdem ob es zu einer diffusen oder einer mehr lokalisierten Gehirnschädigung gekommen ist. Im letzten Falle ergeben sich die verschiedenen »hirnlokalen Psychosyndrome«, im ersten Falle die »organische Wesensänderung«, die je nach ihrem Ausmaß bis zur »organischen Demenz« reichen kann. Es handelt sich dabei nicht um vorübergehende, sondern um irreversible Persönlichkeitsveränderungen, die dem Menschen ein neues Gepräge verleihen.

Aus diesem Grunde erscheint eine Erwähnung in der Pharmakocharakterologie gerechtfertigt.

Dennoch bleibt die Frage bestehen, ob man in diesem Falle von Charakterveränderung sprechen kann, ob es der Charakter ist, der einer Wandlung unterworfen wird. Insbesondere könnte man zur Diskussion stellen:

α) Ist der Begriff Charakter im Bereich einer Demenz überhaupt sinnvoll? Sind die Zielsetzungen, Wertungen, Urteile, geistigen Stellungnahmen usw. beim Dementen noch intakt?

β) Kommt es in der organischen Demenz nicht vielmehr zu einer Einebnung aller seelischen Reaktionen und Äußerungen, so daß sich der einzelne Demente kaum mehr von seinen Leidensgenossen unterscheidet und sein individuelles Dasein das erfaßbare Gepräge in Abgehobenheit von anderen Menschen verliert?

Doch die Störung betrifft nicht alle Bereiche des Seelischen mit gleicher Stärke. Im Vordergrund stehen Beeinträchtigungen des Gedächtnisses und der intellektuellen Funktionen, während die endothymen Regungen verhältnismäßig lange intakt bleiben oder nur eine Labilität derselben an den Tag tritt. Die Strebungen sind aber gerade der wesentliche Teil dessen, was man Charakter nennt. Man möge einen etwas banalen Vergleich entschuldigen: der einzelne Charakter in der chronischen Intoxikation gleicht einer Fahne im Schlachtengetümmel; immer mehr wird von ihr weggeschossen, und doch bleibt sie für diejenigen, die sie kennen, trotz aller Löcher und Schwärzungen die gleiche. So scheint auch trotz aller Einebnung beim schwer defekten Organiker ein gewisser Rest seiner Eigenart erhalten zu bleiben, der vermuten läßt, daß die Charakterveränderungen nicht primär durch die Gehirnstörung gegeben sind, sondern aus Integrationsbemühungen hervorgehen, die das durch schwere Ausfälle im Bereich der intellektuellen Funktionen gestörte Gefüge der Person wieder festigen sollen.

3. Der Süchtige und die Sucht

Die Probleme der Sucht darf man insofern bei der Pharmakocharakterologie abhandeln, als einerseits die individuelle

Disposition zur Sucht verschieden groß ist, sich insbesondere eine Reihe gemeinsamer Charakterzüge bei Süchtigen schon vor der Erkrankung erkennen lassen, zum anderen aber durch eine länger bestehende Sucht der Charakter des Süchtigen in bestimmter Richtung modifiziert wird. Die Literatur über Suchtprobleme ist beinahe unübersehbar. Es können an dieser Stelle nur einige psychologische Aspekte referiert werden, im übrigen sei auf die eingehenderen Monographien verwiesen. Darüber, was unter *Sucht* zu verstehen ist, herrschen im wesentlichen zwei Auffassungen:

a) Von pharmakologischer Seite wird betont, daß es sich um einen Zustand körperlicher Abhängigkeit von der Zufuhr eines chemischen Stoffes handelt. Beim Ausbleiben dieses Stoffes treten körperliche Störungen unangenehmer Art auf – die Entziehungserscheinungen –, die zur neuerlichen Einnahme desselben zwingen.

Diesem Begriff folgte auch der Fachausschuß für suchterregende Drogen der Weltgesundheitsorganisation:

»Sucht ist der Zustand periodischer oder chronischer Vergiftung, hervorgerufen durch wiederholten Gebrauch von Substanzen natürlicher oder synthetischer Herkunft, die für das Individuum und für die Gesellschaft schädlich sind.

Die charakteristischen Zeichen der Sucht sind:

1. unwiderstehlicher Wunsch oder Zwang, die Substanzen einzunehmen und auf jede Art und Weise zu beschaffen,
2. das Bestreben, die Dosis zu erhöhen,
3. seelische und körperliche Abhängigkeit von der Wirkung der Substanz« (zit. nach Gewehr [507]).

b) Von psychologischer Seite wird der Begriff weiter gefaßt, es wird lediglich eine psychische Abhängigkeit gefordert, ohne daß körperliche Abstinenzsymptome auftreten müssen. Dieser Begriff reicht sogar über das Pharmakon hinaus. Von Gebsattel [498] beschrieb z. B. süchtiges Verhalten im Bereich der sexuellen Perversionen.

Unter dem Gesichtspunkt der Leib-Seele-Einheit können die beiden Auffassungen zusammengezogen werden, denn psychisches Unbehagen wird sich auch körperlich ausdrükken, wie umgekehrt körperliche Störungen sich in Dysphorien äußern können.

Die Süchte sind im Grunde negativ definiert: von den Entziehungserscheinungen aus. Es besteht ein unlustbetonter

Zustand, der für den Süchtigen unerträglich ist, der nach Abhilfe schreit, nach einer ganz spezifischen Abhilfe, nämlich dem suchterregenden Stoff.

Die Sucht läßt sich mit den niederen Trieben vergleichen: Hunger und Durst sind gewissermaßen Entziehungserscheinungen beim Ausbleiben der Nahrung. Einen weiteren Modellfall bildet die Sexualität, sie kann richtiggehend süchtig entarten in der »Hörigkeit« eines bestimmten Objekts. Es bestehen jedoch zwischen Sucht und Hunger auch wieder wesentliche phänomenologische Unterschiede. Der Hunger ist weitgehend unspezialisiert, er richtet sich (im Gegensatz zum Appetit) auf Nahrung schlechthin. Die Entziehungserscheinungen einer Sucht rufen hingegen nach einem ganz bestimmten, nicht oder nur mit wenigen anderen Stoffen vertauschbaren Mittel. Die Nahrungsaufnahme wird in der Regel von einem Gefühl der Befriedigung gefolgt, das Suchterleben hingegen läßt häufig leer, ähnlich wie Sexualität ohne Liebe. Ferner wird der Trieb nach Nahrung als normal empfunden, der Trieb nach dem Suchtmittel hingegen als persönlichkeitsfremd, wie dies allerdings auch schon bei der Sexualität vorkommen kann. Immerhin ist der Terminus »Rauschgifthunger« zur Charakterisierung der Abstinenzsymptome nicht abwegig.

WITTLICH definiert in seinem Wörterbuch der Charakterkunde Sucht als eine »Besessenheit im Sinne der klammernden Gebundenheit an die tyrannische Übermacht einer einzigen Triebfeder«. »... in der Sucht ist die Leidenschaft zur Einheit des egoistischen Willens geworden, dieser aber zum Fanatiker eines und nur eines Zielgedankens.« Damit klingt eine ganz allgemeine psychologische Reaktion an, wie man sie in grundsätzlich ähnlicher Form auch bei der Ruhm»sucht«, Geltungs»sucht«, aber auch in der Sammelleidenschaft, dem Glücksspiel, dem Schönheitskult, ja sogar in gewissen Entartungen rastloser Arbeit beobachten kann. Der Ehrgeizige leidet unter Mißerfolgen in ähnlicher Weise wie der Süchtige unter den Entziehungserscheinungen, und in der gleichen rücksichtslosen Weise, wie der Süchtige nach seinem Rauschgift verlangt, sucht jener seine Machtansprüche durchzusetzen. Der Vergleich mit dem Hunger wird meist übersehen, da bei uns in den Kreisen, die sich mit Suchtproblemen befassen, die Ernährung als gewissermaßen selbstverständlich gesichert gilt. Aber denkt man an die Gefangenenlager und die Nachkriegszeit zurück, so wird man sich erinnern, wie das Verlangen nach Nahrung zu den gleichen grotesken und sonst persönlichkeitsfremden Verhaltensweisen geführt hat, wie sie etwa aus der Morphinsucht beschrieben werden. Die Pharmakopsychologie kann also auch hier – wie überhaupt – keine völlig neuen Phänomene aufzeigen.

In letzter Zeit mehren sich die Stimmen, die von einer Abnahme der Entziehungserscheinungen nach dem Zweiten Weltkrieg sprechen. Es steht dies möglicherweise im Zusammenhang mit einer allgemeinen Abnahme auffallender Reaktionen. So gab es im Zweiten Weltkrieg, im Gegensatz zum Ersten, keine Kriegszitterer, dafür sollen die Magen-Darm-Erkrankungen um so häufiger gewesen sein. H. H. MEYER stellte einen entsprechenden Symptomwandel beim Delirium tremens fest, ILLERT bei der progressiven Paralyse.

Das Verständnis hierfür kann nur aus einer Analyse der geistigen Situation der Zeit erschlossen werden. Das 20. Jahrhundert ist das Zeitalter der Massen (ORTEGA Y GASSET). Alle Möglichkeiten des Daseins werden eingeebnet, der Einzelne geht immer mehr im Typus auf. Man wagt es nicht mehr, aufzufallen, und feiert lieber die eigene Individualität in der Scheinwelt des Rausches oder in der Identifikation mit Filmdivas und Boxchampions in der Sensation [918].

Über die *Ursachen der Sucht* bestehen zwei Hypothesengruppen in Anlehnung an die beiden oben erwähnten Begriffsbestimmungen: physiogene und psychogene.

Die Physiogenese der Sucht wird im allgemeinen so erklärt, daß es unter der fortgesetzten Einwirkung von Pharmaka zu Veränderungen im Stoffwechsel kommen kann, indem im Organismus, vulgär gesprochen, »Gegengifte« gebildet werden, die zu einer Abbindung der Rauschstoffe führen. Beim Ausbleiben der Gifte überwiegen im Körper die Gegengifte, die nun ihrerseits Störungen, die Entziehungserscheinungen, produzieren, so daß ein Bedürfnis nach Einnahme der Rauschgifte von neuem gegeben ist. Als Beweis wird häufig angeführt, daß Süchte unabhängig von psychischen Wirkungen entstehen können, also z. B. beim Fötus, bei dem eine Euphorie bestimmt nicht als Ursache seines Verfalls in eine Sucht angenommen werden kann, das Geschehen also rein somatisch verstanden werden muß. Ähnlich steht es mit manchen Suchtstoffen bei Erwachsenen. So bewirkt das Arsenik keinerlei primäre seelische Veränderungen, hingegen Entziehungserscheinungen, die zur neuerlichen Einnahme des Giftes veranlassen.

Über die Bildung von »Gegengiften« ist zum Teil auch das Phänomen der »Gewöhnung« zu erklären. Bei fast allen Mitteln kommt es bei fortgesetztem Gebrauch zu einem Nachlassen der Wirkung, so daß eine Steigerung der Dosis notwendig wird. Es wird dann jeweils ein Teil des Stoffes abgebunden, so daß nur der Überschuß wirksam zu werden vermag. Zum Teil ist die Gewöhnung jedoch auch über beschleunigten Abbau, raschere Ausscheidung oder verminderte Aufnahme zu erklären. Fast alle Suchtmittel führen zur Gewöhnung, d. h. zu einem Bedürfnis nach Steigerung der Dosis, doch nicht alle Stoffe, bei denen Gewöhnung eintritt, machen süchtig. Nach einer erfolgreichen Entziehungskur ist die Gewöhnung in der Regel mit abgeklungen, so daß bei einem Rückfall in die Sucht wieder mit kleineren Dosen begonnen werden kann.

Die Sucht wird somit als eine rein somatische Krankheit verstanden, so wie sich auch der Name »Sucht« nicht von »suchen«, sondern vom althochdeutschen »sioh« = krank, »suht« = Krankheit herleitet (vgl. »Seuche«, »Siechtum«, »Schwindsucht«, »Nesselsucht« usw.).

Andere Autoren versuchen rein psychische Beweggründe für die Ausbildung einer Sucht geltend zu machen. Im Mittelpunkt steht hier die Frage, ob die Euphorie mancher Rauschzustände für die Ausbildung der Sucht wesentlich sei. Die schmerzstillende Wirkung allein kann eine Sucht nicht auslösen, sonst müßten auch von den modernen Lokalanästeticis Suchtfälle beschrieben sein. (Man beachte jedoch die bereits geschilderte Zweischichtigkeit des Schmerzgeschehens!) Ebenso scheint die einschläfernde Wirkung der Schlafmittel nicht allein für die Sucht maßgebend zu sein, da manche Süchtige auch tagsüber Schlafmittel einnehmen, um arbeitsfähig zu sein, andererseits manche Menschen nach Wiedereintritt eines normalen Schlaf-Wach-Rhythmus durchaus die Schlafmittel entbehren können. Die Euphorie kann aber auch nicht den letzten Grund bilden, da bei manchen Süchten, z. B. dem Rauchen, dieselbe in den Hintergrund tritt. Im Grunde gibt es keine einzige Eigenschaft, die sich bei allen suchterzeugenden Stoffen aufzeigen ließe, da selbst Stoffe, die vom Körper überhaupt nicht aufgenommen werden und unversehrt den Darm passieren, suchtartiges Verlangen bewirken können. Metallisches Quecksilber z. B. soll nach HESSE [622] von manchen Litauern regelmäßig in Dosen von 5 bis 30 g eingenommen werden; die Resorption ist so gering, daß zumindest in den ersten Monaten des Gebrauchs keinerlei Wirkungen, weder seelischer noch körperlicher Art, angenommen werden können.

Diese Überlegungen lenken die Aufmerksamkeit vom Suchtmittel auf den Süchtigen hin.

Von FROM-HANSEN [481] werden drei Veranlassungen für die Einnahme suchterzeugender Stoffe angegeben:

a) Das Verlangen nach einem Plus an Lebensgenuß.
b) Der Versuch, den Normalzustand zurückzugewinnen, z. B. bei starken Schmerzen.
c) Die Flucht vor Konflikten.

Auch die Entziehungserscheinungen werden allein aus der Psyche des Süchtigen zu interpretieren versucht, und zwar so, daß »das, was der Süchtige und auch der Arzt als körperliche Symptome betrachten, größtenteils ein maskierter Ausdruck für sein Verlangen nach der psychischen Rauschwirkung ist, die das Gift ausübt« (FROM-HANSEN [481]).

Das Phänomen der Gewöhnung kann auch psychisch erklärt werden, indem es bei fortgesetzten Räuschen zu einer Abstumpfung gegen die einzelnen Erlebnisse kommt, so daß die Dosis ständig gesteigert werden muß. Weiter muß man berücksichtigen, daß die leidige Welt noch unerträglicher wird, wenn man zwischendurch in seinem Traumland das Glück genossen hat; die Abstinenzerscheinungen nehmen also ständig zu, und nur mit einer größeren Dosis ist der stärkere Kummer zu besänftigen.

Historisch interessant ist die Vertretung moralischer Aspekte durch Leo TOLSTOI. Er antwortet in seinen sozialethischen Schriften auf die Frage »Warum die Menschen sich betäuben?«, daß sie ihr Gewissen zum Schweigen bringen wollen.

Von psychoanalytischer Seite wird die Sucht häufig als orale Regression gedeutet, es wird ein neues Liebesobjekt inkorporiert. Darüber hinaus will CHATTERJI [257] weitere Differenzierungen treffen, indem er die Elternimago in den Mittelpunkt stellt und etwa Benzedrin und Koffein als Vatersymbole, Hypnotica und Morphin als Muttersymbole interpretiert.

Werner WAGNER [1550] suchte das Problem der Sucht vor den Hintergrund der großen Frage zu rücken, was, bzw. wer der Mensch eigentlich sei. Wie die daseinsanalytische Forschungsrichtung der Psychopathologie überhaupt, nimmt er seinen Ausgang von der Fundamentalontologie Martin HEIDEGGERS [611], in deren Mittelpunkt das Problem der Sorge steht, das »Sich-vorweg-Sein«. Dem Menschen wohnt die Tendenz inne, über die ihm zugeordnete Welt hinauszustreben, »Überstiege« zu vollziehen. Im Über-sich-Hinaus kann man Eigentlichkeit gewinnen, aber auch sich selbst verlieren. Jeder will aus dem Alltag hinauskommen in die Stimmung der »Gehobenheit«. Diese tritt aber von selbst ausgesprochen selten ein, oft nur nach anstrengender Arbeit, in der sich die neuen Möglichkeiten des Daseins erschlossen haben.

In den Rauschmitteln liegt nun die Versuchung, diese Gehobenheit einfacher und billiger zu erlangen. Der Süchtige lebt in einer Scheinwelt. Er ist ständig bei seinen Phantasien, in Wirklichkeit aber geschieht nichts. Er flüchtet in einen Zustand künstlicher Gehobenheit. »Das Heillose an diesem Treiben ist, daß infolge von Bodenlosigkeit der in der Scheinwelt Gründende immer weiter versinkt. Wer im scheinbaren Über-sich-Hinaus lebt, ist angewiesen, die Verfassung der Gehobenheit immer nachdrücklicher anzustreben, je abgründiger die Welt, aus der er zum Vorschein kommt, ist.« So ergibt sich das »Sich-nicht-genug-Sein als wesentliche Ursache des Verfallens an die Verfehlungen der Sucht!« (W. WAGNER [1550]).

Andere wieder verfielen nicht auf dem Wege zur Gehobenheit der Sucht, sie suchten Vergessenheit. Man war auf Steigerung aus und geriet in die Nervosität des Gehetzten, der an der Aufgabe der Selbstfindung vorbeigegangen ist und sich nun auf der Flucht vor sich selbst befindet: Verstiegenheit ist aber nichts anderes als eine Gehobenheit ohne Boden (L. BINSWANGER [1682]).

Es führt noch ein letzter Weg aus der Scheinexistenz in die Eigentlichkeit: der Tod, der in seiner Jenseitigkeit eine unabdingbare Möglichkeit des Daseins ist. Der Süchtige kann diese Möglichkeit, aus der Uneigentlichkeit zu entfliehen, erkennen und gebrauchen. Er begeht in seiner Sucht »Selbstmord in immer steigenden Dosen«. So kommt dem Menschen »Sein in der Weise der Leere, der unvollkommenen Form des Nichts, zu seinem Da« (W. WAGNER [1550]). Die Leere aber hat den ihr eigenen Sog. Auf dem Wege des Transzendierens gibt es einen Weg in den Abgrund (v. GEBSATTEL [1683]).

Die Ausführungen W. WAGNERS zeigen, daß die Sucht, die Ludwig KLAGES [1684] in seinem System der Triebfedern unter »Sinnliches Hingebungsbedürfnis« (Narkosetrieb) und »Sinnliches Genußbedürfnis« (Trunksucht) erwähnt, doch weit über den biologischen Bereich des Menschen in den existentiellen hineinreichen.

Von den Erörterungen W. WAGNERS läßt sich eine Brücke zum *Charakter des Süchtigen* schlagen. Als gemeinsamen Zug findet man in allen modernen Charakteranalysen von Süchtigen die »difficulty in handling hostile urges« (HAINES und McLAUGHLIN [946, 1688]), die Flucht vor Konflikten. Der Süchtige ist in geringerem Maße fähig oder bereit, seelische Belastung zu ertragen. Er zieht sich vor der Frustration in die Scheinwelt seiner Phantasie zurück.

I. H. SCHULTZ [1371] führt dieses Versagen vor den Widerwärtigkeiten des Lebens auf »Verwöhnungsschäden« durch »Liebeüberschüttung« in der frühen Kindheit zurück. Auch ZIMMERING [1654] sah eine starke Mutterbindung bei seinen süchtigen Jugendlichen. Dabei kommen gestörte Ehen der Eltern häufig vor: die vereinsamte Mutter wendet dem Kinde all die Liebe zu, die es sonst mit dem Vater teilen müßte. Auch VON ORELLIS Betrachtungen [1110] greifen am Problem der Mutter-Kind-Beziehung an.

Aus diesem Unvermögen des Süchtigen, Belastungen zu verarbeiten, wird der relativ frühe Beginn der Süchte beim einzelnen Menschen verständlich. Sie treten dann auf, wenn die Lebensprobleme mit voller Schwere zu drücken beginnen. In älteren Untersuchungen wird das Maximum zwischen 20 und 40 Jahren angegeben, neuere amerikanische Forschungen lassen die meisten Süchte schon zwischen dem 21. und 27. Lebensjahr anfangen. Diese in der letzten Zeit beobachtete Verfrühung des durchschnittlichen Suchtbeginns könnte unter anderem auch daran liegen, daß der heutige Mensch früher bereit ist, seinen Widerstand aufzugeben und die widrigen Zeitumstände als die Ursachen seines Unglücks anzuschuldigen, andererseits aber auch, daß er früher selbständig wird und somit eher auf die Ausfechtung des vollen Lebenskampfes angewiesen ist. Der zwanzigjährige Arbeiter verdient heute, im Gegensatz zu früher, so viel, daß er eine eigene Familie gründen kann, ob er allerdings dazu reif ist, bleibt dahingestellt. Selbst der Akademiker tritt heute trotz verlängerter Ausbildungszeit früher in den Lebenskampf ein, da er häufig schon als Student auf Selbsterhaltung angewiesen ist.

Interessant ist auch, daß die Neger in den USA weit über ihren relativen Anteil an der Gesamtbevölkerung an den Süchtigen beteiligt sind. So betrug z. B. die Anzahl der Klinikaufnahmen wegen Trunksucht am New Yorker Hospital for Mental Disease in den Jahren 1939–1941 bei Weißen 7,0 auf 100 000 Einwohner, bei Negern dagegen 25,9 auf 100 000 (MALZBERG [956]). Im Material von HAINES und McLAUGHLIN [946, 1688] sind sogar etwa 90% Schwarze enthalten. Die Neger sind in den USA stärkeren Frustrationen ausgesetzt und vielleicht auch anlagemäßig den Lebensformen der Weißen nicht gewachsen, so daß sie häufiger versagen und ihre Zuflucht zur Scheinwelt des Rausches nehmen.

Daß die Sucht in erster Linie aus einer bestimmten charakterlichen Artung entspringt, dafür spricht auch die Häufigkeit der Rückfälle nach Entziehungen.

Einer besonderen Berücksichtigung bedürfen vielleicht die in letzter Zeit so stark zunehmenden Fälle von Analgetica- und Schlafmittelsucht. Sie sind selbst im vom Kriege verschonten Basel von 0,2 auf 2% der Anstaltsaufnahmen angestiegen. KIELHOLZ [754] fiel dabei auf, daß es sich bei ihnen häufig nicht um schwere Psychopathen, sondern im Gegenteil um aktive, fröhliche Menschen handelte, die mehr oder weniger zufällig in die Sucht hineingeschlittert waren.

Der Charakter des jugendlichen Süchtigen wird im nächsten Kapitel noch eingehend geschildert.

Charakterveränderungen durch die Sucht sind umstritten. SPEER [1435] hält die Sucht für das Symptom einer Haltungsanomalie. Sie zeige lediglich die Haltlosigkeit auf, verderbe jedoch selbst nicht den Charakter. Auch VILLINGER [1536] legt die Betonung auf die Konstitution: nur anlagemäßig Abwegige verfielen einer Sucht.

Die Ansichten zu diesem Problem dürften in erster Linie

davon abhängen, ob sie auf dem Boden eines statischen oder eines dynamischen Bildes vom Aufbau der Person erwachsen. Die rein statischen Auffassungen, wonach die ganze Artung und Lebensgestaltung eines Menschen lediglich von seiner Erbmasse oder höchstens noch von den ersten Lebensjahren abhinge, läßt sich heute kaum mehr aufrecht erhalten. Im Sinne der Konvergenztheorie von W. STERN wirken Anlage und Umwelt zusammen. Es muß daher möglich sein, daß aufgrund einer anlagemäßigen Abartigkeit entstandene Süchte selbst wieder auf den Charakter zurückwirken und so nach Art eines Circulus vitiosus die Haltlosigkeit noch verstärken. Es können dann die letzten Hemmungen fallen und aus der Unerträglichkeit der Entziehungserscheinungen Delikte entstehen, die dem betreffenden Menschen sonst nicht zuzutrauen wären. Die fortgesetzte Beschäftigung mit dem einen Problem, wie man sich das Rauschgift verschafft, führt zu einer immer stärkeren Einengung der Möglichkeiten des Daseins, die sich nicht mehr in beliebiger Weise zurückgewinnen lassen. Natürlich läßt sich nie entscheiden, was nun aufgrund einer besonderen Anlage nur entfaltet wurde und was rein exogen zu verstehen ist; es bleibt dies jeweils eine Glaubensfrage des Interpreten. Eines steht jedenfalls fest, daß ein Mensch nach einer längeren Sucht ein anderer geworden ist, auch wenn er erfolgreich entzogen wurde. Dies zu leugnen würde heißen, an der Geschichtlichkeit des Daseins vorübergehen zu wollen.

Süchtige kommen sehr viel häufiger mit dem Gesetz in Konflikt als die übrige Bevölkerung. Nach KRAUWEEL [805] sind in den Niederlanden Rechtsbrüche bei Alkoholikern etwa 60mal so häufig wie in der Normalbevölkerung. Es wird daher oft von einer »ethischen Degeneration« des Süchtigen gesprochen.

Aus der engen Bindung an den Charakter wird verständlich, daß eine *Therapie* der Sucht nicht mit Medikamenten allein zu erreichen ist. Sie läßt sich aber auch nicht durch harte Strafen erzielen, was wiederholt in der Geschichte demonstriert wurde. Der Emir Sudun Scheichuni ordnete z. B. 1378 an, daß jeder, der beim Hanfessen angetroffen wurde, seine Zähne verlieren sollte. Das einzige greifbare Ergebnis dieser Maßnahme bestand aber wohl darin, daß es mehr Einwohner ohne Zähne gab. Auch der in Amerika vielgepriesene

Elektroschock (z. B. THIPGEN [1506]) kann den Süchtigen nicht vor dem Rückfall bewahren.

Die Grundlage einer wirkungsvollen Entziehung muß in jedem Falle die Psychotherapie bilden, die Erziehung des Menschen zur aktiven Auseinandersetzung mit den Lebensproblemen. Lediglich äußerliche Maßnahmen ohne innere Überwindung der Haltlosigkeit werden den ehemals Süchtigen vor der nächsten seelischen Belastung wieder die Flucht in die Scheingeborgenheit des Rausches antreten lassen. Jede Erziehung kann aber nur auf der Basis des Vertrauens wirklich erfolgreich sein.

In diesem Zusammenhang ist es interessant, daß es JATZKEWITZ [703] gelang, ein sehr einfaches Verfahren zum gleichzeitigen Nachweis von zehn Suchtmitteln im Urin auszuarbeiten. Damit kann die Wirksamkeit der Behandlung ständig kontrolliert werden, und das früher übliche Mißtrauen zwischen Arzt und Patient kann nun einem Spiel mit offenen Karten Platz machen. Denn es mag für den Patienten deprimierend und damit ein Motiv zum Rückfall gewesen sein, wenn er ständig verdächtigt wurde, wieder Suchtmittel eingenommen zu haben.

Wie sich eine Entziehungskur im einzelnen vollziehen soll, darüber herrscht noch keine allgemeine Übereinstimmung. Bei denjenigen Suchtgiften, die sehr heftige Entziehungserscheinungen verursachen, wie z. B. Morphin, stehen sich zwei Auffassungen gegenüber. Die einen meinen, es sei wichtig, dem Patienten die Qual der Abstinenzsymptome nicht zu verkürzen, um ihn in einem dramatischen Geschehen von seiner Unfreiheit zu befreien. Die anderen wieder halten dies für unwesentlich und wollen dem Patienten die Martern ersparen. Früher versuchte man dies bisweilen mit einem anderen Betäubungsmittel, was leider häufig zur Folge hatte, daß der Patient nun auf dieses Mittel süchtig wurde. So hatte man in allzu großem Optimismus selbst Kokain und Heroin empfohlen, als diese Stoffe bekannt wurden! Neuerdings verwendet man Ataractica, die den Patienten in einen apathischen Zustand versetzen, in welchem er leichter über die Entziehungserscheinungen hinwegkommt.

Mit der unmittelbaren körperlichen Heilung ist es jedoch nicht getan. Es gilt den ehemals Süchtigen wieder in die menschliche Gemeinschaft einzufügen und ihn vor Rückfall zu bewahren. Da psychotherapeutische Maßnahmen im eigentlichen Sinne über längere Zeit meist an der Kostenfrage scheitern, ist das Bemühen verschiedener Vereine zu begrüßten, ehemaligen Trinkern usw. eine neue Geborgenheit zu gewähren. Aber auch unter dem Aspekt der Prophylaxe ist das Wirken alkoholfreier Gemeinschaften, wie Blaukreuz, Guttempler, Hochland, Kreuzbund, Pfadfinder und Quickborn zu begrüßen.

Eine der größten Schwierigkeiten der Entziehungskuren ist wohl darin zu erblicken, daß die Bereitschaft des Süchtigen hierzu im allgemeinen sehr gering ist. Höchstens zehn Prozent derselben können einer freiwilligen Behandlung zugeführt werden, bei den übrigen erfolgt die Einweisung in Anstalten zwangsweise.

Bei den großen Schwierigkeiten, die einer erfolgreichen Abstinenz im Wege stehen, muß auf die *Prophylaxe* besonderer Wert gelegt werden. Da man aber haltlose Menschen nicht durch prophylaktische Maßnahmen in ihrem Willen stärken kann, um sie den Suchtgefahren gegenüber widerstandsfähiger zu machen, bleibt der einzige Ausweg, sie von besonders suchtgefährdenden Mitteln fernzuhalten.

Wie schon erwähnt, können praktisch alle Stoffe Sucht erzeugen, doch bestehen bezüglich der Wahrscheinlichkeit im einzelnen Falle erhebliche Unterschiede, so daß nur eine verhältnismäßig kleine Anzahl von Pharmaka besondere Schutzmaßnahmen erfordert. Alle Kulturstaaten haben einschlägige Gesetze und Verordnungen, die eine mißbräuchliche Verwendung solcher Stoffe verhindern sollen. In Deutschland z. B. ist für den Arzt die »Verordnung über das Verschreiben Betäubungsmittel enthaltender Arzneien und ihre Abgabe in den Apotheken vom 19. 12. 1930« maßgebend. Die Wirksamkeit dieser Sicherheitsmaßnahmen beweist die Tatsache, daß die Kokain- und Heroinsucht in Deutschland ohne Bedeutung sind. Die Bestimmungen konnten für das Morphin nicht so eng gezogen werden, da es immer noch weitgehend zu therapeutischen Zwecken benützt wird. Da lediglich die Heilberufe einen freien Zugang zu den Betäubungsmitteln haben, sind sie auch unter den Süchtigen am stärksten vertreten.

Im Durchschnitt der letzten Jahre waren in der Bundesrepublik Deutschland unter den Süchtigen 20% Angehörige der Heilberufe, von diesen wieder zwei Drittel Ärzte. Rechnet man auf die Zahl der betreffenden Berufsangehörigen in der Gesamtbevölkerung um, so war jeder hundertste Arzt, jeder zweihundertste Zahnarzt und jeder siebenhundertste Apotheker süchtig (abgerundet nach GEWEHR [507]).

Die Zahl der Süchtigen in den einzelnen Staaten ist nach den amtlichen Statistiken verschieden hoch, was jedoch wenigstens zum Teil mit der unterschiedlichen Handhabung der Erfassung zusammenhängen mag. Die höchste Rate weisen die USA mit 0,33 Promille der Gesamtbevölkerung auf, die niedrigste die Schweiz mit 0,022. Die deutsche Bundesrepublik nimmt mit 0,1 eine Mittelstellung ein.

Die Beliebtheit der einzelnen Suchtmittel geht aus einer Übersicht hervor, die allerdings lediglich solche Süchtige erfaßte, die nur ein Suchtmittel nehmen (Bundesrepublik Deutschland 1955, nach GEWEHR [507]).

Morphin	19,4
Methadon (Polamidon)	17,1
Pethidin (Dolantin)	14,2
Oxycodon (Eukodal)	10,6
Pervitin	6,1
Hydromorphon (Dilaudid)	6,1
Hydrocodon (Dicodid)	5,6
Acetyldihydrocodeinon (Acedicon) . . .	4,3
Ketobemidon (Cliradon)	4,2
Laevorphanol (Dromoran)	2,6
Extractum Opii	0,95
Kodein	0,6
Kokain	0,1

In letzter Zeit wurde wiederholt die Forderung erhoben, nicht erst jeweils durch Schaden klug zu werden und zu warten, bis bei einem neuentwickelten Präparat eine größere Anzahl von Suchtfällen publiziert wurde, um es dann der BtmVO zu unterstellen, sondern schon eingehende Untersuchungen über die wahrscheinliche Suchtgefahr bei einem neuen Präparat anzustellen, bevor man es dem Handel übergibt. In den USA wurde hierfür der Lexington-Test entwickelt [1694, 1695]:

a) Morphinsüchtige erhalten das neue Medikament in steigenden Dosen bis zur Unverträglichkeit: es wird die Frage geprüft, ob dabei eine Euphorie auftritt.
b) Man gibt das Präparat Morphinsüchtigen bei abruptem

Entzug und sieht, ob es die Entziehungserscheinungen mildert.

c) Zuletzt versucht man, Morphinisten, die mehr als drei Monate abstinent waren, mit dem betreffenden Stoff süchtig zu machen.

Kann diese Methode auch noch nicht als ideal bezeichnet werden, so gibt sie doch gewisse Hinweise und regt vielleicht zu besseren Verfahren an.

4. Pharmaka und Völkerpsychologie

Die Völkerpsychologie gehört im weiteren Sinne auch zur Charakterologie, da die einzelnen Völker nicht aus zufälligen Aggregaten von Menschen hervorgehen, sondern eigene Wesenheiten besitzen, die sich in ihren Gliedern ausdrücken, wobei allerdings der einzelne Mensch diesem Volkstypus mehr oder weniger entsprechen kann.

Innerhalb der Völkerpsychologie wurde bisher der pharmakopsychologische Aspekt kaum beachtet, doch könnte man zwei Probleme aufwerfen:

a) Die einzelnen psychotropen Substanzen entfalten zum Teil bei verschiedenen Völkern bzw. Rassen andersartige Wirkungen.

b) Die einzelnen Völker bevorzugen ganz bestimmte Genuß- und Rauschmittel, während sie andere, die ihnen ebenfalls zugänglich wären, nicht benützen.

Einige Beispiele mögen dies illustrieren und eine Diskussion auslösen:

Zu a): Indianer sind äußerst empfindlich für starkwirkende Drogen, sie reagieren auf die in Europa übliche Dosierung gewisser Pharmaka mit äußerster Heftigkeit. Umgekehrt sind manche ihrer Rauschmittel für den Weißen offensichtlich zu schwach, da keine ähnlichen Symptome wie bei den Indianern ausgelöst werden konnten [1249].

Ähnliches berichtet HESSE [622] vom Chondurauchen (Opium): Die Chinesen vermögen über Jahre hinweg täglich Opium zu rauchen, ohne Schaden zu nehmen. Selbst an neunzigjährigen Rauchern wurden auffallende pathologische Symptome vermißt. Europäer hingegen tragen meist in wenigen Jahren schwerste Schädigungen davon.

Es zeigt sich also eine ähnliche Erscheinung wie bei Infektionskrankheiten, die in Gegenden, in denen sie heimisch sind, viel milder verlaufen, während z. B. eine für uns so harmlose Krankheit wie die Masern in nicht durchimmunisierten Volksstämmen arge Verwüstungen anrichten kann.

Für das Zustandekommen dieses Phänomens werden verschiedene Gründe angegeben. Von manchen Autoren wird eine natürliche Auslese im Sinne DARWINS erwogen, indem im Laufe der Jahrhunderte die überempfindlichen Menschen an dem Rauschgift (bzw. an der Seuche) zugrunde gegangen oder ausgestorben sind, da ihre Nachkommenschaft vermindert war, so daß schließlich nur die Widerstandsfähigen übrig blieben. Andere wieder sprechen von einer Anpassung, indem sich der Organismus an das Gift gewöhnte und diese Festigkeit auf die Nachkommenschaft vererbt wurde (LAMARCKsche Richtung).

Zu b): In China wird praktisch nur Opium verwendet, nicht dagegen Haschisch, im benachbarten Japan sind beide Stoffe bekannt, haben jedoch nie Bedeutung erlangt (BERINGER [126]). Es könnte sein, daß dem Volkscharakter des »Landes des Lächelns« gerade die ruhige Euphorie des Opiumrausches entspricht, während die heftigen Exzitationen des Haschischrausches die Gefahr in sich bergen, das »Gesicht zu verlieren« (BERINGER [126]).

Der bekannte Publizist Johannes GAITANIDES [491] weist in einem geistvollen Essay darauf hin, daß in der chinesischen Literatur der Wein keinerlei Rolle spielt. Er gelangt von hier aus zu einer vergleichenden kulturpsychologischen Betrachtung über die Mystik des Westens und Ostens. Auf der einen Seite die »Lichtmystik des Innewerdens«, auf Vollendung und Überhöhung des Lebens abgestellt, wie sie ihren stärksten Ausdruck in der »fleischlichen« Wiederauferstehung findet, auf der anderen Seite die »Nachtmystik des Entwerdens«, welche die Auflösung des Mikrokosmos Ich und sein Versinken in das Nichtsagbare erstrebt. In beiden Strömungen wohnt als Grundanliegen das Hinausschreiten über die Natur, doch verschieden sind die Lösungen: im Westen Unterwerfung der Natur, im Osten ihre Überwindung und Abstreifung. Und gerade diesen beiden Richtungen entsprechen die Wirkungen des Weins und des Opiums: hier Steigerung des Daseinsgefühls und Selbstbewußtseins, Öffnung nach außen, dort fortschreitender Bewußtseinsabbau bis zur Ausschaltung des Körperempfindens, bis zum Vergessen des Selbst und der Umwelt.

Carstairs [244] berichtet interessante Verhältnisse von den Kasten Nordindiens: die vergeistigten Brahmanen lieben den Haschisch, während die tatkräftigen Rajput den Alkohol bevorzugen.

So manches wird allerdings nur auf Zufall beruhen. Die Fliegenpilze werden wohl deshalb in Sibirien genossen, weil kein anderes Rauschmittel dort gedeiht – vom Alkohol natürlich abgesehen. Haschisch wiederum wird nur in den heißen Zonen verwendet, weil der Hanf nur in diesem Klima Rauschgift bildet. (Der mitteleuropäische Hanf ist frei von berauschenden Stoffen.)

Die unterschiedliche Häufigkeit des Vorkommens der einzelnen Typen innerhalb der verschiedenen Völker könnte ebenfalls an der Entstehung gewisser Bevorzugungen beteiligt sein. Yde [1639] verglich den Kodeinverbrauch und die Selbstmordziffern von Holland, Finnland und Dänemark. Es zeigte sich eine auffallende Parallele mit einem Maximum in Dänemark. Das Vergleichsmaterial ist gewiß zu klein, doch könnte natürlich auch eine echte Korrelation bestehen. Yde deutet seine Befunde über eine stärkere Verbreitung der zykloiden Temperamente (im Sinne Kretschmers) in Dänemark.

Zuletzt sei auf den Begriff der Rauschgiftperioden bei Eichholtz [361] hingewiesen. Bei niederentwickelten Völkern überwiegt der Gebrauch eidetischer Mittel (z. B. mexikanische Indianer). Mit zunehmender Zivilisierung gewinnen Stimmungsstimulantien an Bedeutung. (Man denke an das alkoholfreudige neunzehnte Jahrhundert.) In der Unrast der modernen Großstadt hingegen treten Leistungsstimulantien in den Vordergrund. Wenn Aldous Huxley [676, 677] heute den Meskalingebrauch wiederbeleben möchte, der in seinem psychischen Wirkungsbild in keiner Weise dem Charakter des Weißen entspricht, so ist dies als ein massiver Regressionswunsch zu betrachten. Aber wie der Erwachsene nicht mehr kindlich, sondern nur noch kindisch werden kann, so wird auch die Rückkehr zum ursprünglichen Erleben des schlichteren Menschen nicht stattfinden können und ihr Versuch zu einem Absturz in das bloß Sensationelle führen.

K. Pharmakopsychologie der Entwicklung

Ein noch nahezu völlig unbearbeitetes Gebiet stellt die Pharmakopsychologie der Entwicklung dar. Sie hätte die Aufgabe, die unterschiedliche Wirkung der einzelnen Pharmaka auf die Psyche in den verschiedenen Entwicklungsphasen aufzuzeigen. Nachdem dargelegt wurde, daß das psychische Wirkungsbild eines Pharmakons entscheidend von der Persönlichkeit des Probanden mitgeprägt wird, muß dieses bei der andersartigen Persönlichkeitsstruktur des Kindes oder des Greises auch in anderer Weise als beim Erwachsenen ablaufen.

Es scheint nicht ratsam, Meskalin, Haschisch und ähnliche Mittel zu Versuchen bei Kindern zu verwenden, da diese Stoffe möglicherweise schwerste Traumen setzen und damit die weitere Entwicklung ungünstig beeinflussen könnten. Der Forscherdrang wird hier hinter dem Verantwortungsgefühl des Erziehers zurückstehen müssen. Bei den starkwirkenden Halluzinogenen wird man sich auf die Beobachtung und Analyse zufälliger Vergiftungen beschränken müssen, wie sie namentlich mit Atropin durch Genuß von Tollkirschen immer wieder vorkommen.

Neben dieser Einschränkung bleibt aber immer noch ein weites Forschungsfeld, insbesondere da die Entwicklungspsychologie nicht nur das Kindesalter umfaßt. Sie hebt vielmehr drei große Lebensabschnitte voneinander ab:

a) Kindheit und Jugend,
b) das »Mannesalter«,
c) das »Alter«.

Eine scharfe Abgrenzung dieser Stufen ist natürlich nicht möglich, es besteht eine große interindividuelle Variabilität.

Das »Mannesalter« ist das Untersuchungsgebiet der allgemeinen Psychologie schlechthin, es scheidet daher aus dem Entwicklungsaspekt weitgehend aus (wenn man von den für die Pharmakopsychologie noch nicht faßbaren feineren Untergliederungen dieses Lebensabschnittes absieht). Das Greisenalter wurde bisher von der Entwicklungspsychologie weitgehend vernachlässigt, indem man Entwicklungspsychologie mit Kinderpsychologie gleichsetzte. Mit einem allgemeinen Anwachsen des Interesses an der »Gerontologie« in der Biologie und Medizin beginnt jedoch auch eine »Gero-psychologie« zu entstehen.

Im Ergreifen von Möglichkeiten liegt das Nicht-auch-ergreifen-Können anderer (HEIDEGGER [611]). So engen sich im Laufe des Lebens die noch offenen Weltbezüge immer mehr ein. Das »Alter« beginnt dann, wenn der zunehmende Mangel an Elastizität in einer eigenartigen Starre spürbar wird. Die Emotionalität wird nicht mehr von den Stürmen der Jugend durchbraust, sie gleicht nicht mehr einem Gebirge mit steil ragenden Höhen und tief eingeschnittenen Tälern oder einem Gebirgsbach mit tosenden Wasserfällen und unterirdischen Wegstrecken, nein, ein liebliches Hügelland wird von einem ruhigen Strome gleichförmig durchflossen, der freilich auch in einer Ebene stagnieren kann. Bewegt sich das Denken in den gewohnten Bahnen noch sicher, so ist doch die Auffassung von Neuem erschwert. Wie dem Kinde wird dem Greise Gewohnheit Gesetz, und er versteift sich auf seine Eigenarten.

Manche Menschen leiden unter ihren körperlichen und psychischen Alterserscheinungen und suchen nach Abhilfe. Die Forschung ist jedoch noch weit von brauchbaren Hilfen entfernt. Um die Jahrhundertwende hoffte man durch Keimdrüsenüberpflanzungen und später mit Hormonpräparaten eine allgemeine Verjüngung zu erreichen, doch ohne nachhaltige Erfolge, obzwar ein günstiger Einfluß auf die allgemeine Leistungsfähigkeit nicht verkannt werden soll (DÜKER [353]). Zur Zeit sind Vitamine und lipotrope Substanzen für diesen Zweck hochmodern.

GREGORY [544] konnte mit Nikotinsäureamid bei senilen Psychosen, die eine pathologische Übersteigerung der normalen Altersvorgänge darstellen, eine bedeutende Verbesserung der intellektuellen Funktionen bei einem Teil der Patienten erzielen, manchmal sogar Wiederherstellung des früheren Intelligenzquotienten. Günstige Berichte liegen auch über Kombinationspräparate aus Vitaminen, Mineralsalzen und lipotropen Substanzen vor. APEL und BECKER [51] beschreiben eine Verbesserung des Auffassungs- und Erinnerungsvermögens sowie der Merkfähigkeit. Sie gewannen den Eindruck, daß die von ihnen mit Gerobion behandelten alten Menschen überhaupt aufgeschlossener und geistig reger wurden.

Es erscheint denkbar, daß durch eine Einwirkung auf die körperlichen Altersprozesse, wie etwa durch eine den besonderen Bedürfnissen angepaßte Vitaminernährung und eine Beeinflussung des Bindegewebes, das im Alterungsvorgang eine entscheidende Rolle zu spielen scheint, auch auf psychischem Gebiet die Alterserscheinungen zurücktreten können. Man darf bei solchen Überlegungen jedoch nicht die Geschichtlichkeit des Daseins übersehen, denn zum Alter gehört auch das, was das Leben dem einzelnen schenkte und was es ihm nahm, was er fühlte, erstrebte, was er dachte und wozu er sich entschied. Welches Pharmakon wird ihn aber sein Leben noch einmal leben lassen?

Über eine vergleichende Pharmakopsychologie der einzelnen Altersstufen der Kindheit und Jugend liegt kaum Material vor. Im Vordergrund pharmakopsychologischer Untersuchungen an Kindern stehen solche über Mittel, die eventuell die Entwicklung bei zurückgebliebenen Kindern fördern könnten. Nachdem körperliche und seelische Entwicklung in mancher Hinsicht parallel verlaufen, suchte man mit für den Stoffwechsel der Nervenzellen wichtigen Eiweißbausteinen die Gehirnentwicklung und damit auch die seelische zu beeinflussen.

Nach den ersten positiven Mitteilungen über entwicklungsbeschleunigende Wirkungen der Glutaminsäure veranstaltete die pharmazeutische Industrie einen gewaltigen Rummel an Reklame, wobei in Laienkreisen der Eindruck entstand, als könnte man mit dieser Aminosäure aus Idioten Genies machen. Eine fast unübersehbare Flut von Veröffentlichungen wurde hervorgebracht, wobei die meisten das Mittel verherrlichten und nur wenige keine spezifische Wirkung feststellen konnten. Prüft man jedoch diese Arbeiten auf ihre Qualität, insbesondere auf den Umfang und die Methodik der Versuche, so wird man sich eher der Auffassung anschließen müssen, daß die Glutaminsäure keine intelligenzsteigernde Wirkung aufweist, ausgenommen in Fällen von Unterernährung mit somatogenem Entwicklungsrückstand, wo die Glutaminsäure als Eiweißbestandteil eine gewisse Nährfunktion besitzt.

Die Entwicklungsförderung, die manche Autoren in Glutaminsäureversuchen beobachtet haben, dürfte nicht auf das

Pharmakon, sondern eher auf sozialpsychologische Faktoren zurückzuführen sein. Dies konnte sehr schön BERGIUS [118] demonstrieren, der seine Versuche in einem Waisenhaus vornahm. Dabei zeigten die mit Placebos behandelten Kinder einen gleichartigen Entwicklungsfortschritt wie diejenigen, die Glutaminsäure erhalten hatten. Dies ist so zu erklären, daß veränderte Milieubedingungen, insbesondere die intensive Beschäftigung mehrerer Psychologen mit den Kindern, sich günstig ausgewirkt haben.

Unter grundsätzlich gleichen Gesichtspunkten wie die Glutaminsäure dürften wohl auch die verschiedenen Vitamine, vor allem B_1 und B_{12}, zu betrachten sein, denen ebenfalls entwicklungsfördernde Eigenschaften zugeschrieben werden (GÖTTING [521], WITTICH [1616] u. v. a.).

So gab HARRELL [594–596] $1^1/_2$ Monate lang täglich 2 mg Vitamin B_1 an 60 Kinder und konnte gegenüber einer gleichgroßen Kontrollgruppe Leistungssteigerungen in verschiedenen Tests bis zu 180% erzielen. Ein zweiter, über ein ganzes Jahr fortgesetzter Versuch brachte geradezu astronomische Ergebnisse, wenn etwa Gedächtnisleistungen auf 533%, ein Lesetest auf 2800% angestiegen sein sollen, und das noch dazu im doppelten Blindversuch! Kein Wunder, daß man in den USA dazu übergegangen ist, dem Weißbrot Vitamine zuzusetzen. Der weniger optimistische Leser wird aber wohl ein ungutes Gefühl nicht los, daß hier irgendwo ein methodischer Fehler liegen muß, da auslesefreie Populationen nicht in ihren Mittelwerten im Verhältnis 1 : 28 streuen.

82 Versuchspersonen	nach Benzedrin	nach Pervitin
Ruhiger	33	27
Vermehrte Aufmerksamkeitsspanne	26	18
Verbesserte Zusammenarbeit	23	18
Fleißiger	19	12
Ehrgeiziger	15	13
Größere Sorgfalt	13	9
Rascher	10	8
Verbesserte äußerliche Erscheinung	6	5
Offensichtlich glücklicher	6	8
Auffallender Appetitverlust	30	12
Gespannter	27	15
Aktiver am frühen Morgen und am Abend	10	9
Verschlossener	8	4
Tagsüber lebhafter	5	4
Reizbarer	14	19

In den USA wurden Weckamine bei Kindern mit Erziehungsschwierigkeiten erprobt. BRADLEY [187] stellte vergleichende Untersuchungen zwischen Benzedrin und Pervitin an. 82 »maladjusted« Kinder wurden nacheinander mit beiden Mitteln (in der für Kinder sehr hohen Dosierung von 20 bzw. 10 mg!) behandelt. Die Ergebnisse wurden in einer Tabelle zusammengefaßt, die hier in Übersetzung wiedergegeben wird, weil an ihr sehr schön zum Ausdruck kommt, wie sehr die Erscheinungen bei einzelnen Probanden von denen anderer abweichen und wie positive und erwünschte Symptome durch unerfreuliche wieder wettgemacht werden.

Die Tabelle zeigt trotz aller Unzulänglichkeit der einzelnen Formulierungen Wirkungen an, die sich an das bereits geschilderte Wirkungsbild des Pervitins bei Erwachsenen anlehnen. Andererseits kommen auch Probleme der Ausgangslage wieder zum Vorschein, wenn manche Kinder ruhiger werden, andere wieder reizbarer. Unter Abwägung der Vor- und Nachteile der Weckaminbehandlung wird man zu dem Schluß kommen dürfen, daß eine solche höchstens für kurze Zeit in Frage kommen kann, da sich sonst durch verminderten Appetit und schlechtere Nachtruhe neue Schwierigkeiten ergeben können.

Auch die gerade entgegengesetzt wirkenden Ataractica wurden bei Entwicklungsstörungen erprobt. Sie vermögen sich dann günstig auszuwirken, wenn eine abnorme Unruhe vorliegt, wie z. B. bei zerebral geschädigten Kindern (WALLIS [1553]). Im übrigen dürfte jedoch bei Kindern von einer länger dauernden Medikation von psychotropen Stoffen abzuraten sein, will man die komplizierten Entwicklungsvorgänge nicht wieder auf einer anderen Seite stören.

Bei Versuchen an Kindern wird die Dosierung besonderer Sorgfalt bedürfen, da Kinder auf manche Pharmaka schwächer, auf andere hingegen stärker reagieren als Erwachsene. So sind Kinder besonders empfindlich auf Opiumalkaloide, weshalb ihre Verwendung in der Kinderheilkunde verpönt ist, andererseits vertragen sie wieder relativ hohe Dosen von Atropin ohne Schaden.

Interessante Beiträge zu einer Pharmakopsychologie der Entwicklung sind noch aus eingehenden Studien zu erwarten über die in einigen amerikanischen Großstädten um sich greifende Heroin- und Marihuanasucht bei den »teenagers«.

Im Bellevue-Hospital in New York wurden z. B. im Jahre 1951 371 jugendliche Süchtige aufgenommen, davon 282 männliche und 89 weibliche. Die Altersverteilung war folgende:

14 Jahre = 10	17 Jahre = 69	19 Jahre = 77
15 Jahre = 30	18 Jahre = 72	20 Jahre = 62
16 Jahre = 51		

Aufgrund von 65 eingehend untersuchten Probanden konnte ZIMMERING [1654] den Typus des heroinsüchtigen Jugendlichen beschreiben:

1. Sanft, nicht aggressiv, nicht impulsiv; vor der Sucht meist nicht kriminell.
2. Geschmack konservativ; lehnt Konflikte, auffallende Kleidung und ebensolches Benehmen ab.
3. Starke Beziehung zur Mutter, hingegen sehr schwache zum Vater.
4. Meist nur ein bis zwei Freunde, die auch süchtig, sonst wenig gesellschaftliche Beziehungen.
5. Vor dem Heroin meist Marihuana versucht, unter dessen Wirkung stärker aktiv, sexuell aggressiv, ängstlich. Nachher fühlten sie sich meist wie »dumme Jungen«.
6. Tiefgreifende Abneigung gegen Arbeit und Schule. Furcht vor neuen Situationen, die aktives Verhalten erfordern würden. Die Schulerfolge liegen unter der tatsächlichen Intelligenz. Faulheit, Langweiligkeit. Die Inaktivität bestand auch noch 3 bis 4 Wochen nach Klinikaufnahme, sie kann daher nicht auf der Heroinwirkung beruhen.
7. Fast alle Jungen hatten heterosexuelle Erlebnisse; scheinen weniger Schwierigkeiten zu haben als normale Altersgenossen. Unter Heroin sexuell gleichgültig.
8. Das subjektive Erleben im Heroinrausch zeigt bei Jugendlichen große Ähnlichkeiten: die Angst weicht einer gehobenen Stimmung, Selbstvertrauen und Selbstschätzung nehmen zu. Sie glauben, schwierigen Situationen besser gerecht zu werden. Häufig treten Phantasien über großen Reichtum und große Macht auf, hingegen fehlen sexuelle Inhalte.

Eingehende Testuntersuchungen akzentuierten das Bild noch weiter:

a) Die Intelligenz streut über den ganzen Bereich des Normalen, die meisten liegen jedoch im schlechten Durchschnitt.
b) Die Interessen sind ganz allgemein eingeengt, Umwelt-

und Schuleinflüsse können nicht adäquat verarbeitet werden.

c) Die Energie ist gehemmt oder wird fehlgeleitet, jedenfalls nicht in zielgerichtete Tätigkeit gelenkt.
d) Passen sich leichter an Aufgaben an, die passives Verhalten erfordern.
e) Das Denken, insbesondere das Urteilen, ist unselbständig. Gehen mit der Konvention.
f) Gewisse Geläufigkeit in der Handhabung praktischer sozialer Situationen, mit denen sie vertraut sind und die keine persönliche Entscheidung erfordern.
g) Egozentrisch, narzißtisch. Paranoide Züge. Geringes Ertragen von Frustrationen.

Überblickt man noch einmal das Gesamtbild des heroinsüchtigen Jugendlichen, wie es von ZIMMERING [1654] gezeichnet wurde, so unterscheidet es sich eigentlich nicht wesentlich von dem des erwachsenen Süchtigen. Die Grundlage bildet die Unfähigkeit, den Anforderungen des Lebens gerecht zu werden. Hier läßt sich aber der besondere entwicklungspsychologische Aspekt aufzeigen: der Jugendliche ist gegen Süchte besonders anfällig, weil er in seiner Entwicklung mit größeren innerpsychischen Schwierigkeiten zu kämpfen hat als der Erwachsene und zugleich seine Kräfte für die Auseinandersetzung mit den Problemen des Lebens noch nicht genügend geschult sind. Er wird daher der Versuchung der Flucht in das unwirkliche Leben der Sucht leichter erliegen. Allerdings wird er unter geeigneter Führung auch wieder leichter von der Sucht zu befreien sein als der schon starrere Erwachsene.

Zuletzt muß noch die Behebung von Entwicklungshemmungen infolge mangelnder Produktion von Schilddrüsen-, Sexual- oder Hypophysenhormonen durch künstliche Zufuhr dieser Hormone erwähnt werden. In diesem Fall handelt es sich wohl in erster Linie um die Behebung körperlicher Defektzustände mit nur sekundärer Auswirkung auf den seelischen Bereich. Bei körperlich gesunden Kindern läßt sich die seelische Entwicklung durch Zufuhr dieser Stoffe kaum in günstigem Sinne beeinflussen. Diesbezügliche Versuche mit Schilddrüsenstoffen sind jedenfalls ohne Ergebnis geblieben. Von Erfolgen mit Dehydroisoandrosteron im Sinne eines vermehrten Selbstvertrauens berichtet hingegen STRAUSS [1484] bei schizoiden männlichen Jugendlichen, bei denen eine Störung im 17-Ketosteroidhaushalt vorlag.

L. Pharmakopsychologie der Kultur

Willy HELLPACH wählt als Untertitel für sein Buch »Kulturpsychologie« folgende Definition: »Eine Darstellung der seelischen Ursprünge und Antriebe, Gestaltungen und Zerrüttungen, Wandlungen und Wirkungen menschheitlicher Wertordnungen und Güterschöpfungen.« Die Kulturpharmakopsychologie oder, um dieses Wortmonstrum zu vermeiden, die Pharmakopsychologie der Kultur müßte dementsprechend die Bedeutung psychisch wirkender Pharmaka für die menschheitlichen Wertordnungen und Güterschöpfungen untersuchen, wobei sie sich aber ebenso wie ihre Mutterwissenschaft, die Kulturpsychologie, vor einem Übergriff in den Bereich der Ethnologie oder Kulturphilosophie hüten sollte. So dürfte die bei vielen Naturvölkern (und nicht nur bei diesen) von reichhaltigen Zeremonien begleitete Herstellung von Rauschmitteln in erster Linie die Ethnologie interessieren, obwohl nicht geleugnet werden soll, daß eine Analyse dieser Gebräuche auch wertvolle Aufschlüsse über die seelische Verfassung dieser Völker zu geben vermag.

1. Religion, Mythos und parapsychische Erscheinungen

Die Rauschgifte sind uralt. Hinweise auf ihren Gebrauch finden sich in den ältesten Geschichtsdenkmälern, auf Papyrusrollen wie in Felszeichnungen. Die älteste Dichtung der Menschheit, das Gilgamesch-Epos, spricht von einem Rauschtrank, und Funde in Steinzeitgräbern lassen darauf schließen, daß Rauschgifte schon vor Einführung der Agrikultur geschätzt wurden. Gewiß hat man auch schon damals Versuche unternommen, Wirkung und Herkunft dieser Stoffe zu erklären.

Der Rausch ist ein Ausnahmezustand, die Erlebnisse darin sind außergewönlich, sie sind normalerweise nur durch Anwendung gewisser Mittel erreichbar. Was liegt näher, als einen Zauber dahinter zu vermuten?

Es wurde schon gelegentlich der Halluzinationen ausgeführt, daß deren Inhalt vom Charakter der Versuchsperson, ja darüber hinaus von der ganzen geistig-seelischen Haltung der betreffenden Zeit abhängig ist. So halluzinierte die eben christianisierte Urbevölkerung Lateinamerikas Muttergotteserscheinungen im Haschischrausch, bei den primitiven Völkern sind es Dämonen und bei den technisierten Weißen Banalitäten. Angesichts des breiten Raumes, den Zauber und Dämonen im Leben des Primitiven spielen, verwundert es nicht, wenn dieser im Rausch eine Verbindung mit der Gottheit erlebt. In einem magischen Weltbild wird auch der Ursprung der Rauschmittel auf die Gottheit zurückgeführt.

In der Tat findet man für praktisch alle bedeutenderen Rauschgifte Hinweise in der Mythologie, wonach sie von Göttern ihren Ursprung nehmen, häufig sogar mit dem ausdrücklichen Hinweis, daß sie von den Göttern den Menschen geschenkt wurden, um zu ihnen in Beziehung treten zu können. Einige Beispiele mögen dies erläutern.

In der indischen Mythologie finden wir eine Erzählung über die Entstehung des Hanfes: Die Devas (Götter) und die Asuras (Dämonen) sollen »auf den Rat Wischnus hin einst den Berg Mandara über dem Milchmeer gequirlt haben, um dadurch den Trank der Unsterblichkeit, das Amrita, zu gewinnen. Wischnu, in Gestalt einer Schildkröte, trug aber den Berg auf seinem Rücken. Durch die heftige Bewegung des Berges wurden der Schildkröte eine Menge Haare ausgerissen, die die Strömung ans Ufer trieb. Aus den Haaren entstanden Pflanzen, darunter der Hanf, der als ›Quelle des Glücks‹ oder als ›Erreger des Lachens‹ bezeichnet wurde« [1686]. In der Suśruta wird der Hanf als ein Bestandteil des »Soma«, des Lieblingstrankes des Gottes Indra genannt [1686].

Die Huicholi-Indianer führen den Peyote (Meskalin) auf die Fußspuren eines Zauberhirsches zurück. Die Ernte des Kaktus wird dementsprechend unter besonderen Zeremonien für diesen Hirsch vorgenommen, und zwar von ausersehenen Männern, die sich längere Zeit vorher jeder Berauschung, des Tabaks und des Weibes enthalten mußten, um so die nötige Reinheit für die heilige Handlung zu erlangen [1249].

Die Göttin Ceres gab den Griechen »den schmerzlösenden und leidlindernden Mohn« [126].

Bei den Arabern erzählt man, daß die Kaffeebohne von dem Erzengel Gabriel Mohammed überreicht worden sei.

Nach einem chinesischen Mythos geht der Teestrauch auf den indischen Weisen Dharma zurück. Dieser brachte seine Nächte mit Betrachtungen des höchsten Wesens zu. Als er dabei aber einmal einschlief, empfand er beim Erwachen solche Reue, daß er seine Augenlider abschnitt und von sich warf. Am nächsten Tage fand er an der Stelle seiner verlorenen Augenlider die Teestaude. Er genoß von den Blättern und fand neue Kräfte, sich in das göttliche Wesen ohne Unterlaß zu vertiefen [889].

Nachdem, namentlich bei Primitiven, religiöse Erlebnisse in manchen Räuschen auftreten und außerdem diese Mittel in der Mythologie eben deshalb auf göttlichen Ursprung zurückgeführt werden, liegt es nahe, daß die »heiligen« Räusche auch in die religiöse Kulthandlung eingebaut wurden. Die Ethnologie vermag viele Beispiele aufzuzeigen.

Man denke nur an den Dionysoskult der Griechen mit gewaltigen Alkoholexzessen, wie überhaupt der Alkohol eine bedeutende Rolle in religiösen Handlungen spielt. MIKOREY hat einmal in einer Vorlesung darauf hingewiesen, daß der Alkoholrausch eine stellvertretende Wirkung für den ursprünglichen Blutrausch eingenommen hat. Das Menschen- und Tieropfer wurde immer mehr durch ihn verdrängt. In vergeistigter und nur noch symbolischer Form hat selbst das Christentum den Wein in der religiösen Feier beibehalten. (William JAMES [694] dreht die Beziehung Alkohol-Religion um und trifft dabei auch das Rechte, wenn er sagt, daß es nur eine einzige Behandlung der Dipsomanie gäbe, nämlich die Religiomanie.)

Selbst ein so neutral erscheinender Genußstoff wie der Tee wurde in den Kult einbezogen, z. B. beim Zen-Buddhismus. Kakuzo OKAKURA schreibt darüber: »Die Mönche pflegten sich vor dem Bildnis Bodhidharmas zu versammeln und nahmen den Tee aus einer einzigen Schale mit der ganzen Feierlichkeit eines heiligen Sakraments« [1107].

Manche indische Sekten nehmen bei ihren Feiern Haschisch zu sich, »im Glauben, daß dadurch alle Krankheiten geheilt werden und der Mensch durch seinen Genuß in harmonische Beziehung zu dem Unendlichen kommt« (WARNOCK [1560]).

Ein interessantes Beispiel für die Verwendung von Halluzinogenen in religiösen Zeremonien aus jüngster Zeit bietet die 1911 in Oklahoma gegründete »Native American Church«, eine eigenartige Mischung aus Christentum und Aberglauben, die ihren Anhängern in der religiösen Feier statt der Hostie Peyotescheiben austeilt, mit der Begründung, daß dieser Kaktus ein frommes Leben fördere und auch die Heiligen in der Wüste davon gelebt hätten (vgl. z. B. SLOTKIN [1423, 1424]).

Pharmakopsychologische Erscheinungen spielten vielleicht auch beim Delphischen Orakel eine Rolle: Die Pythia atmete ausströmendes Erdgas ein und wurde möglicherweise dadurch in einen Zustand der Entrückung versetzt. Doch ist dies nicht sicher geklärt.

Praktisch alle primitiveren Völker gebrauchen Rauschgifte, und doch ist das Problem der Sucht bei ihnen weitgehend unbekannt. Denn der Rausch wird bei ihnen dem Einzelnen nicht zum Vergnügen überlassen, er gilt vielmehr als eine Kulthandlung, die nur an bestimmten Tagen und nur von bestimmten Stammesmitgliedern vollzogen werden darf. (Die Frauen sind fast regelmäßig davon ausgeschlossen.) Manchmal ist es nur einem einzigen gestattet, den Rausch zu erleben; er muß anschließend den übrigen erzählen, was der Dämon ihm für Aufträge und Einsichten zuteil werden ließ. Diese religiöse Verankerung war der sicherste Schutz gegen Mißbrauch. Die Euphorie des Rausches wurde so als göttliches Geschenk erlebt. Man sollte dies bei der Bewertung primitiver Religionen berücksichtigen. Sie brachten nicht nur Angst, Schrecken und Bedrohung durch Dämonen, wie dies so häufig einseitig dargestellt wird, sondern auch wohldosierte Freuden.

Das Verlangen nach Berauschung ist zutiefst im Menschen verankert – seien es nun »geistige« oder »körperliche« ekstatische Zustände – und der Primitive trägt diesem Bedürfnis instinktiv Rechnung, aber eben nicht dem Ermessen des einzelnen überlassen, sondern in weiser Einteilung. So sind möglicherweise die zu gewissen Festen bei vielen Stämmen veranstalteten Gelage mit Rauschgenüssen verschiedener Art, die uns befremdlich und zum Teil sogar verwerflich anmuten mögen, letzten Endes einer Hygiene der Seele dienlicher als unser moralisches Getue.

Es bleibt immer ein trauriges Kapitel, wenn man von der »Kultivierung« primitiver Völker durch den Europäer spricht. Die Bindung an die alten Gebräuche wird mit Gewalt zerschlagen, für die neue Freiheit des Geistes sind diese Völker oft noch nicht reif. Das Bedürfnis nach sinnlichem Genuß bleibt erhalten. So bemerkt man regelmäßig als Zeichen der »Kultivierung« Rauschgiftexzesse bei den Primitiven. Die Regulation durch alte Gebräuche fällt weg, die Selbstverantwortlichkeit besitzt noch keine Kraft, so gibt man sich im Übermaß dem Rausche hin. Der Alkohol, der noch dazu von den Kolonisatoren billig eingeführt wurde, richtete größte Verwüstungen an; er ist wohl ein nicht unbedeutender Faktor im Aussterben mancher primitiver Völker. Von den Missionaren wurde diese Gefahr sehr früh erkannt, und man versuchte den Exzessen Einhalt zu gebieten, indem man die Rauschgifte mit einem religiösen Bann belegte. Der Rausch wurde zur Sünde erklärt. So enthält z. B. der Beichtspiegel des Paters Nicolas de León (1611) für die Mexikaner die Fragen: »Hast du je Peyotl getrunken oder anderen zu trinken gegeben, um Geheimnisse zu erfahren, die andere still verbergen, oder Gestohlenes wiederzufinden oder Verlorenes wiederzubringen?« [1249].

Die Erlebnisse im Rausch werden von den primitiven Völkern nicht psychologisch-immanent, sondern magisch-transzendent gedeutet, sie werden mit Hilfe der Stammesmythologie interpretiert. Man könnte diese Betrachtung umkehren und die Frage aufwerfen, ob nicht auch Rauscherlebnisse zur Ausgestaltung des Mythos beigetragen haben. Gewiß kann man die ganze Mythologie als Summe der Projektionen des Unbewußten erklären. Doch da sich in Rauscherlebnissen ebenso wie in den spontanen Geisteskrankheiten das Unbewußte besonders deutlich ausspricht, wird man einen nicht unbeträchtlichen Beitrag derselben zur Ausgestaltung der Mythologie annehmen dürfen. So ist es auffallend, in wie vielen Märchen und Sagen Stellen zu finden sind, die an gewisse Gifträusche erinnern.

Der Lethetrank der griechischen Mythologie wird wohl aus dem Wunsche nach Vergessenheit, den jeder Mensch für irgendwelche Erlebnisse hegt, verständlich. Doch könnten Extrakte aus der Mandragorawurzel (Hyoscyamin), die sich bei den Griechen einer gewissen Beliebtheit erfreuten, dafür ein reales Vorbild geliefert haben.

Homer erwähnt in der Odyssee, daß Helena einen Trank

besaß, der Schmerz und Zorn vergessen läßt. Ob damit eine Schlafmohnzubereitung gemeint war?

Der furchtbare Hexenwahn des Spätmittelalters und der beginnenden Neuzeit reicht mit nicht unwesentlichen Wurzeln in die Pharmakopsychologie. Denn die Beziehung zum Teufel ist keine völlig freie Erfindung. Erlebnismäßig ist sie durchaus möglich. In nicht wenigen schizophrenen Wahnzuständen spielt der Teufel eine Rolle (früher allerdings bei weitem häufiger als heute, denn auch die Inhalte der Wahnkrankheiten sind zeitbedingt). Im Mittelalter scheint das Erlebnis der Teufelsbeziehung durch gewisse Hexensalben vermittelt worden zu sein, als deren Hauptbestandteile Solanaceenzubereitungen (Tollkirsche, Stechapfel, Bilsenkraut, Nachtschatten usw.) angegeben werden. Nach den bisherigen Ausführungen dürften wohl keine Schwierigkeiten bestehen, anzunehmen, daß der tiefe Glaube an das Dasein des Teufels auch zu Teufelshalluzinationen geführt hat. Zumindest ein kleiner Teil der Opfer der Hexenprozesse hat wohl tatsächlich den Verkehr mit dem Teufel gesucht und erlebnismäßig auch gefunden.

Von SNELL [1430] wurde die eben vorgetragene Hypothese abgelehnt, mit Hinweis auf Selbstversuche mit Stechapfelalkaloiden, in denen er keine Halluzinationen hatte, die eine Beziehung zum Hexenerlebnis aufgewiesen hätten. Er scheint dabei den maßgeblichen Umstand übersehen zu haben, daß er selbst kaum an den Teufel geglaubt haben dürfte, während man vor vierhundert Jahren noch ziemlich allgemein von dessen Existenz überzeugt war.

Wie weit Levitationsphänomene zur Ausgestaltung der Berichte von der Fahrt zum Blocksberg beigetragen haben, ist kaum zu entscheiden. DE BOOR [172] konnte mit Stechapfelextrakten keine Zustände abnormer Leichtigkeit erzeugen.

Bei primitiven Völkern ist die Verwendung von Kräutern zu Zauberei verbreitet. Den Halluzinationen wird Erkenntniswert verliehen, indem man meint, daß in ihnen auf telepathische Weise Geheimnisse geoffenbart würden.

Die Indios z. B. bestimmen aus ihrer Mitte einen, der ein Getränk aus Yagé (Banisterin) und Branntwein einnehmen muß. Er gerät dadurch in einen willenlosen und fast bewußtlosen Zustand und wird nun von seinen Kameraden an die Orte geführt, wo man einen Schatz vermutet. Die Berauschten geben nämlich an, »sie könnten durch Mauern hindurch und durch die Erde ›bis auf den Grund‹, wie durch klares Wasser sehen. Wenn sie haltmachen und andeuten, daß sie etwas in der Erde sehen, fangen alle anderen an dem bezeichneten Orte zu hacken und zu graben an ...« (Rouhier [1291]).

Den gleichen Trank gebraucht der Zauberer in kleinen Mengen, bevor er sich zu Kranken begibt. »Er glaubt dadurch erleuchtet zu werden und die Krankheit, schon ehe er den Patienten noch gesehen hat, richtig beurteilen zu können. Die Naturgeister, so meint er, flüstern ihm dann die Behandlungsweise zu und enthüllen ihm auch den Namen der richtigen Medizin« (Reko [1249]).

Zerda [1653] vergleicht den Yagérausch tatsächlich mit einem telepathischen Zustand, da der Berauschte Sachen hört und sieht, »von denen er nicht die geringste Kenntnis hat noch haben kann, und zwar in sehr klarer, durchaus nicht verschwommener Weise. So beschrieben wilde Indios, welche noch niemals aus den endlosen Weiten ihrer Heimat herausgekommen waren und natürlich auch nicht die leiseste Ahnung vom zivilisierten Leben haben konnten, in ihrer eigenartigen Sprache mit viel Lebhaftigkeit und großer Bestimmtheit Einzelheiten von großstädtischen Häusern, alten Schlössern, bevölkerten Gegenden, Städten, in denen es eine Menge hastig herumlaufender weißer Menschen gab.« Leider konnten spätere europäische Untersuchungen keine solchen Phänomene aufzeigen. Aber es mußte schließlich auch Rhine in seinen bekannten parapsychologischen Studien zum Ergebnis kommen, daß sich »okkulte« Phänomene der Betrachtung entziehen, wenn man sie zu sehr unter die Lupe nimmt.

2. *Kunst und Künstler*

Die Psychologie der Kunst befaßt sich nicht mit dem Kunstwerk als objektivem Wert, sondern lediglich insoweit, als es Ausdrucksspur ist, auf die Psyche seines Schöpfers zurückweist. Eine Pharmakopsychologie der Kunst wird sich daher vor allem drei Fragen zuwenden müssen:

a) Hat der schöpferische Mensch eine besondere Beziehung zu psychotropen Stoffen?

b) Nehmen Räusche Einfluß auf das künstlerische Schaffen?
c) Zeigt der Vergleich künstlerischer Darstellungen von Räuschen und Berauschten aus verschiedenen Jahrhunderten einen Wandel der Rauscherlebnisse auf? Wenn ja, fügt sich diese Erscheinung in die historische Entwicklung des Menschenbildes ein?

Die erste Frage muß unbedingt bejaht werden. Insbesondere finden sich viele süchtige Genies. Bei ihnen ist es meist nicht eine mangelnde Erlebnisfähigkeit, die sie zum psychotropen Pharmakon greifen läßt, sondern eher eine besondere Ansprechbarkeit, die nach immer neuartigen Erlebnissen suchen läßt. »Der Enthusiasmus wird gesucht, die Lust am Überschwang, am Gefühlsrausch ... Besonders Künstlerseelen fühlen so und lieben es, ihre Ratio einzuschläfern und sich selbst und ihren Mitmenschen eine bessere Welt vorzuzaubern, vorzugaukeln, eine Welt, in der es schöner, bunter, gedrängter zugeht. Mit dem Giftrausch steigert der Psychopath nur die eigene Besonderheit, die in der Richtung auf Archaisches, auf Traum, Phantasie und befreite, dionysische Gefühlswelt weist. Und wenn er diese Traumwelt gestaltet hat, greifen die Menschen gierig danach, weil auch sie von Wirklichkeit und Alltag erlöst sein wollen. Dabei kümmert es sie wenig, aus welchen Quellen der Traum geflossen ist, und daß der Träger jeder Genußgröße, daß der Wertbringer an seinem Gift vielleicht biologisch oder sozial zugrunde geht oder in seiner Schaffenskraft zerstört wird, indem er an chronischer Psychose erkrankt oder in akuter Vergiftung den Tod findet, halten sie doch die Hauptsache, sein Werk in den Händen ...« (Lange-Eichbaum [836]).

Im folgenden sei eine Übersicht über berühmte Süchtige (nicht auf Künstler beschränkt) unter Anlehnung an Lange-Eichbaum gegeben (Belege siehe bei [836]):

Opium: Quincey, Coleridge, Poe.
Morphium: Heine.
Absinth: Musset, Wilde.
Äther: Maupassant, Lorraine.
Haschisch: Baudelaire, Gautier.
Kaffee: Voltaire.
Alkohol: Alexander d. Gr., Sokrates, Seneca, Alkibiades, Cato, Septimius Severus, Caesar, Mohammed II., Steen,

Rembrandt, Carracci, Barbatelli, Pocetta, Lo-Tai-Ke, Burns, Gluck, Schubart, Schubert, Nerval, Tasso, Händel, Dussek, G. Keller, Hoffmann, Poe, Musset, Verlaine, Lamb, Murger, Grabbe, Lenz, J. Paul, Reuter, Scheffel, Liliencron, Reger, Hartleben, Löns, auch Beethoven (alkoholische Leberzirrhose?), Mozart, Luther, Goethe (täglich 1–2 Flaschen Wein), Schiller, Bismarck.

Die zweite Frage muß ebenfalls bejaht werden. In so manchen Gedichten Baudelaires spiegeln sich Erlebnisse des Haschischrausches, und nur über dessen Kenntnis erschließen sie sich ganz.

Ernst JÜNGER schildert in seinem Roman »Heliopolis« die Wirkungen des Haschischs. D. H. LAWRENCE läßt »Die Frau, die davonritt« einen tiefgreifenden Wandel ihres Erlebens unter dem Einfluß eines Trankes (Peyote?) vollführen. Max BRODS »Annerl« sinkt im Laufe einer Kokainsucht immer tiefer, und Jean COCTEAU zeichnet die Erlebnisse in einem Selbstmordversuch mit Kokain in »Le Grand Ecart« auf. Die Sammlung weiteren Materials muß allerdings dem Literaturhistoriker überlassen bleiben.

Von psychopathologischer Seite liegen jedoch auch schon Versuche zu einem experimentellen Zugang zu diesem Problem vor, indem man bildende Künstler in verschiedenen Räuschen Zeichnungen und Gemälde ausführen ließ. MÁTÉFI [971] veröffentlichte neun Zeichnungen eines Kunstmalers, die dieser während eines LSD-Versuches in etwa einstündigem Abstand nach dem gleichen Modell anfertigte. Mit zunehmender Wirkung des LSD werden die Bewegungen ausfahrender, die Konturen verzerren sich und werden fratzenartig, allmählich erfolgt die Rückkehr zum Normalzustand. TONINI und MONTANARI [1523] reproduzieren sieben farbige Malereien eines Kunstmalers, die dieser über das gleiche Thema (Vase mit Blumen) unter der Einwirkung von Meskalin, LSD, Amphetamin und LAE (Lysergsäuremonoäthylamid) entwarf. Dabei zeigen sich charakteristische Unterschiede zwischen den einzelnen Bildern sowohl in der Form- wie auch der Farbgebung.

Zuletzt muß auch die dritte Frage bejaht werden. Vergleicht man z. B. die Lyrik des 18. und 19. Jahrhunderts mit der des 20., so fällt auf, daß es in der ersteren an Verherrlichungen des Alkohols und des geselligen Trunkes nur so wimmelt, während unsere Zeit in dieser Hinsicht eigenartig verstummt. Höchstens in einigen Schlagertexten zweifelhafter Art wird der Alkohol mehr verulkt als gepriesen.

In der Malerei sieht man das gleiche bildhaft vor sich und zugleich auch die Erklärung. Der Mensch ist vereinsamt. Vergleiche man doch die geselligen Gelage auf den Gemälden des niederländischen Manierismus oder Frühbarock eines Marten VAN CLEVE, Adriaen VAN OSTADE, Adriaen BROUWER u. a. mit den vereinsamten Trinkern des Im- und Expressionismus, wie bei DEGAS, TOULOUSE-LAUTREC und PICASSO. Die Zeiten spiegeln sich in ihrer Kunst. Wir können nicht mehr Feste feiern, ungezwungen und erbaulich zugleich, wie die niederländischen Bauern in ihren Dorfschenken. Der heutige Faschingsrummel ist nur noch Lärm.

Interessanterweise spielt eigentlich nur der Alkohol in der Kunst eine Rolle. Bildnisse von Rauchern sind viel spärlicher und Hymnen auf den Tabak fehlen fast völlig – abgesehen von den »Erbaulichen Gedanken eines Tabakrauchers« J. S. BACHS und dem »Quodlibet über Rauch- und Schnupftabak« Valentin RATGEBERS. Kaffee und Tee haben in unserer Kultur so gut wie nie Künstler zu Werken inspiriert. Es liegt wohl daran, daß von den genannten Stoffen nur der Alkohol eine Wirkung entfaltet, die in jene endothymen Tiefen dringt, aus denen die künstlerische Gestaltung erwächst.

3. Politik

In der Anwendung mancher psychisch wirkender Mittel liegt auch eine politische Macht. So wurden seit ältesten Zeiten unliebsame »Freunde« nach Gelagen im berauschten Zustande leicht überwältigt. Maharbal soll um 200 v. Chr. in einer Strafexpedition gegen ein trunksüchtiges afrikanisches Volk einen Scheinrückzug durchgeführt und ein Lager prächtigen Weins zurückgelassen haben, dem Mandragoraauszüge beigemischt waren. Der Feind konnte am nächsten Tag im tiefen Schlaf überfallen und niedergemacht werden. Duncan I. soll mit seinem Feldherrn Macbeth in ähnlicher Weise ein Dänenheer vergiftet und besiegt haben.

In Indien mischte man das »Majun« aus Haschisch, Opium, Solanazeenextrakten, Nux vomica, Aconit und Arsenik. Im Übermaß genossen, erzeugt es Demenz. Man verwendete es früher zur Unschädlichmachung von Verbrechern und gab es Prinzen, die man von der Erbfolge ausschließen wollte (REININGER [1244]).

Man kann aber mit Rauschstoffen nicht nur Feinde vernichten, sondern sich auch treue Anhänger schaffen. Der Scheich Hasan ibn Sabbah errichtete um 1100 eine Schrekkensherrschaft im Vorderen Orient mit Hilfe ihm blind ergebener Anhänger, wovon schon Marco POLO berichtete. »Um die jungen Leute, die in seine Dienste treten wollten, an sich zu fesseln, ließ Hasan einen berauschenden Trank reichen. Schlafend wurden die Novizen dann in einen herrlichen, alle Lustbarkeiten bietenden Garten gebracht – eine treue Nachbildung des von Mohammed den Gläubigen verheißenen Paradieses. Nachdem sie dort einige Tage lang alle Freuden genossen hatten, wurden sie schlafend wieder in die alte Umgebung zurückgebracht. Beim Erwachen verhieß ihnen Hasan diese Freuden, von denen sie dank seiner Macht schon bei Lebzeiten eine Probe erhalten hatten, für immer, unter der Bedingung, daß sie jeden seiner Befehle blindlings ausführten« [1244]. Der Trank war Haschisch, die Anhänger Hasans nannte man danach »Haschischine«. Ähnliche Methoden berichtet BERINGER [126] von den Babisten in Persien (Mitte 19. Jh.) und einem Häuptling am unteren Kongo.

Es gibt jedoch noch weitere politische Aspekte. »In vino veritas.« So manches Staatsgeheimnis mag schon im Alkoholrausch ausgeplaudert worden sein. Früher pflegte man mit Anwärtern auf die Diplomatenlaufbahn zunächst einmal ein Trinkgelage zu veranstalten, um zu sehen, wie weit sie unter Alkoholeinwirkung beherrscht zu bleiben vermögen. Auch bei vielen Vereinen – insbesondere den Studentenverbindungen – wurden Alkoholproben zur Charakterdiagnostik abgehalten (wenn man sich dieser Tatsache dabei auch nicht immer ganz bewußt war).

Heute hat man für medizinische Zwecke moderne Methoden, z. B. in der Narkoanalyse. Doch die Politiker haben davon schon gelernt. Mit chemischen Mitteln werden Aussagen erpreßt und Angeklagte für Schauprozesse vorbereitet. So behauptet man, daß Kardinal Mindszenti auf solche Weise zu seinen Aussagen gebracht wurde (SWIFT [1494]). MEER-

Loo [944] nannte dieses Verfahren »menticide«. Ziel der Methode sei es, einen willenlosen Zustand herbeizuführen, in welchem alles getan und gesagt werde, was man wünscht.

Im einzelnen gestaltet sich dieser Prozeß etwa wie folgt: Der Angeklagte wird fortlaufenden Verhören ausgesetzt, Tag und Nacht. Der Schlaf wird unterbunden, indem man ständig Reize appliziert, z. B. grelles Licht, Geräusche usw. Durch Weckamine (Aktedron = Amphetamin) wird chemisch die Wachheit unterstützt, durch Halluzinogene, wie Meskalin, Haschisch u. a., wird eine totale Verwirrung erzielt. Daneben gehen die pausenlosen Verhöre weiter, in denen sich der Angeklagte immer mehr in Widersprüche verwickelt, denn dem Gedächtnis jedes Menschen sind Grenzen gesetzt. So wird er allmählich unsicher und weiß am Ende selbst nicht mehr, wie sich die Dinge in Wirklichkeit verhielten. In diesem Zustand wird die gewünschte Aussage an das Opfer herangetragen. Die Kunst des Inquisitors besteht nun darin, diese Aussage dem Angeklagten als die seinige einzuimpfen, bis er selbst von der Richtigkeit überzeugt ist. Als nächster Schritt folgt die Vorbereitung auf die Strafe, die vom Opfer selbst begehrt werden muß. In jedem Menschen stecken Schuldgefühle irgendwelcher Art, man kann eben nicht leben ohne schuldig zu werden, denn in der Entscheidung für etwas müssen wir zugleich gegen etwas anderes stimmen. »Non posse non peccare« (Augustinus). Diese Schuldgefühle werden aufgebauscht, sie schreien nach Strafe. Gleichzeitig wird durch geeignete Ernährung und Pflege das körperliche Befinden des Angeklagten wieder gehoben, so daß dieser zuletzt bei anscheinend völliger geistiger Klarheit seine Schuld im Schauprozeß überzeugend bekennt und selbst um die Todesstrafe bittet. Pharmaka haben dazu beigetragen, den Zustand der inneren Unsicherheit herbeizuführen, der die entscheidende Umstimmung ermöglichte.

Eine in gewissem Sinne ähnliche Vorbereitung fanden bei primitiven Völkern häufig auch die Menschen, die für den Opfertod ausersehen waren. Nach Haschischgenuß boten sie sich oft freiwillig zum Opfer an (Reclus [1235]). Auch bei der kultischen Witwenverbrennung soll der Haschisch als Betäubungsmittel eine Rolle spielen (Schlagintweit [1344]).

4. Medizin

Es erscheint paradox, in einer pharmakopsychologischen Abhandlung einen Abschnitt mit »Medizin« zu überschreiben. Doch ist es nötig, im Rahmen einer kultur-pharmakopsychologischen Betrachtung die Bedeutung psychotroper Substanzen für die heutige Medizin kurz zu umreißen, da letztere ebenso kennzeichnend für unsere Zivilisation ist wie der Fernsehempfänger oder das Fußballspiel.

Die psychotropen Stoffe sind aus der modernen Medizin nicht mehr wegzudenken. Die immense Entwicklung der operativen Chirurgie wäre ohne die Narkose nicht möglich gewesen. Zusammen mit der Aseptik schuf die Narkose die Voraussetzung für die Durchführung längerer und differenzierterer Eingriffe. Vor 150 Jahren noch mußte man sich auf ganz kurze Operationen beschränken und in den Empfehlungen eines großen Arztes an seine jungen Kollegen hieß es, sie sollten sich daran gewöhnen, das Schmerzensgeschrei der Patienten nicht zu beachten, um zielstrebig ihren Eingriff verfolgen zu können. Heute kann man es kaum mehr fassen, daß man ein Bein bei vollem Bewußtsein amputiert hat; es mußte notgedrungen so schnell als möglich gehen, um den Schmerz nicht ärger werden zu lassen als den Gedanken an den Tod. Dabei konnte natürlich keine Sorgfalt walten und die Sterblichkeit war groß.

Mit Einführung der Chloroform- und der Äthernarkose wurde es möglich, sich Zeit zu nehmen und auf Feinheiten zu achten. Die Chirurgen wagten sich an immer schwierigere Probleme. Die Operationen wurden immer länger und stießen bald an eine neue Grenze. Denn eine Narkose ist nicht über unbestimmte Zeiträume auszudehnen. Denn je länger die Narkose dauert, desto häufiger werden Zwischenfälle und unangenehme Folgezustände, da alle zur Narkose verwendeten Mittel nur bis zu einer bestimmten Menge verträglich sind. Man suchte daher den einzelnen Eingriff auf ein bis zwei, höchstens aber drei Stunden zu beschränken und ging lieber mehrzeitig vor, indem ausgedehnte Operationen in eine Reihe von Teiloperationen zerlegt auf mehrere Tage verteilt wurden, zwischen die man ausgiebige Erholungspausen von Tagen bis Wochen einschaltete.

Das neue Verfahren der »potenzierten Narkose« hat die

zeitlichen Schwierigkeiten weitgehend überwunden. Durch Chlorpromazin läßt sich die Körpertemperatur herabsetzen, womit die Stoffwechselprozesse langsamer ablaufen und geringere Mengen des Narkosemittels ausreichen. Die Narkose kann so über viele Stunden ausgedehnt werden, und für die Hirnchirurgie gilt nun geradezu die Regel, möglichst langsam vorzugehen und sogar Pausen während der Operation einzuschalten, um den Geweben immer wieder die Möglichkeit zur Erholung zu gewähren.

Die immer differenzierteren Narkoseverfahren erforderten schließlich den Facharzt für Anästhesiologie. Er vertritt im Grunde eine Disziplin, die sich zur Aufgabe gemacht hat, lebensfördernde und lebenserhaltende Funktionen vorübergehend auszuschalten (z. B. Schmerz, Bewußtsein, muskuläre Abwehrspannungen, Homöostase, ja sogar die Atmung).

Unter kulturpsychologischem Aspekt verblassen neben der Narkose und der Schmerzausschaltung die übrigen durch Pharmaka bewirkten erfreulichen Leistungen. Doch hat z. B. auch die Psychiatrie, die manche psychotrope Stoffe schon seit langer Zeit gebraucht, man denke nur an die Opiumbehandlung der endogenen Depressionen, durch die Entwicklung der Ataractica eine Bereicherung ihrer therapeutischen Möglichkeiten erfahren.

Da sich Kulturpsychologie nie völlig wertfrei betreiben läßt, wird sich in einer Pharmakopsychologie der Kultur auch die Frage aufdrängen, ob die psychotropen Substanzen in ihrer Gesamtheit als Segen oder Fluch zu betrachten sind. Der eine wird nun sein Augenmerk mehr auf die Vergiftungen und Süchte mit all ihren traurigen Folgen richten, der andere aber auf die neuen therapeutischen Möglichkeiten und die kleinen Glückseligkeiten des Alltags. So muß jedem selbst überlassen bleiben, ob er die Waage ausgeglichen findet oder sich für ihn eine Schale derselben tiefer neigt.

In ähnlicher Weise müssen auch die zahlreichen ethischen Probleme, die sich an die Verwendung von psychisch wirkenden Stoffen, sei es nun zur Schmerzlinderung beim Kranken oder zur Steigerung des Erlebens beim Gesunden, anschließen, den Philosophen und Moraltheologen zur Bearbeitung vorbehalten bleiben, wenn auch jeder davon angesprochene Mensch dieses Problem für sich selbst von neuem lösen muß.

5. *Anhang: Die Geheimwissenschaften*

Das Bedürfnis nach Auslegung ist ein ursprüngliches Zeichen menschlichen Daseins Es wurde schon ausgeführt, wie die primitiven Völker das Geheimnis der Rauschgifte zu lösen versuchen, indem sie dieselben als göttliche Gabe betrachten. Im Abendland laufen seit dem Mittelalter zwei Reihen von Erkenntnisbemühungen nebeneinander: die (von Außenseitern so oft geschmähte) »Schulwissenschaft«, die seit der Aufklärung die Wissenschaft schlechthin wurde, und daneben die »Geheimwissenschaften«, so genannt, weil sie ihre Methoden geheimhielten und wegen der Verfolgung durch Kirche und offizielle Lehren auch geheimhalten mußten. Ihre Wurzel finden sie in dem Unvermögen der Schulwissenschaft, das menschliche Fragen endgültig zu befriedigen. Denn gerade in den meisten fundamentalen Fragen des Daseins muß man die Unmöglichkeit einer Entscheidung beim gegenwärtigen Stand der Forschung bekennen. (Man denke nur an das für die Pharmakopsychologie so bedeutende Problem der Art des Zusammenhangs zwischen körperlichen und seelischen Lebensäußerungen.) Die Überwindung dieser Grenze ist das Anliegen der Geheimwissenschaften. Sie versuchen auf irrationalen oder, wie sie es meist nennen, »transrationalen« Wegen sich dem Geist der Dinge zu nähern.

Die Alchemisten des Mittelalters beschäftigten sich besonders mit den Metallen und hofften, durch Aufspüren deren Wesen zu einer vertieften Einsicht in die Welt und das Leben zu gelangen. Sie hatten insbesondere auch geheimnisvolle Beziehungen zwischen den Metallen und der menschlichen Seele angenommen. Verschiedene Grundgedanken ihrer Lehre leben heute noch in der Anthroposophie Rudolf STEINERS fort. Es ist nicht möglich und auch nicht nötig, hier das ganze Persönlichkeitsbild der Anthroposophie zu entwerfen, es seien nur einige Stellen aus dem Buche des STEINER-Schülers Wilhelm PELIKAN: »Sieben Metalle« [1143] zitiert. Es sei ausdrücklich betont, daß dieser Abschnitt als Anhang gedacht ist und er mehr der Charakterisierung der Stellung der Geheimwissenschaften zur Pharmakopsychologie als einer Bereicherung des »Schulwissens« dienen soll. Nachdem die Anthroposophie nahezu den Charakter einer Glaubensbewegung angenommen hat und auch unter den Akademikern nicht wenige Anhänger aufweist, bleibe die Kritik dem Leser selbst überlassen, um so mehr als der Verfasser nicht orientiert ist, wieweit die Ausführungen PELIKANS dessen eigene Meinung oder die der Anthroposophie selbst darstellen.

»... Ein weiteres, neues Heilmittel aus Blei ist die Verwendung von Mennige gegen Trunksucht. In kosmischer Wärme reift die Traube ihre Furcht, die durch ihren hohen Zuckergehalt die Ich-

Sphäre im Blut anspricht. In der Gärung wird dieser Zucker zu Alkohol abgebaut, der auch rasch und unmittelbar ins Blut übergeht und dort eine Art Gegen-Ich-Wirkung erzeugt (R. STEINER). Das Ich wird machtlos, verliert seine Bewußtseinsfunktionen, die astralischen Kräfte verfallen dem Rauschzustand, der sich als Sucht im Astralleib fixiert. Die höheren Wesensglieder werden an die Leiblichkeit zu stark gebunden, die sie im Rausch genießen. Blei dämpft die hypertrophischen, als Sucht sich darlebenden Kräfte des Astralleibes, verstärkt die Kräfte der Ich-Organisation, erzeugt Antipathie gegen den Alkohol.« (S. 43.)

»Verkannte Wirkungen möchte man die wachmachenden, bewußtseinsverschärfenden Effekte außerordentlich feiner Bleimengen nennen, denen z. B. die Schriftsetzer unterworfen sind. Rudolf STEINER wies einmal auf die führende Rolle der Typographen in der modernen Arbeiterbewegung hin und begründete sie mit dem ständigen Umgang mit den etwas bleihaltigen Lettern. Blei in solchen kleinsten Dosen, langandauernd wirkend, verstärkt in zarter Art gewisse Abbauprozesse, die eine Bewußtseinserkraftung ermöglichen.« (S. 36.)

»Kieselsäure hingegen hängt mit Gestaltungsprozessen zusammen. Sie bildet geradezu ›die physische Grundlage der Ich-Organisation‹. (Siehe R. STEINER-I. WEGMANN, ›Grundlegendes für eine Erweiterung der Heilkunst ...‹) ... Innere und äußere Sinnestätigkeiten bedürfen der Kieselsäure. Daß wir die Welt durch Sinnesorgane wahrnehmen können, daß aber auch unsere Organe im Leibesinnern sich gegenseitig (wenn auch nur in sehr wenig bewußter Weise) wahrnehmen und erleben können, dazu bedürfen wir der Kieselsäure, da sie sich durch ihre eigenen Gestaltungstendenzen den Intentionen der Ich-Organisation einfügen kann als ein Werkzeug.« (S. 51/52.)

(Gold) »... zeigen sich deutliche Veränderungen in der Seelenverfassung; Melancholie, Angst, ja Verzweiflung können die Seele ergreifen bis zur Selbstmordneigung. Unwürdigkeits- und Verdammungsgefühle, religiöser Wahn wird unter den Zeichen der Goldwirkung geschildert, ›Gift für Leib und Seele‹ (STAUFFER) kann es werden. Mehr das Gemüt als der Verstand zeigen sich berührt und gestört ... Man kommt mit sich nicht mehr zurecht, kann keinen Widerspruch vertragen, sucht Händel. – Zu viel Gold bringt also das Geistwesen Mensch in Widerspruch mit seiner leiblichen Existenz.« (S. 94.)

(Silber) »... Die Gliedmaßen beginnen sich dem Willen schwerer zu fügen. Schwäche, Kraftlosigkeit stellt sich ihrem Ergreifen durch den Bewegungsimpuls entgegen. Abneigung gegen jede Beschäftigung entsteht und zeigt, daß das Geistig-Seelische in diesem Gebiet aus dem Physisch-Leiblichen herausgedrängt wird. Bewußtseinsabdämpfung schließt sich an, die in unüberwindlicher Schlafsucht gipfeln kann.« (S. 127.)

»Der Mensch kann darum das Kupfer noch in einer besonderen Sphäre offenbaren. Viel Umgang mit Kupfer macht ihn ›findig‹ in der physischen Welt; er bekommt z. B. die Fähigkeit, in eine Bibliothek eintretend, ohne viel Herumsuchen den gewünschten Band unter vielen herauszugreifen und sogleich an der richtigen Stelle aufzuschlagen. So nach einem Hinweis R. Steiners« (S. 106).

M. Allgemeine Methodik der Pharmakopsychologie

1. Einführung: Gestaltende Faktoren des psychischen Wirkungsbildes eines Pharmakons

Bevor man an die Planung eines pharmakopsychologischen Experimentes herantritt, muß man sich über die Faktoren im klaren sein, welche das psychische Wirkungsbild eines Pharmakons gestalten. Die Problematik soll zunächst an einem Beispiel (geändert nach M. Bleuler [145]) illustriert werden. Männliche Sexualhormone führen bei der Frau zu einer Steigerung der, zunächst mehr körperlich verstandenen, Sexualität. Diese direkte Wirkung kann nun verschiedene individuelle Abwandlungen und Verarbeitungen erfahren:

1. Die gesteigerte Libido fügt sich harmonisch in die Persönlichkeit ein und wird als beglückende Steigerung der Liebesfähigkeit erlebt.
2. Die gesteigerte Libido kann nicht in einer echten Liebesbeziehung aufgehen und wird rein körperlich in Masturbation oder Prostitution ausgelebt.
3. Die gesteigerte Libido wird persönlichkeitsfremd empfunden und führt zu schweren Konflikten, wenn eine Beherrschung nicht gelingt.
4. Die ursprüngliche Libidosteigerung löst starke Schuldgefühle aus, durch die Verdrängungsmechanismen in Gang gesetzt werden. Dadurch kann alles Sexuelle verdrängt werden, einschließlich der vorher schon bestehenden Libido. Das Ergebnis drückt sich dann nach außen hin in einer Entsexualisierung aus.
5. Zuletzt muß noch die Möglichkeit beachtet werden, daß gar keine psychische Auswirkung zustande kommt und sich der Erfolg in einem Jucken der Genitalien erschöpft.

In diesem Beispiel wurde deutlich, wie Charakter, Lebensgeschichte und Motivationen der Versuchsperson die Art der Verarbeitung eines unmittelbaren Erlebnisses bestimmen.

Die Wirkung der Sexualhormone erstreckt sich über verhältnismäßig große Zeiträume; ein Großteil der pharmakopsychologisch interessanten Stoffe wirkt jedoch viel kürzer, nur für Minuten oder Stunden. In diesen Fällen wird auch die augenblickliche seelische Verfassung von Bedeutung sein.

So wird ein Energeticum bei einem Müden eine relativ stärkere Aufmunterung hervorrufen können als bei einem frischen, gut ausgeschlafenen Menschen. Manche Mittel greifen überhaupt nur unter bestimmten Bedingungen in das Seelenleben ein. Die üblichen Schmerzmittel wie Pyramidon, Aspirin u. ä. können lediglich bei einem schmerzgeplagten Menschen wirksam werden, während sie bei einem gesunden in gleicher Dosis keinerlei psychische Beeinflussung erkennen lassen.

Für die inhaltliche Bestimmung der Erlebnisse im Rausch sind in der Regel die augenblicklichen Interessen und Probleme der Versuchsperson maßgebend, ganz besonders aber unbewußte Konflikte. So treten in Halluzinationen gehäuft Bilder auf, die vorher schon in Träumen erschienen. In der Christianisierungszeit wurden von den mexikanischen Indios aus dem Marihuanarausch oft religiöse Erlebnisse, z. B. Visionen von Heiligen, berichtet, während dieselben heute eine Seltenheit darstellen. Wovon das Herz voll ist, davon gehen im Rausch die Augen über.

Leben heißt immer in einer Welt leben. Auch das menschliche In-der-Welt-Sein vollzieht sich in einer ständigen Auseinandersetzung mit seiner Welt. Es ist daher zu erwarten, daß die Umwelt und die »Mitwelt« auf die Gestaltung des psychischen Wirkungsbildes eines Pharmakons Einfluß nehmen.

So werden etwa durch lebhafte Tapetenmuster optische Illusionen und Halluzinationen im Meskalinrausch gefördert, während sie in einem dunklen Zimmer nur selten auftreten.

Die Mitwelt erzeugt namentlich auch Erwartungen. Ein Wort des Versuchsleiters vermag oft einem Versuch eine entscheidende Wendung zu geben. Dies bietet Vorteile in der Narkoanalyse, die dadurch in gewissem Grade steuerbar wird. Man kann Erinnerungen an die Erlebnisse heraufbeschwören, welche für die therapeutische Situation von Bedeutung sind.

Die Macht der Erwartungen wird besonders in Leerversuchen mit sogenannten Placebos deutlich. Es werden dabei an Stelle des wirksamen Mittels Tabletten, Injektionen usw. von äußerlich gleichem Aussehen, jedoch ohne Wirkstoff verabreicht. Es zeigt sich, daß viele Leute auf Placebos ebenso reagieren wie auf hochwirksame Stoffe, wenn sie nur mit der entsprechenden Suggestion gegeben werden. Jeder Arzt kann die Erfahrung machen, daß eine physiologische Kochsalzlösung bisweilen eine Morphininjektion zu ersetzen vermag.

Auch im amerikanischen Schrifttum ist neuerdings eine differenziertere Betrachtung der psychologischen Faktoren zu bemerken, die am Zustandekommen der Gesamtwirkung eines Pharmakons beteiligt sind. FRIEDMAN [475] nennt folgende: Charakter (»personality«), Arzt-Patient-Beziehung, Symbolkraft der Medikation für den Patienten, Umwelt. SABSHIN und EISEN [1303] differenzieren in einer sozialpsychologischen Studie die bei der therapeutischen Anwendung psychotroper Stoffe in einem psychiatrischen Krankenhaus zur Geltung kommenden Umweltfaktoren:

1. Ideologie der Psychiater und ihre sich daraus ergebende Einstellung zu den verschiedenen Therapieformen (Enthusiasten haben größere Erfolge!).
2. Zahl und Qualität des verfügbaren Pflegepersonals.
3. Wirtschaftliche Faktoren (Dauer einer kostspieligen Therapie bei minderbemittelten Patienten!).
4. Zusammensetzung der Krankenstation (Zahl der Patienten pro Zimmer, Größe der Räume usw.).
5. Durchschnittliche Schwere und Art der Krankheit der Patienten, die auf einer Krankenstation zusammenleben müssen.

Es ist erstaunlich, daß selbst schwerste psychische Veränderungen in einem kurzen Rausch auftreten, nach dem Abklingen der körperlichen Wirkung durch Bindung, Abbau oder Ausscheidung des Pharmakons aber sich der vorhergehende normale Seelenzustand wieder einstellt. Doch können abnorme seelische Phänomene über die Dauer der körperlichen Wirkung hinaus bestehen bleiben. Dieser Fall tritt besonders dann ein, wenn die betreffende Versuchsperson die Erlebnisse im Rausch nicht in angemessener Weise verarbeiten kann. So vermag ein Meskalinrausch derart in eine Persönlichkeit einzugreifen, daß tage- bis wochenlang nachher eine Wesensänderung bemerkbar bleibt (W. WAGNER [1551]). Selbst Psychosen können durch solche Versuche ausgelöst werden.

Noch häufiger als durch einzelne heftige Rauschzustände werden bleibende Persönlichkeitsveränderungen durch langdauernde Einflußnahme von oft nur milde wirkenden Stoffen hervorgerufen. Es erscheint daher sinnvoll, die Pharmaka auf ihre Wirkungsdauer hin zu untersuchen.

(1) So hält der in der Narkoanalyse durch Barbiturate er-

zeugte Dämmerzustand nur wenige Minuten an, wenn dieselben nicht ständig neu zugeführt werden. (2) Mittlere Wirkungsdauer von einigen Stunden weisen die klassischen Rauschgifte wie Opium, Haschisch, Alkohol, Peyotl usw. auf. (3) Über Wochen und Monate vermögen manche Depotpräparate ihre Wirkstoffe in den Körper abzugeben. So vermag eine einmalige Implantation von 25 mg des synthetischen Östrogens Cyren-A eine Wirkung über 3 bis 5 Monate zu entfalten.

Den langwirksamen Mitteln wird man auch kürzer wirkende Stoffe zur Seite stellen dürfen, wenn dieselben kontinuierlich gebraucht werden, wie dies bei Süchtigen der Fall ist. Die ursprünglich persönlichkeitsfremden Erscheinungen werden allmählich assimiliert; der Charakter verändert sich unter dem Einfluß eines Pharmakons. Hingegen wird eine schwere, aber kurzfristige Intoxikation in die relativ beharrenden Dispositionen des Charakters nur ausnahmsweise eingreifen können.

Neben der Wirkungsdauer ist die Menge, in der ein Pharmakon zugeführt wird, von Bedeutung. Meyer-Gross hat eine allgemeine Regel für den Zusammenhang zwischen Dosis und psychischer Wirkung angegeben:

1. Kleine Dosen: das Bild ist verschieden nach Art der Persönlichkeit.
2. Große Dosen: Delir als Ausdruck der schweren Vergiftung.
3. Dazwischen liegt der Bereich, in dem die einzelnen Stoffe ihre spezifische Wirkung entfalten können.

Die Fülle der Symptome ist also der Dosis nicht proportional. Nach Überschreitung eines gewissen Optimums tritt ein körperlicher Vergiftungszustand ein, bei dem die psychischen Symptome infolge der bald hereinbrechenden Bewußtlosigkeit an Vielfalt verlieren.

Das Schema von Mayer-Gross muß durch die Extremwerte ergänzt werden:

4. Von jedem Pharmakon gibt es eine völlig unwirksame Dosis, die höchstens über die Erwartungen der Versuchsperson psychische Veränderungen auslösen kann.
5. Bei größten Dosen setzt der Tod der Vergiftung ein Ende.

Es ist nicht möglich, genau anzugeben, bei welcher Dosierung ein gegebener Stoff eine bestimmte Wirkung entfalten wird, da zwischen den einzelnen Menschen große Unterschiede bestehen. Besonders bei Medikamenten, die auf das vegetative Nervensystem einwirken, kann man unangenehme Überraschungen erleben, indem eine für andere Versuchspersonen milde Dosis gelegentlich schwere Kollapszustände hervorzurufen vermag. Es muß daher die Forderung aufgestellt werden, daß bei pharmakopsychologischen Experimenten mit starkwirksamen Stoffen stets ein Arzt zugegen sei, wovon unberührt bleibt, daß die eigentlich pharmakopsychologische Arbeit dem Psychologen oder psychologisch geschulten Psychiater vorbehalten bleiben muß.

Bei Angabe von Dosierungen muß gleichzeitig auch die Applikationsart vermerkt werden, denn die Stärke der Wirkung einer bestimmten Dosis ist auch davon abhängig, ob das Mittel über den Magen-Darm-Trakt, die Atemwege oder durch Einspritzung aufgenommen wurde, wenn man von weiteren weniger wichtigen Applikationsarten absehen will. Im allgemeinen tritt bei parenteraler Verabreichung eines Stoffes die Wirkung rascher und heftiger ein, klingt aber häufig auch wieder schneller ab, wie dies z. B. aus Experimenten mit Meskalin und Morphin berichtet wird. Aus diesem Grunde kann in der Regel die Dosis für die Injektion etwas niedriger gewählt werden als für die perorale Gabe. Manche Stoffe werden in den Verdauungswegen zerstört, so daß nur Bruchteile der eingenommenen Menge zur Wirkung zu gelangen vermögen. So ist das weibliche Sexualhormon Östradiol eingespritzt etwa 400mal wirksamer als bei peroraler Zufuhr.

Die primären psychischen Erscheinungen, d. h. solche, die der Einwirkung des Pharmakons unmittelbar entspringen, sind auch je nach Art und Ort des Angriffs am Gehirn verschieden. Die genaue Bestimmung der Lokalisation ist jedoch nicht Aufgabe der Pharmakopsychologie, sondern der Gehirnphysiologie. Beim Großteil der Stoffe ist der somatische Wirkungsmechanismus noch nicht näher bekannt; es wird vielmehr aufgrund von Vergleichen etwa mit Tumorkranken aus den Symptomen auf gewisse Lokalisationen geschlossen.

Eine direkte Wirkung des Stoffes auf die Gehirnzellen ist nicht nötig, es genügt schon ein Eingriff in den Blutchemismus, um sekundär Gehirnstörungen zu erzeugen. So vermindert z. B. Insulin den Blutzucker, was eine Ernährungsstörung des Gehirns zur Folge hat, die sich im Coma hypoglycaemicum äußert.

Der Blutchemismus besitzt engste Beziehungen zum »Hauptlabor« des Körpers, der Leber. Sie gewinnt neuerdings als vermuteter primärer Angriffspunkt verschiedener psychotroper Stoffe immer größeres Interesse. So konnte PATZIG [1130] ein mit radioaktivem Kohlenstoff (14-C) markiertes Meskalin vermehrt in der Leber nachweisen. Es fehlt auch nicht an Stimmen, die der Leber eine hervorragende Stellung für die Entstehung der Schizophrenie zumessen.

In einem beschränkteren Maße können sich auch Veränderungen im übrigen Körper sekundär auf die Psyche auswirken. So wird ein muskelerschlaffendes Mittel bei Spannungszuständen ein Gefühl der Befreiung, des Aufatmens erzeugen. Eine Blutdrucksenkung wird von Wärmeempfindung, Entspannung und damit Wohlgefühl begleitet sein. Ähnliches gilt für viele Heilmittel, die schwere körperliche Beeinträchtigungen beseitigen und reaktiv zu einer Euphorie führen. Umgekehrt werden Mittel, die körperliche Unannehmlichkeiten verursachen, entsprechende psychische Einstellungen auslösen. Eine Magenverstimmung kann Brechreiz und damit Übelkeit nach sich ziehen.

Eine gewisse Sonderstellung nimmt das endokrine System im Körper ein. Stoffe, die dessen Gleichgewicht stören, weisen oft psychische Wirkungen auf. Dies gilt ganz besonders für manche Hormone selbst, wenn sie von außen zugeführt werden, wie etwa das auf die Nebennierenrinde gerichtete Hypophysenhormon (ACTH). Zuletzt muß noch eine besondere Empfindlichkeit des Herzens erwähnt werden. In Analogie zu den Erfahrungen bei Herzkatheterisierungen und nach Herzoperationen erscheint es nicht unmöglich, daß durch Pharmaka, die am Herzen angreifen, abnorme Phänomene erzeugt werden können. Nach den bisherigen Beobachtungen muß als die spezifische Reaktionsform des Herzens die Angst angesehen werden.

Zusammenfassend kann also festgestellt werden, daß an der individuellen Gestaltung der psychischen Wirkung eines Pharmakons zumindest sechs Faktoren beteiligt sind:

1. Charakter der Versuchsperson einschließlich Lebensgeschichte und Motivationen.

2. Gegenwärtige seelische Verfassung.
3. Umwelteinflüsse (auch umweltbedingte Erwartungen der Versuchsperson).
4. Körperliche Angriffsweise und Angriffsorte des Pharmakons.
5. Dosierung unter Berücksichtigung der Applikationsart und der individuell verschiedenen Empfindlichkeit der Versuchspersonen.
6. Körperliche Wirkungsdauer des Pharmakons.

Anhangsweise sei noch auf ein Phänomen verwiesen, das bei wiederholter Aufnahme von (nicht nur psychotropen) Substanzen eine Rolle spielen kann, das Auftreten »bedingter Reflexe« (s. a. S. 186).

Ein pharmakopsychologisches Beispiel gibt Kalinina [733]. Er spritzte Versuchspersonen Atropin. Es stellte sich das normale Bild der Atropinwirkung ein: Trockenheit im Mund, Schläfrigkeit, Verminderung der Speichelsekretion, Pulsanstieg, Blutdruckveränderungen usw. Wurde der Versuch drei -bis fünfzehnmal wiederholt, so konnten die gleichen Symptome auch durch Injektion physiologischer Kochsalzlösung erzielt werden. Dabei zeigte sich, daß die mehr subjektiven Erscheinungen, wie Trockenheit im Munde und Schläfrigkeit, rascher kondizioniert wurden als etwa Puls- und Blutdruckveränderungen. Gewöhnung erfolgt also im Psychischen rascher als im Körperlichen. Der bedingte Reflex erlosch wieder nach zwei bis achtundzwanzig Tagen, wenn kein Atropin mehr gegeben wurde. Ähnliche bedingte Reflexe lassen sich grundsätzlich mit allen Chemikalien erzielen, und es liegt auch eine große Anzahl von diesbezüglichen Experimenten vor, die wohl nicht im einzelnen aufgezählt zu werden brauchen.

2. Besonderheiten des pharmakopsychologischen Experiments

Die Pharmakopsychologie entnimmt ihre Methodik der diagnostischen Psychologie. Deren differenzierte Verfahren können nicht in wenigen Seiten dargestellt werden, es sei daher auf die einschlägigen Lehrbücher verwiesen, zumal die meisten Tests nur in der Hand des Fachpsychologen brauchbare Ergebnisse liefern. Der besondere Charakter der pharmakopsychologischen Forschung erfordert darüber hinaus spezifische Maßnahmen:

a) Den Vergleich mit dem pharmakologisch nicht beeinflußten Erleben.
b) Die Ausschaltung des Wiederholungseffekts.
c) Die Ausschaltung der Erwartungen.

a) In der eingangs gegebenen Definition heißt es nicht umsonst: »Pharmakopsychologie ist die Lehre von der *Beeinflussung* seelischen Lebens durch dem Körper zugeführte chemisch wirkende Stoffe.« Eine Beeinflussung kann aber nur dann aufgezeigt werden, wenn der unbeeinflußte Zustand bekannt ist.

Der Vergleich kann auf zweifache Art erfolgen:

1. bei der gleichen Versuchsperson zwischen pharmakologisch beeinflußtem und unbeeinflußtem Erleben,
2. mit anderen Versuchspersonen, die sich in der gleichen Versuchssituation befinden, jedoch statt des wirksamen Präparates ein ähnlich aussehendes unwirksames Ersatzmittel (Placebo) erhalten haben.

Beide Verfahren weisen Vor- und Nachteile auf. (1) vermag die Veränderungen des Erlebens während des Versuches bei der jeweiligen Versuchsperson besonders deutlich aufzuzeigen. Es bleibt dabei jedoch im dunkeln, wieviel von den Veränderungen auf das Pharmakon bezogen werden darf und was durch die besonderen Umstände des Versuchs im weiteren Sinne bedingt ist (man denke etwa an Föhnwetter bei vegetativ Labilen). Außerdem tritt bei Testversuchen hier das Problem des Wiederholungseffekts auf (siehe unten).

(2) schaltet die eben erwähnten Nachteile aus, krankt seinerseits aber wieder daran, daß nicht immer klar ersichtlich ist, wieviel von den festgestellten Unterschieden der beiden Vergleichsgruppen auf der Wirkung des Pharmakons und wieviel auf einer andersartigen Zusammensetzung der Gruppen beruht. Es muß hier also die Forderung nach einer großen Anzahl von Versuchspersonen erhoben werden, die aus einer möglichst homogenen Population unbeeinflußt ausgewählt werden sollen. Von der gleichartigen Verteilung kann man sich allerdings nur durch einen Vorversuch überzeugen, womit der Kreis geschlossen ist.

Welches der beiden Vergleichsverfahren im einzelnen Falle zweckmäßiger ist, hängt vom Ziel des Versuches ab. Für differenzierte Analysen des Gefühlslebens etwa ist das erste, für statistische Untersuchungen im Bereich der Leistungen das zweite vorzuziehen. In beiden Fällen wird die Aussagekraft der Ergebnisse jedoch durch Anwendung beider Vergleiche verbessert. Man wird allerdings abwägen müssen, ob sich der Mehraufwand an Arbeit auch lohnt. So wird es bei stark wirkenden Mitteln, wie bei Meskalin oder LSD, nicht so sehr nötig sein, Placeboversuche anzustellen, da die pathologischen Reaktionen, wie Halluzinationen, Depersonalisationserscheinungen usw., beim seelisch gesunden Menschen sowieso nicht auftreten. Hingegen wird in diesem Falle der Vergleich mit der unbeeinflußten Persönlichkeit interessante Beziehungen aufdecken können.

An die Stelle des Placeboversuchs kann in vielen Fällen die Verwendung standardisierter Ergebnisse aus großen Reihenversuchen treten, sofern dieselben der Population, aus der die Versuchspersonen ausgewählt wurden, entsprechen; im Zweifelsfalle muß man sich durch einen Leerversuch von der Brauchbarkeit der Ergebnisse für die Versuchsgruppe überzeugen.

Die Placeboversuche sind aber mehr als ein lästiges methodisches Werkzeug. Für sich selbst betrachtet vermitteln sie wertvollste Einblicke in Probleme der Suggestibilität. So lassen sich häufig anscheinend schwerste körperliche Beschwerden mit einem unter pharmakologischen Aspekten völlig unwirksamen Präparat günstig beeinflussen (auch ohne daß vorher ein bedingter Reflex zustande kam, vgl. S. 170). Insbesondere Kopfschmerzen sprechen auf solche symbolische Maßnahmen ausgezeichnet an. FRIEDMAN [475] konnte mit einem Placebo in 58% der Migränefälle und 46% der Patienten mit Spannungskopfschmerz Befreiung vom Schmerz oder zumindest eine erhebliche Milderung desselben erzielen. Die Prozentzahlen für die Wirkung verschiedener Analgetica liegen nicht wesentlich höher!

b) Der Vergleich des pharmakologisch beeinflußten und unbeeinflußten Erlebens bei der gleichen Versuchsperson macht eine wiederholte Anwendung gleichartiger diagnostischer Verfahren nötig. Damit tritt das Problem des *Wiederholungseffektes* im Test auf.

Bei den Leistungstests, wie z. B. den Rechenversuchen, kommt dieses in Gestalt des Einflusses der Übung zum Vorschein. Um letzteren aus den Ergebnissen auszuschalten, ist es nötig, entweder das Ausmaß der Übung durch Vergleichsuntersuchungen abzuschätzen, oder, da starke individuelle Unterschiede bestehen, die entsprechenden Leistungstests vor Beginn der pharmakopsychologischen Versuche bereits bis zur Grenze der Übungsfähigkeit zu trainieren. Schließlich muß auch ein Chemiker oft bis zu einigen Wochen warten, bis seine Apparatur ins Gleichgewicht gekommen ist. Bei vielen Intelligenztests ist eine Wiederholung in kürzeren Zeitabständen überhaupt nicht möglich, da sich die Versuchspersonen an die Lösungen der Denkaufgaben erinnern könnten oder zumindest sie rascher wiederfinden. In diesem Falle muß man ähnliche Tests oder ausgesprochene Parallelserien heranziehen. Die letztere Möglichkeit besteht auch beim Rorschach-Test in Form des Behn-Rorschach-Tests oder des Zulliger-Tests, wobei aber die Eigenheiten derselben berücksichtigt werden müssen.

Von geringerer Bedeutung ist der Wiederholungseffekt bei den Zeichentests (z. B. Wartegg-Zeichentest, Baumtest usw.), sofern man dieselben vorwiegend ausdruckspsychologisch (graphologisch) auswertet. Bochnik [159] ließ während eines Alkoholrausches innerhalb von sechs Stunden fünf WZT anfertigen und erhielt durchaus brauchbares Material. Mátéfi [971] verfolgte Profilzeichnungen (jeweils des gleichen Modells) bei einem Kunstmaler während eines LSD-Rausches; die einzelnen Zeichnungen sind überzeugend, ein Wiederholungseffekt scheint nicht störend hervorzutreten. Zuletzt muß auch noch an die Handschrift erinnert werden, die bei großer Aussagekraft frei von Wiederholungseinflüssen bleibt.

c) Jedes Experiment wird mit *Erwartungen* begonnen, sowohl von der Versuchsperson wie auch vom Versuchsleiter. Da Erwartungen nach einem bestimmten Ablauf des Versuchs die vorurteilsfreie Betrachtung der unmittelbaren Phänomene stören, sind Maßnahmen zu ihrer Ausschaltung zu ergreifen.

Optimal wäre die Versuchssituation, bei der die Versuchsperson gar nicht bemerkt, daß ein Versuch stattfindet. Da sich dies aber nur selten verwirklichen lassen wird, ist es zumindest nötig, die Versuchsteilnehmer im unklaren zu lassen, was für ein Präparat gegeben wird. Denn weiß jemand z. B., daß er ein stark stimulierendes Mittel erhält, so wird er sich, zumindest unbewußt, irgendwie mit diesem Problem auseinandersetzen und je nach seiner Suggestibilität eine besonders starke Wirkung verspüren oder aber bei negativistischen Tendenzen eine solche überhaupt in Frage ziehen.

Eine zweite Sicherung ist dadurch zu erreichen, daß man gleichzeitig Placeboversuche vornimmt, die Probanden aber auf keinen Fall wissen läßt, an welche von ihnen das wirksame und an welche das Scheinpräparat zur Ausgabe gelangte. Ob man den Teilnehmern sagen soll, daß auch Placebos verteilt wurden, darüber kann man streiten. Um Suggestionen aus dem Verhalten anderer Versuchsteilnehmer bei Massenversuchen auszuschließen, dürfte am besten die allgemein gehaltene Auskunft sein, daß verschiedenartige Stoffe geprüft werden. Die tatsächliche Verwendung mehrerer Substanzen in einem großen Experiment hat übrigens auch den Vorteil, daß relativ weniger Placeboversuche angestellt werden müssen, da eine Placebogruppe zum Vergleich für beliebig viele andere Versuchsgruppen gleicher Stärke dienen kann.

Die Aussprache zwischen den Versuchspersonen ist nicht vor Festlegung besonders suggestionsgefährdeter Aussagen (besonders solcher über endothyme Zuständlichkeiten) zu gestatten. Untersuchungen des sozialen Kontakts etwa in Form von Gruppendiskussionen sind daher möglichst an den Schluß zu setzen.

Die einzelnen psychotropen Stoffe wirken unterschiedlich auf die Suggestibilität der Versuchspersonen; so wird diese durch Ataractica verstärkt, während sie in den schizophrenieähnlichen Wirkungsbildern des Meskalins und LSD wie bei der Schizophrenie vermindert ist (dementsprechend werden jene mit Vorteil zur Unterstützung psychotherapeutischer Suggestivmaßnahmen verwendet, diese hingegen können höchstens bei kathartischen Verfahren eingesetzt werden.

Nicht nur die Versuchsperson bringt Erwartungen in den Versuch mit, sondern auch der Versuchsleiter. Mit Ausnahme mancher Leistungstests sind aber alle diagnostischen Verfahren der Psychologie von der (subjektiven) Wertung des Versuchsleiters abhängig. Man erhebt daher mit Recht die Forderung, daß auch der Versuchsleiter, bzw. die Psychologen, die Tests aufnehmen und auswerten, nicht vor Festlegung aller einer subjektiven Wertung unterliegenden Daten wissen dürfen, welche Versuchspersonen Placebos und welche das eigentlich wirksame Präparat erhalten haben. Gewiß fehlt es nicht an Stimmen (z. B. de Boor [172]), die eine Forderung nach dem »doppelten Blindversuch« für überspitzt halten, und man muß wohl zugestehen, daß er in manchen Fällen entbehrlich sein dürfte, will man nicht mit Kanonen auf Spatzen schießen. Doch muß andererseits berücksichtigt werden, daß sehr leicht die Gefahr besteht, in irgendwelche Zufälligkeiten etwas »hineinzudeuten«, oder, wenn man sich dieser Schwierigkeit bewußt ist, wieder umgekehrt die Gefahr, nur die gröbsten Reaktionen zu berücksichtigen, so daß differenzierte Aussagen unmöglich werden. Der unvoreingenommene Psychologe hingegen wird sich viel ungezwungener und sicherer verhalten können.

Interessanterweise sind kritische Untersuchungen über die Methodik der Pharmakopsychologie äußerst spärlich. Umfangreichere Bemühungen liegen, abgesehen von Graf [535], vor allem von Pflanz [1166] vor. Er geht im wesentlichen von der medizinischen Methodenlehre Martinis aus und unterscheidet den akuten und chronischen Versuch, je nach dem Zeitraum, über den sich die Experimente erstrecken.

a) Für den chronischen Versuch fordert er eine Vorbeobachtungsperiode von 2–4 Wochen und Placeboversuche.
b) Die Anforderungen an den akuten Versuch sind bei ihm sehr differenziert:
   1. Der Versuch soll an einem Tage abgeschlossen werden, möglichst sogar an einem Halbtag.
   2. Die verwendeten Tests sollen innerhalb einer Stunde wiederholbar sein.
   3. Die Tests müssen eine große Stabilität aufweisen (reliability bei R. A. Fisher)
   4. Die Tests müssen auch auf geringe psychische Veränderungen empfindlich reagieren.
   5. Die Tests sollen möglichst quantitative Ergebnisse liefern.
   6. Die Tests müssen nachprüfbar sein (Validität).
   7. Die Tests sollen insgesamt nicht länger als eine Stunde dauern, da sonst Ermüdung, Absättigung, Gewöhnung und Unlustgefühle auftreten.
   8. Die Versuche sollen an der liegenden Versuchsperson vorgenommen werden.

Diese Forderungen bedürfen einer kritischen Auseinandersetzung im einzelnen.

ad 1. Die Ausdehnung der Versuchszeit wird in erster Linie von der Wirkungsdauer des verwendeten Stoffes abhängen. Versuche mit Chloräthyl werden sich auf wenige Minuten beschränken müssen, die Koffeinwirkung ist erst nach etwa 2–4 Stunden abgeklungen, während die des Meskalins oder Pervitins viele Stunden anhält. Hormondepots können gar über Monate das Seelenleben beeinflussen. Ferner ist zu beachten, daß die Wirkung bei den meisten Pharmaka nicht schlagartig einsetzt und aufhört; nach einem verschieden langen Latenzstadium beginnt eine allmähliche Zunahme und danach eine ebensolche Abnahme. Die Veränderungen des Seelenlebens sind dabei oft nicht nur quantitativ, sondern auch qualitativ verschieden. Es ist daher nicht gleichgültig, zu welchem Zeitpunkt ein bestimmter Test vorgenommen wird. Manche Räusche (z. B. Haschisch) zeigen auch besondere Verlaufsformen, indem Zeiten relativer Geordnetheit mit solchen intensiver Störungen abwechseln.

Unter Berücksichtigung der Dauer der Wirkung wird es manchmal nicht möglich sein, selbst den »akuten« Versuch an einem Tage zu beenden. Ähnlich wie bei großen Operationen wird man mehrzeitig vorgehen und die einzelnen Untersuchungen auf mehrere Tage verteilen müssen, etwa so, daß bei der Prüfung eines kurzwirkenden Stoffes jeden zweiten Tag etwa zwei Stunden zur gleichen Tageszeit gearbeitet wird. Es dürfte dies zweckmäßiger sein, als an einem Tage mehrmals das betreffende Mittel neu einnehmen zu lassen, da sonst unübersichtliche Kumulationseffekte und andere Störungen entstehen können. Aus diesem Grunde empfiehlt sich auch die Einschaltung eines freien Tages. Es soll nicht verkannt werden, daß durch die Verteilung auf mehrere Tage auch wieder neue Fehlerquellen entstehen. Man wird im einzelnen Falle Vor- und Nachteile abwägen müssen.

ad 2. Die Wiederholung von Tests in stündlichem Abstand ist für die Kenntnis des Wirkungsablaufs eines Pharmakons sehr aufschlußreich. Allerdings bedarf es dabei eines eingehenden Studiums des Wiederholungseffekts, und außerdem eignen sich viele Tests nicht dafür, da sie zu zeitraubend oder eine Wiederholung bei ihnen an sich fragwürdig ist.

ad 3–6. Hier handelt es sich um Forderungen, die keinen spezifisch pharmokopsychologischen Charakter besitzen, sondern sich auf Tests i. a. richten. Sie können an diesem Ort nicht für jeden Test einzeln diskutiert werden, weitgehend erfüllt sind sie nur bei den Leistungstests.

ad 7. Es ist die Kunst des Versuchsleiters, bei der Gestaltung des Untersuchungsplanes für die nötige Abwechslung zu sorgen und Unlustgefühle wegen Übersättigung möglichst zu vermeiden. Selten dürfte man mit einer Stunde für Tests auskommen, da allein zwei projektive Verfahren (z. B. Rorschachtest + WZT) meist schon eine Stunde füllen. Bei Erwachsenen wird man vier Stunden arbeiten können, bei Einschaltung einer größeren und einiger kleinerer Pausen jeweils zwischen den einzelnen Verfahren. Bei der Programmgestaltung muß man natürlich (ähnlich wie beim Stundenplan in der Schule) den Grad der nötigen Anstrengung bei den einzelnen Tests berücksichtigen. In besonderen Fällen kann aber gerade das Ausmaß der Ermüdbarkeit unter der Einwirkung bestimmter Pharmaka (z. B. Pervitin, Koffein usw.) interessieren.

ad 8. Bei körperlich gesunden Versuchspersonen ist die Forderung nach liegender Körperhaltung abzulehnen. Vielmehr ist jeweils eine dem Untersuchungsverfahren angemessene Stellung zu fordern im Interesse eines ungezwungenen Verhaltens der Versuchsteilnehmer. Methoden, die Handarbeit, z. B. Schreiben, nötig machen, werden im Liegen nur behindert. Lediglich rein sprachliche Untersuchungen können im Liegen ungestört vorgenommen werden. Selbstverständlich besteht die Forderung von PFLANZ in den Fällen zu Recht, in denen Zustände körperlichen Unbehagens, wie etwa in der Apomorphinvergiftung mit der sich PFLANZ unter anderem beschäftigte, die liegende Körperhaltung angezeigt erscheinen lassen.

3. Versuche an Geisteskranken und die Pharmakopsychiatrie im Allgemeinen

In der Literatur nehmen die Berichte über pharmakopsychologische Versuche an Psychotikern einen verhältnismäßig breiten Raum ein. Dies rührt daher, daß Geisteskranke dem Psychiater ständig in großer Anzahl als Versuchspersonen zur Verfügung stehen und stets ein Anreiz gegeben ist, neue »Heilmittel« zu erproben, wofür schließlich die pharmazeutische Industrie nicht unbeträchtliche Summen ausgibt.

Der Vorteil von Versuchen an Psychotikern besteht einmal darin, daß man die Forderung nach der Ausschaltung von Suggestionen auf seiten der Versuchsperson bei ihnen in idealer Weise verwirklichen kann. Im Rahmen der üblichen täglichen Medikation wird ein zu prüfendes Präparat gegeben, ohne daß der Patient im allgemeinen besondere Erwartungen daran knüpft, selbst wenn er zufällig auf die andersartige Beschaffenheit aufmerksam werden sollte. Außerdem ist die Suggestibilität bei Schizophrenien oder endogenen Depressionen sehr gering. Ein weiterer, nicht zu vernachlässigender Vorteil besteht darin, daß Versuche an stationären Patienten über Tage und Wochen ausgedehnt und die Beobachtungen auch über Nacht fortgesetzt werden können. Die Arbeit wird außerdem noch dadurch vereinfacht, daß von jedem Patienten natürlich eingehende Studien über seinen Werdegang und die psychische Verfassung aus der Krankengeschichte übernommen werden können und nicht erst eigens für die Untersuchung angestellt werden müssen.

Diesen Vorteilen steht aber der viel größere Nachteil gegenüber, daß man die Ergebnisse nur in sehr beschränktem Umfange auf den seelisch gesunden Menschen übertragen kann. Doch geben sie zweifellos, abgesehen von ihrer praktischen therapeutischen Bedeutung, auch wertvolle Beiträge zur Abrundung pharmakopsychologischer Wirkungsbilder.

Für eine angemessene Eingliederung der Erkenntnisse aus Versuchen an Psychotikern in das Gebäude der Pharmakopsychologie sind besonders solche Arbeiten wichtig, die auf Vergleiche einzelner Gruppen von Geisteskranken und seelisch gesunder Menschen abzielen.

Größere Erfahrungen über das unterschiedliche Verhalten von Schizophrenen und Gesunden liegen aus Versuchen mit Meskalin vor.

Euphorische Zustände wie emotionale Veränderungen überhaupt, sind unter Meskalin bei Gesunden häufig, bei Schizophrenen selten. Dies entspricht wohl der für die Schizophrenie charakteristischen emotionalen Einschränkung. Sexuelle Inhalte kommen wieder bei Schizophrenen häufiger zum Vorschein als bei seelisch Gesunden, was sich ebenfalls zwanglos in das Bild dieser Psychose einordnet.

Ähnliches gilt für das wirkungsverwandte LSD. Aus der Arbeit von Rinkel [1262] sei ein Beispiel für die übersteigerte Reaktion einer Schizophrenen entnommen: Nach einem anfänglichen Unruhezustand erhob sie sich plötzlich und führte seltsame, groteske Bewegungen aus. Sie kniete nieder, küßte die Wand, den Fußboden, untersuchte den Tisch und wurde dabei immer stärker erregt. Schließlich riß sie ihre Kleider vom Leib und lärmte so sehr, daß der Versuch durch intravenöse Injektion von 0,5 g Amytal-Natrium unterbrochen werden mußte. Eine derartig ausfällige Verhaltensstörung ist bei einer seelisch gesunden Versuchsperson kaum zu erwarten.

Besonders aufschlußreiche Untersuchungen verdankt man Hoch, der Meskalin und LSD bei Schizophrenen verglich

[649]. Er teilte die Psychotiker nach der Schwere der Störungen in drei Gruppen ein:

I. Pseudoneurotische Formen (phobische, obsessive usw.).

II. Gesamtpersönlichkeit noch intakt oder nur leicht abgebaut.

III. Schwere Defektzustände.

Die drei Gruppen zeigten ein unterschiedliches Verhalten gegen die erwähnten Pharmaka. Das Symptomenbild war bei der dritten Gruppe entsprechend der allgemein eingeschränkten psychischen Möglichkeiten viel ärmer; dies geht z. B. aus der Häufigkeit der Halluzinationen unter Meskalin hervor:

Art der Halluzination	Gruppe I (17 Vp)	Gruppe II (26 Vp)	Gruppe III (16 Vp)
optische	15	22	7
akustische	8	8	2
osmische	2	3	1
gustische	–	1	–
haptische	–	1	–

Bei LSD waren bei grundsätzlich ähnlichem Wirkungsbild viele Symptome weniger ausgeprägt als bei injiziertem Meskalin, insbesondere traten optische Halluzinationen seltener auf. Einzelne Patienten boten bei beiden Substanzen die gleichen Symptome, während andere sogar bei Wiederholung des Versuchs mit dem gleichen Mittel verschiedenartig reagierten.

Bei der pseudoneurotischen Gruppe traten keine schwereren Denkstörungen auf, immerhin waren die Reaktionen bereits ausgesprochen schizophrenieartig, weshalb von HOCH die Möglichkeit einer diagnostischen Abgrenzung zwischen Neurose und pseudoneurotischer Schizophrenie durch Meskalin erwogen wird.

Weiterhin wurden in die Versuche auch Amytal und Pervitin einbezogen. Dabei zeigte sich eine antagonistische Wirkung von Barbituraten und Meskalin. Während Meskalin regelmäßig zu einer Verstärkung der schizophrenen Symptomatik führte, gelang durch Amytal oft eine vorübergehende Normalisierung, und zwar in den einzelnen Gruppen in folgenden Prozentsätzen:

I = 75% II = 62,5% III = 44%

Bei Pervitin ist die normalisierende Wirkung etwas schwächer:

I = 56% II = 29,2% III = 22,2%

Diese normalisierende Wirkung des Amytals und Pervitins konnte auch am experimentellen Meskalin- und LSD-Rausche aufgezeigt werden: die massiven Symptome ließen sich durch Einspritzung dieser Stoffe unterbinden.

Die Wirkung der Weckamine bei Schizophrenien wird im allgemeinen negativ beurteilt. So liegen in Widerspruch zu der von Hoch beschriebenen Normalisierung Berichte über Exazerbationen vor; manche Autoren empfehlen sogar Weckamine zur Differentialdiagnose unklarer Fälle, da Schizophrene im Gegensatz zu Neurotikern auf Pervitin mit einer Verstärkung ihrer Symptomatik reagieren sollen. Selbst nach dem milderen Preludin ist das »Hervorblühen einer ausgeprägten schizophrenen Symptomatik« beobachtet worden (Spiegelberg [1438]).

Neuerdings wurden Versuche über die antagonistischen Wirkungen zwischen der Gruppe der Ataractica und dem Meskalin bzw. LSD angestellt, so z. B. von Fabing [394, 395] mit Azacyclonol (Frenquel) und von Delay [317], Denber [319], Flügel und Bente [431] u. a. mit Chlorpromazin.

Die Versuche von Hoch wurden deshalb ausführlicher referiert, weil sich an ihnen die grundsätzlichen Möglichkeiten der pharmakopsychologischen Forschung am Psychotiker aufzeigen lassen. Für eine sinnvolle Auswertung von Versuchsergebnissen ist es unbedingt nötig, möglichst homogene Gruppen zu bilden, also nicht etwa »Schizophrene« schlechthin zusammenzufassen oder Manische und Depressive in einen Topf zu werfen. Ferner trägt Hoch durch seine Bemühungen um einen Vergleich zwischen Gesunden und Kranken dazu bei, Material über das unterschiedliche Verhalten von bestimmten Psychotikern und seelisch Gesunden zu sammeln, um damit später direkte Schlüsse aus Ergebnissen, die an Geisteskranken gewonnen wurden, auf das normale seelische Verhalten zu ermöglichen.

Die pharmakopsychologischen Versuche an Geisteskranken sind fast durchweg motiviert von einer »Pharmakopsychiatrie«, die als Lehre von der Beeinflussung seelischer Erkrankungen durch chemische Mittel nur so weit in die Pharmakopsychologie reicht, als sie symptomatisch vorgeht, also z. B. depressive Zustände mit euphorisierenden Maßnahmen zu bessern sucht (man vergleiche die Opiumbehandlung bei endogenen Depressionen). Das Kriterium müßte darin liegen, wieweit die betreffenden Stoffe auch gleichsinnige Wirkungen am Gesunden entfalten. Für die beruhigenden Eigenschaften der modernen »Ganglienblocker« dürfte dies noch zutreffen, nicht hingegen für die Vitamintherapie der Alkoholpsychosen.

Bezüglich der Einzelheiten muß auf die Lehrbücher der Psychiatrie verwiesen werden.

4. Der Tierversuch und die Tierpharmakopsychologie

Um die Tierpharmakopsychologie ist es noch schlecht bestellt, sofern man sie als selbständige Disziplin und nicht als bloßes Hilfsmittel der Pharmakologie des Menschen betrachtet. Systematische Untersuchungen über die unterschiedliche Beeinflussung des Seelenlebens verschiedener Tierarten durch bestimmte Pharmaka fehlen völlig.

Die bisherigen Kenntnisse lassen sich in zwei Gruppen zusammenfassen:

a) Zufällige Beobachtungen über Verhaltensstörungen von Tieren nach Vergiftungen finden sich verstreut in der Literatur.

b) Pharmakologische Versuche über körperliche Reaktionen zeigten gelegentlich abnorme Verhaltensweisen bei den Versuchstieren auf, die bisweilen aufgegriffen und in eigenen Versuchsanordnungen näher erschlossen wurden. Als Versuchstiere dienten dabei vor allem Mäuse, Ratten, Kaninchen, Meerschweinchen, Katzen, Hunde, Affen und neuerdings auch Spinnen.

Die eigentlichen seelischen Erlebnisse des Tieres sind aufgrund der mangelnden Mitteilbarkeit nur sehr ungenau oder gar nicht zu erschließen. Der Beobachtung ist lediglich das äußere Verhalten zugänglich, aus diesem sind jedoch ebenso wie beim Menschen Rückschlüsse auf das Erleben möglich. Wenn etwa in der Banisterinvergiftung ein Hund wütend bellend gegen eine neutrale Wand springt, so wird dies am besten über Halluzinationen zu erklären sein [123].

Rybakow [1690] sah bei bleivergifteten Tieren ein Verhalten, das gewisse Ähnlichkeiten mit demjenigen des Menschen in der chronischen Bleivergiftung zeigte: sie wurden scheu, furchtsam und träge.

Von Makropsie bei Tieren berichtet Lewin [889]: Ein Weidetier, das Astragalus mollissimus gefressen hat, bekommt Wahrnehmungsstörungen, »die das Tier z. B. veranlassen, wenn es einen kleinen Gegenstand am Boden liegen sieht, mit ungeheuerem Kraftaufwand darüber hinwegzuspringen oder, wenn man einen Arm vor ihm plötzlich erhebt, wie vor Schreck gelähmt zu Boden zu stürzen, sich im Kreise zu drehen und anderes ähnliches mehr zu tun«. Man vergleiche hierzu die Fliegenpilzvergiftung beim Menschen (S. 58), bei der ähnliche Erscheinungen auftreten.

Süchtiges Verhalten kommt bei Tieren vor. Lewin [889] erzählt vom Pferd eines Weinhändlers, dem zur Stärkung längere Zeit Wein gereicht worden war. Eines Tages fand man es im Weinkeller zwischen einer großen Zahl zerbrochener Flaschen in einem schwer benommenen Zustand am Boden liegend, also wohl betrunken. Auch Hunde verfallen leicht in einen Alkoholrausch. Dies zu demonstrieren ist eine beliebte Belustigung studentischer Kneipabende.

Reko schildert süchtiges Verlangen nach bestimmten Giftpflanzen bei Weidetieren Mexikos [1249]:

»Tiere, die davon (Garbancillo, d. V.) genommen, sondern sich von den anderen ab und meiden ihre Gesellschaft. Sie fressen so gut wie nichts, magern rapid ab und werden bösartig. Treibt man sie zur Herde, so gehen sie steifbeinig und widerwillig, bleiben bald stehen und sondern sich von neuem ab.«

In anderen Fällen beobachtet man Aufregungs- und Wildheitszustände. Ohne ersichtlichen Grund stürzen sich die Tiere brüllend und schnaubend auf andere und auch auf Menschen, selbst auf Personen, mit denen sie täglich in Berührung stehen ... Auffallend ist, daß die Tiere in ihrer Benommenheit Hindernisse nicht wahrnehmen, über Bordsteine oder Stufen stolpern, mit dem Kopfe an Bäumen oder Telegraphenstangen anlaufen und anderen Tieren nicht ausweichen. Sobald es dem Tiere gelingt, aus der Herde auszubrechen und sich das geliebte Futter zu verschaffen, wird es innerhalb kurzer Zeit wieder munter, kräftig, übermütig, so daß man ihm von einer Krankheit gar nichts anmerkt ... Dem Tode geht ein längeres lethargisches Stadium zuvor.«

»Chachaquila ... erzeugt einen merkwürdigen Rausch, der von Halluzinationen und Erregungszuständen begleitet ist. Die Tiere, die den Genuß der Pflanze bereits kennen, stürzen plötzlich, ehe man sie hindern kann, aus der Herde und rasen in einer Art Wut davon, um zu den Plätzen zu gelangen, wo Chachaquila wächst ... Eine Verfolgung der wildgewordenen Tiere ist zwecklos und wird gemieden, da sie in diesem Zustand der ›Abstinenz‹ und des Eifers nach der ersehnten Nahrung sinnlos in Abgründe jagen oder vor dem Verfolger dahinrasen, bis sie einem Herzschlag erliegen.«

Gelingt es hingegen, die Tiere einige Zeit von dem Kraut fernzuhalten, dann klingen die Erscheinungen ohne weitere Folgen ab.

LINDNER berichtet von der berauschenden Wirkung des gärenden Schleimflusses der Eichen auf Eichhörnchen und Hirschkäfer [912]:

»Die Hirschkäfer ... erst fangen sie an zu krakeelen, dann taumeln sie vom Baume herunter, versuchen in drolliger Weise bald auf dem einen, bald auf dem anderen Beine zu stehen zu kommen, wobei sie immer von neuem umpurzeln, zuletzt verschlafen sie den Rausch.«

Suchterscheinungen lassen sich auch experimentell bei Tieren erzeugen. So schreibt LEWIN [889]:

»Ich habe Tauben tagelang immer zu einer bestimmten Tageszeit mit Morphin versehen, um feststellen zu können, daß die Wirkung nach Stunden abklang und die Tiere dann, kaum Nahrung aufnehmend, in einem Depressivzustand im Käfig hockten, aber flügelflatternd herankamen, wenn ich mich mit der Spritze näherte.«

»Eine Katze erhielt längere Zeit hindurch täglich Morphin eingespritzt. Nach einiger Zeit zeigte sie sich regelmäßig vor der Injektion apathisch. Durch die dann erfolgte wurde ihr Benehmen stets ins Gegenteil umgewandelt.«

»In Ländern, in denen Opium geraucht wird, atmen Katzen, Hunde, Affen, sobald ihr Herr die Opiumpfeife anzündet, begierig die Dämpfe mit ein, die jener ausstößt, ja, Affen sollen sogar das nicht verbrauchte, in das Bambusrohr durchsickernde Opium verzehren.«

Süchtiges Verhalten bei Tieren überrascht nicht, da sogar

das in der Mutter heranwachsende Kind die Süchte der Mutter übernehmen kann, was sich beim Neugeborenen in bedrohlichen Entziehungserscheinungen äußert.

Nach diesen kurzen Beispielen, die demonstrieren sollten, daß es auch beim Tier psychische Pharmakawirkungen gibt und eine Tierpharmakopsychologie keine Utopie ist, soll nun zum geplanten Tierversuch übergegangen werden.

Der Tierversuch darf nicht einfach mit der Begründung abgelehnt werden, daß zwischen dem Seelenleben des Tieres und des Menschen, trotz aller somatischer Ähnlichkeiten, Abgründe aufklaffen. Er hat seine eng umschriebenen Indikationen:

a) Der Tierversuch muß jeder Erprobung neuer Stoffe am Menschen vorausgehen. Es können aus demselben Schlüsse auf körperliche Nebenerscheinungen und auf die Dosierung gezogen werden. So wertvoll diese Hinweise sind, kann man sich jedoch nicht völlig auf sie verlassen. Beringer [123] erlebte beim ersten Banisterinversuch am Menschen einen unangenehmen Zwischenfall: die nach dem Tierversuch errechnete Dosis erwies sich als für den Menschen zu hoch.

b) Aus dem Verhalten des Tieres kann man, wenn auch mit geringerer Sicherheit, auf eine mögliche Psychotropie beim Menschen überhaupt, ja sogar auf die wahrscheinliche Richtung derselben schließen. Stoffe, die das Zentralnervensystem von Tieren erregen, werden im allgemeinen eine gleichsinnige Wirkung beim Menschen entfalten, das gleiche gilt entsprechend für lähmende Stoffe. Weiterreichende Schlüsse werden allerdings meist nicht möglich sein.

c) Zuletzt darf man die Berechtigung einer Tierpharmakopsychologie, die um ihrer selbst willen betrieben wird, ohne Rückschlüsse auf das menschliche Verhalten ziehen zu wollen, als selbständige Wissenschaft nicht bestreiten. Sie hat genauso ihren Platz in der Biologie wie etwa eine Systematik der Seesterne.

Der Tierversuch besitzt gegenüber dem Experiment am Menschen eine Reihe von Eigenheiten, Vorteilen wie Nachteilen:

a) Das Seelenleben des Tieres ist weniger kompliziert als das des Menschen, dadurch sind auch die Möglichkeiten der Variation geringer, das einzelne Tier entspricht also mehr dem Durchschnitt, die Individualität ist nicht so sehr ausgeprägt. Die Variabilität kann für Versuchszwecke noch eingeschränkt werden, wenn man etwa Mäuse eines Wurfes nimmt oder zumindest solche eines Eltern- oder Großelternpaares. Daß trotzdem individuelle Reaktionen möglich sind, illustriert ein Versuch von WILLIAMS [1608]: Er stellte Ratten zwei Trinkgefäße in ihre Käfige, eines mit Wasser und eines mit zehnprozentigem Alkohol, die Gläser wurden jeden Tag vertauscht. Es zeigte sich, daß einzelne Ratten ausgesprochene »Säufer« waren, also nur den Alkohol tranken, während umgekehrt auch ein »teetotaler« dabei war, der nur Wasser zu sich nahm.

b) Aufgrund der rascheren Generationsfolge lassen sich Entwicklungsprobleme am Tier besonders gut studieren. So geht z. B. die Glutaminsäurebehandlung beim Menschen auf Tierversuche zurück (z. B. ZIMMERMANN [1655]), die eine ausgesprochene Entwicklungsförderung ergaben (was allerdings vorwiegend auf die Nährwirkung zurückzuführen sein dürfte).

Ferner lassen sich Auswirkungen gewisser psychotoxischer Stoffe auf die Nachkommen experimentell untersuchen, was beim Menschen praktisch unmöglich ist. Neben den bekannten Versuchen mit Alkohol sei auch an eine Beobachtung von ARMITAGE [55] erinnert, daß sich Barbituratschäden bei Ratten auf die folgende Generation in Form verschlechterter Leistungen im Labyrinthtest übertragen.

c) Im Tierversuch kann man auch mit höchsten Dosen arbeiten und psychische Veränderungen vor dem Tode experimentell zugänglich machen, während man beim Menschen auf die Beobachtung zufälliger Vergiftungen angewiesen ist.

d) Das Verhalten des Tieres ist nicht von Reflexion usw. gestört.

Auf die einzelnen Verfahren der Tierpharmakopsychologie kann hier nicht eingegangen werden, es sei nur auf drei besonders aufschlußreiche Methoden hingewiesen:

a) Das Labyrinthverhalten (SMALL 1900, Behaviorismus) gibt wesentliche Hinweise auf die »Intelligenz« der Versuchstiere. Es wird dabei u. a. die Zeit gestoppt, die ein Tier benötigt, um zum Futternapf am Ende des Irrgartens zu gelangen. Dabei zeigt sich, daß die Findigkeit der einzelnen Tierindividuen sehr verschieden ausgeprägt ist. Es handelt sich dabei nicht um Zufälle, sondern um anlagemäßige Begabung, da sich dieselbe auch auf die Nachkommenschaft in ähnlicher Form wie die menschliche Intelligenz fortpflanzt. Der Einfluß chemischer Stoffe auf die Zweckmäßigkeit des Labyrinthverhaltens läßt sich aus der benötigten Zeit quantitativ ablesen.

b) Großes Aufsehen erregten die Untersuchungen von PETERS und WITT [1160, 1611–1615] über die Wirkung gewisser Substanzen auf den Netzbau der Spinne Zilla-x-notata Cl. Das sonst sehr regelmäßige Netz weist unter dem Einfluß einiger für den Menschen psychotroper Stoffe (z. B. Meskalin, Pervitin, Adrenochrom, LSD, Koffein, Chlorpromazin usw.) zum Teil charakteristische Veränderungen auf, es bekommt Löcher, Unregelmäßigkeiten oder verwirrt sich ganz.

c) In der angloamerikanischen und russischen Literatur spielt die Untersuchung bedingter Reflexe unter der Einwirkung von Pharmaka eine große Rolle. Nach den Lehren der Reflexologie PAWLOWS wie auch des Behaviorismus WATSONS ist das menschliche Verhalten im wesentlichen auf bedingte und unbedingte Reflexe zurückzuführen. Wenn diese Hypothese richtig wäre, müßte man wichtige Schlüsse aus Tierversuchen auf den Menschen übertragen können. Dies erklärt den Enthusiasmus, mit dem z. B. der »avoidance response« beim Affen geprüft wird. Eine sehr einfache Versuchsanordnung ist folgende: Konstante Zeit nach einem Klingelzeichen erhält das Versuchstier einen elektrischen Schlag, sofern es sich nicht an einen bestimmten Platz des Käfigs begibt. Affen lernen sehr rasch, sofort nach Ertönen des Klingelzeichens die Flucht an die isolierte Stelle anzutreten. Manche Pharmaka stören nun diesen bedingten Reflexmechanismus, so daß die Tiere nicht mehr zweckmäßig auf das Signal reagieren.

Die Untersuchung der bedingten Reflexe hat im Bereich der Pharmakopsychologie des Verkehrs eine echte Bedeutung, als z. B. der Tritt auf die Bremse im Notfall bei geübten Kraftfahrern nicht aufgrund von Überlegungen, sondern automatisch, reflexartig stattfindet. Es besteht eine ziemliche Wahrscheinlichkeit, daß bedingte Reflexe des Menschen in ähnlicher Weise wie jene des Tieres durch Pharmaka gestört werden können, so daß dann eine Bremsreaktion nicht mehr automatisch, unbewußt, sondern erst nach

Einschaltung des Denkens abläuft, was länger dauert und wobei wertvollste Zeit verlorengeht. Unter diesem Aspekt sei angesichts der ungeheueren Popularität von Beruhigungsmitteln folgende Tabelle von Pfeiffer und Mitarbeitern aus Untersuchungen über den »avoidance response« bei Macacus cynomolgus wiedergegeben [1165]:

	mg/kg	Prozent erhaltener bedingter Reflexe nach				
		1 h	2 h	4 h	6 h	10 h
Azacyclonol	20 i.v.	–	100	100	100	–
Meprobamat	100 p.o.	–	100	100	–	–
	200 p.o.	–	84	100	–	–
Pentobarbital	12 i.v.	81	100	–	–	–
Reserpin	0,5 i.m.	–	60	25	17	40
11-Desmethoxyreserpin	0,5 i.m.	–	5	2	1	0
Rescinnamin	0,5 i.m.	–	90	51	17	5
Chlorpromazin	1,0 i.m.	30	0	0	50	100

Von praktischer Bedeutung in dieser Tabelle sind vor allem die starken Beeinträchtigungen durch Reserpin und Chlorpromazin, da dieselben zur Zeit in der Medizin sehr viel verordnet werden, und zwar auch bei ambulanten Fällen, so daß eine Verkehrsgefährdung nicht von der Hand zu weisen ist (s. a. den Abschnitt über die Pharmakopsychologie des Verkehrs, S. 88 ff).

Von dem in obiger Tabelle nicht enthaltenen Ataracticum Benactyzin berichtet Brady [190], daß es bedingte Reflexe nicht nur nicht beeinträchtige, sondern ihre Ausbildung sogar begünstige.

Übrigens sind auch schon Ansätze zu einer experimentellen Tierpharmakopsychiatrie gegeben. Masserman gibt an, daß künstlich bei Tieren erzeugte »Neurosen« sich durch Gaben von Alkohol oder Morphin rascher überwinden lassen [970a].

N. Chemische Struktur und psychische Wirkung

Nachdem sich gezeigt hat, daß durch gewisse chemische Stoffe eine Einwirkung auf seelische Bereiche möglich ist und ferner eine, wenn auch sehr vage, Spezifität dieser Wirkungen festgestellt werden kann, liegt es nahe, die Frage eingehend zu prüfen, ob jeweils bestimmte chemische Strukturen als Träger der pharmakopsychologischen Effekte angesehen werden dürfen.

Das gegenwärtige Wissen reicht nicht aus, endgültige Antworten zu dem aufgeworfenen Problem zu ermöglichen. Es läßt sich lediglich zeigen, daß die Frage berechtigt und sinnvoll ist. Sieht man nämlich die wichtigsten Stoffe der Pharmakopsychologie nach ihrer chemischen Struktur durch, so ergeben sich einige auffallende Gruppierungen, wenn auch nicht verschwiegen werden darf, daß andere Stoffe wieder anscheinend beziehungslos dastehen.

Ohne zu sehr in den Bereich der speziellen Pharmakopsychologie eindringen zu wollen, seien im folgenden einige solche chemische Verwandtschaften aufgezeigt. Die Darstellung muß sich auf die Wiedergabe der Strukturformeln und einige stichwortartige Hinweise beschränken. Aus didaktischen Gründen wurde eine Reihe von Formeln abweichend von der sonst üblichen Schreibweise gezeichnet, um die Verwandtschaftsbeziehungen noch deutlicher hervortreten zu lassen – pharmazeutische Prospekte versuchen meist gerade umgekehrt solche Beziehungen zu vertuschen –, wobei die Wasserstoffatome in den Grundskeletten der Übersichtlichkeit halber weggelassen wurden.

1. Barbiturate

Wohl mit am besten durchforscht dürften die Beziehungen zwischen chemischer Struktur und psychischer Wirkung bei den Barbitursäurederivaten sein, da diese als Schlafmittel starke kommerzielle Bedeutung besitzen und nahezu alle interessanten Variationen synthetisiert und zumindest im Tierversuch erprobt wurden.

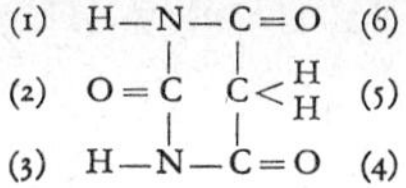

Das Grundskelett bildet die Barbitursäure, die selbst keine hypnotische Wirkung aufweist, aus der jedoch durch Substitution an den Atomen 5, 1 und 3 des Ringes die einzelnen Schlafmittel hervorgehen. Dabei zeigen sich folgende Gesetzmäßigkeiten:

a) Die Zahl der Kohlenstoffatome in den bei (5) substituierten Seitenketten muß zusammen zwischen vier und acht betragen.
b) Von den Seitenketten darf nur eine zu einem Ring geschlossen sein.
c) Die Wirkungsdauer wird verkürzt durch Doppelbindungen, lange Ketten und Einbau von Schwefel (Thiobarbiturate).
d) Besonders kurzdauernde Wirkung besitzen die bei 1 oder 3 substituierten Barbitursäurederivate.
e) Ersatz des Sauerstoffatoms bei (2) führt zum Verlust der hypnotischen Wirkung.

Einige Beispiele mögen dies erläutern:

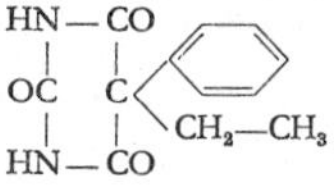

Luminal
(langwirkend)

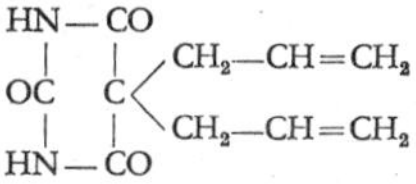

Dial
(mittlere Wirkungsdauer)

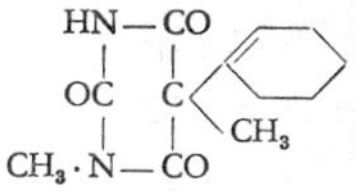

Evipan
(kurzwirkend)

Die Feststellungen über die Wirkungsdauer der Barbiturate sind verhältnismäßig leicht zu interpretieren. Die Dauer der psychischen Wirkung eines chemischen Stoffes ist im allgemeinen von der Dauer der körperlichen Wirkung abhängig, sofern nicht irgendwelche Kettenreaktionen ausgelöst werden (die sowohl physischer wie auch seelischer Natur sein können). Das Verweilen im Körper wird aber von den Geschwindigkeiten der Ausscheidung und des Abbaus bestimmt. Ein Stoff mit Doppelbindungen ist in der Regel Oxydationsprozessen leichter zugänglich als einer mit kurzen stabilen Ketten oder gar mit Benzolringen. Die Gesetze der Chemie lassen sich hier in den pharmakopsychologischen Bereich übertragen.

Diese Betrachtung gilt nicht nur für die Barbiturate, sondern ganz allgemein. Mit einer gewissen Aussicht auf Erfolg läßt sich die Wirkungsdauer von psychisch wirkenden Stoffen durch Veränderung der chemischen Struktur beeinflussen. So konnte z. B. Jatzkewitz Meskalin an einen synthetischen eiweißähnlichen Körper binden und dadurch die Ausscheidung im Tierversuch um ein Vielfaches verzögern.

Eine interessante Beziehung ergibt sich von den Barbituraten zum entgegengesetzt wirkenden Koffein. Bildet sich die Barbitursäure aus Malonsäure und einem Molekül Harnstoff, so geht das Xanthin, der Grundkörper des Koffeins, aus Malonsäure und zwei Molekülen Harnstoff hervor.

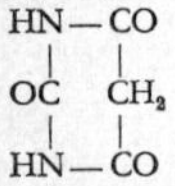

Barbitursäure

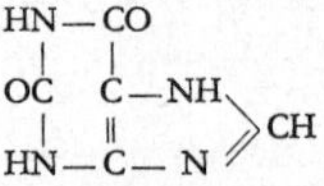

Xanthin

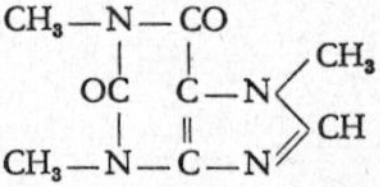

Trimethylxanthin = Koffein

Warum allerdings das Xanthin keine, die Dimethylxanthine (Theobromin und Theophyllin) eine schwache, das Koffein aber eine starke zentralnervöse Wirkung entfalten, bleibt im dunkeln.

2. *Phenyl-Amino-Äthan-Gruppe*

Eine verhältnismäßig große Anzahl psychisch wirksamer Stoffe steht in naher Verwandtschaft zu einer Reihe auch normalerweise im Körper vorhandener Stoffe, als deren populärster Vertreter das Hormon des Nebennierenmarks, das Adrenalin gelten kann.

Zunächst seien die wichtigsten Strukturformeln angegeben:

a) Eiweißbausteine ohne psychische Wirkung:

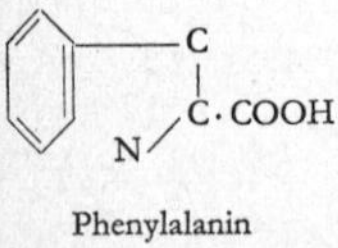

Phenylalanin

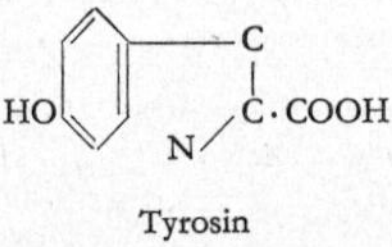

Tyrosin

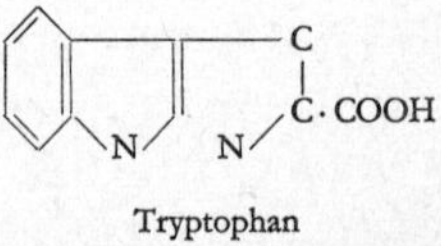

Tryptophan

b) Körpereigene Stoffe mit psychischer Wirkung:

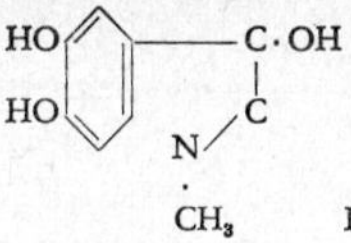

Adrenalin

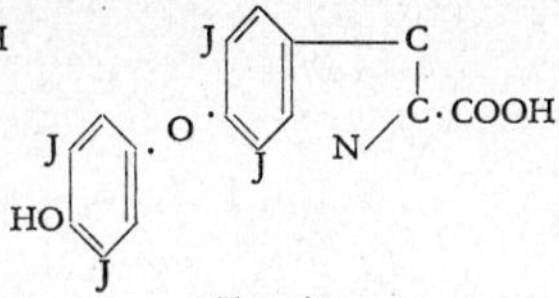

Tyroxin

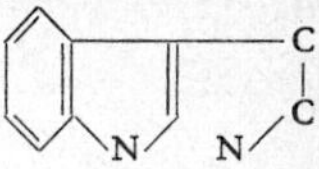

Tryptamin

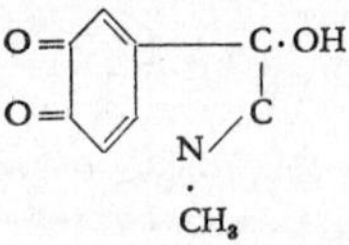

Adrenochrom

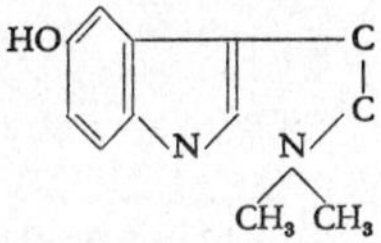

Bufotenin

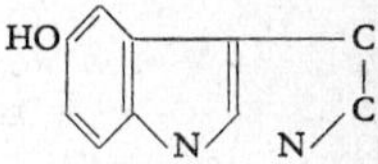

Serotonin

c) Meskalin und Verwandte:

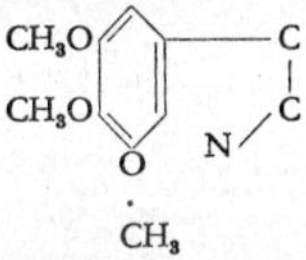

Meskalin

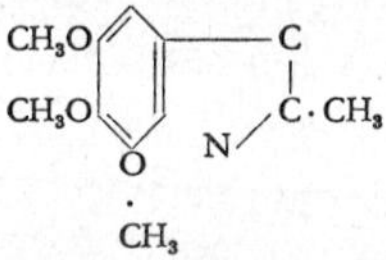

TMA

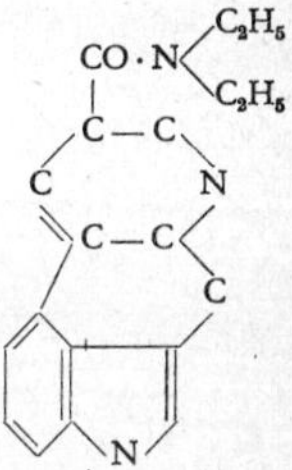

LSD-25

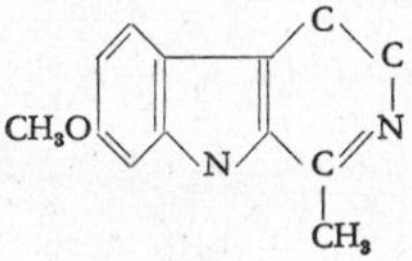

Harmin

d) Weckamine und verwandte Stoffe:

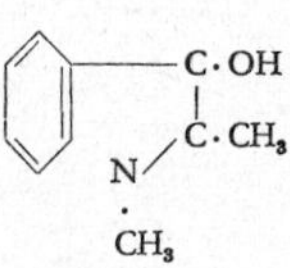

Ephedrin
Isoephedrin (Cathin)

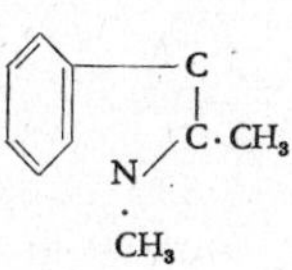

Pervitin

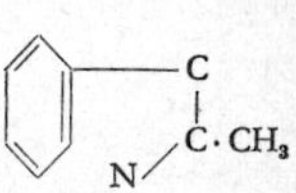

Amphetamin

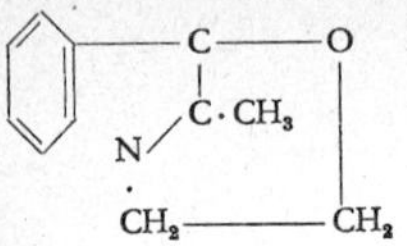

Preludin

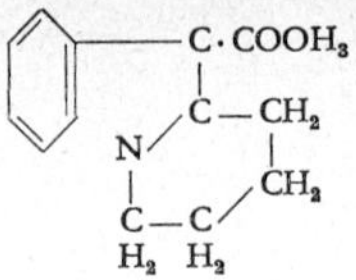

Ritalin

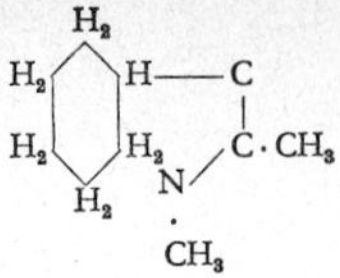

Eventin (CHP)

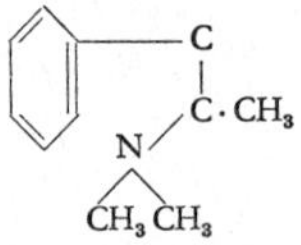

1-Phenyl-2-(dimethylamino)-propan
(Bestandteil des Metrotonins)

e) Verwandte Stoffe ohne primäre psychische Wirkungen:

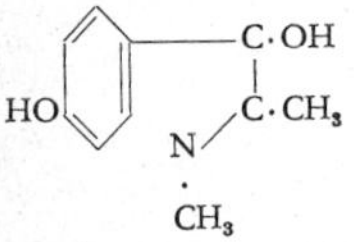

Suprifen

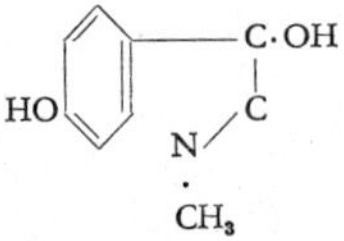

Sympatol

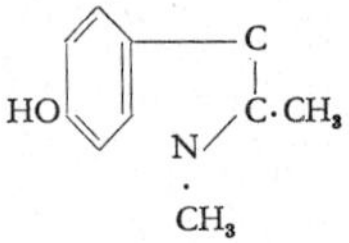

Veritol

Phenylalanin und Tryptophan gehören zu den sogenannten unentbehrlichen Aminosäuren, der Körper ist nicht in der Lage, sie aufzubauen, und daher auf die Zufuhr von außen angewiesen. Die beiden Stoffe scheinen das Ausgangsprodukt für eine Reihe wichtiger anderer Substanzen zu sein, die der Körper selbst bildet. So dürften die Hormone der Schilddrüse (Tyroxin) und des Nebennierenmarks (Adrenalin) aus Phenylalanin hervorgehen. Die beiden letztgenannten Hormone weisen enge Beziehungen zum psychischen Geschehen auf. So konnte das Adrenalin bei Affekten vermehrt im Blute nachgewiesen werden; durch Gaben von Tyroxin soll sich eine allgemeine Steigerung der psychischen Aktivität erzielen lassen (umstritten), zumindest bleibt aber die seelische Entwicklung im Kindesalter bei mangelnder Produktion des Schilddrüsenhormons zurück.

Vom Tryptophan aus könnte der Organismus zum Serotonin gelangen, das im Zentralnervensystem eine, wenn auch noch ziemlich dunkle Rolle spielt. Es trat in den Mittelpunkt des Interesses der physiologisch-chemischen Schizophrenieforschung, als man Beeinflussungen des Serotoninstoffwechsels durch die Halluzinogene Meskalin und LSD sowie auch durch das Rauwolfiaalkaloid Reserpin feststellte. Die Ähnlichkeit der Symptome des Meskalin- und LSD-Rausches mit manchen Psychosen, insbesondere der Schizophrenie, hatte schon längst das Problem aufgeworfen, ob der menschliche Organismus nicht selbst ähnliche Stoffe bilden könnte, die als Ursachen der spontanen Geisteskrankheiten in Frage kämen. Diese Hypothese fand eine beachtliche Stütze, als HOFFER 1954 mit einem Oxydationsprodukt des Adrenalins, dem Adrenochrom, schizophrenieartige Symptome erzeugen konnte [655]. Verhaltensstörungen bei Tieren ergaben sich bei Versuchen mit zwei Abkömmlingen des Tryptophans, dem Bufotenin (EVARTS [391]) und dem Tryptamin (NIEUWENHUYSEN [1097]).

Vom Ephedrin und seinem Isomer Cathin, die beide in Pflanzen vorkommen und eine kreislaufanregende sowie auch leicht psychisch stimulierende Wirkung aufweisen, leitet sich die Gruppe der Weckamine Pervitin und Amphetamin (Benzedrin) ab. Sie verscheuchen jede Müdigkeit (»Akopa«), steigern die Leistungsfähigkeit, ohne die Stimmungen tiefer zu beeinflussen. Die schon in früheren Abschnitten beschriebenen unangenehmen Wirkungen bei längerem Gebrauch regten zu Veränderungen der chemischen Struktur an. Beim Preludin, Eventin, Ritalin u. a. tritt die erregende Wirkung zurück. Sie werden als Appetitzügler von pharmazeutischen Fabriken propagiert.

Die Schwierigkeiten der Zusammenhänge zwischen psychischer Wirkung und chemischer Struktur werden an den drei zuletzt abgebildeten Stoffen (Suprifen, Sympatol, Veritol) besonders deutlich. Dieselben zeichnen sich zwar ebenso wie die Weckamine und die übrigen Verwandten des Adrenalins durch eine starke sympathikomimetische Wirkung aus, hingegen wurden psychische Veränderungen bisher nicht beschrieben, wenn man von einer allgemeinen Anregung durch die Kreislaufbelebung absieht.

3. Opiumalkaloide und synthetische Verwandte

In diese Gruppe gehört eine nicht unbeträchtliche Anzahl hochwirksamer psychotroper Substanzen mit sehr ähnlicher chemischer Struktur und nur geringen Unterschieden im psychischen Wirkungsbild. Es würde zu weit führen, alle bekannten Stoffe hier aufzuzeichnen. Besonders hervorgehoben werden muß bei dieser Gruppe, daß die meisten Angehörigen optisch aktiv sind und von ihnen jeweils nur die linksdrehenden in der Natur vorkommen. Diese allein sind auch die Träger der psychischen Wirkung, während die rechtsdrehenden im wesentlichen mit ihnen nur den Angriff am Hustenzentrum gemeinsam haben. Es darf darauf hingewiesen werden, daß ähnliche Verhältnisse bezüglich der optischen Aktivität auch bei einer großen Anzahl anderer Stoffe vorliegen. So weist z. B. das rechtsdrehende Isomer des Kokains, das Psikain, kaum eine psychische Wirkung auf. Das l-Hyoscyamin ist um das Vierzigfache dem d-Hyoscyamin als Parasympathicolyticum überlegen (das Racemat Atropin nimmt daher eine Mittelstellung ein). Das natürliche linksdrehende Adrenalin ist 12–15mal wirksamer als das synthetische Racemat. Alle natürlichen Eiweißkörper enthalten nur l-Aminosäuren. Die gleichen optischen Eigenschaften beobachtet man bei den Fermenten, da diese zu ihren Substraten wie ein »Schlüssel zum Schloß« passen müssen. Dies könnte ein Hinweis dafür sein, daß auch die psychotropen Stoffe zumindest zum Teil als hemmende oder fördernde Katalysatoren in das Lebensgeschehen eingreifen.

Wenn soeben der Anschein erweckt wurde, als ob jeweils die linksdrehenden Verbindungen die wirksameren wären, so ist dies nicht ganz richtig, da bei manchen anderen Stoffen, insbesondere zentral erregenden, die rechtsdrehenden Isomeren eine stärkere Wirkung aufweisen. So ist das rechtsdrehende 1-Phenyl-2methylaminopropan (Pervitin) dem linksdrehenden überlegen. Im vorliegenden Zusammenhang kam es lediglich darauf an, zu zeigen, daß die optische Isomerie bei sonst gleicher Struktur von höchster Bedeutung sein kann.

a) Stärkste Schmerzbetäubungsmittel:

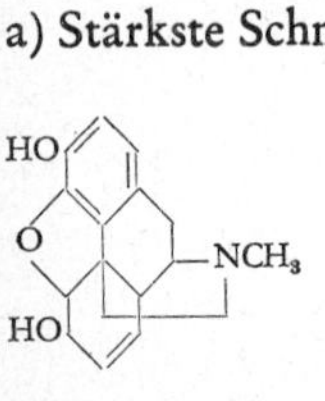

Morphin

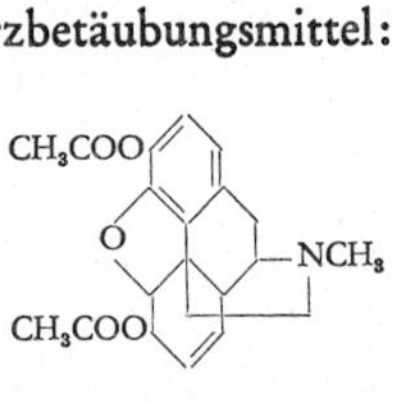

Heroin

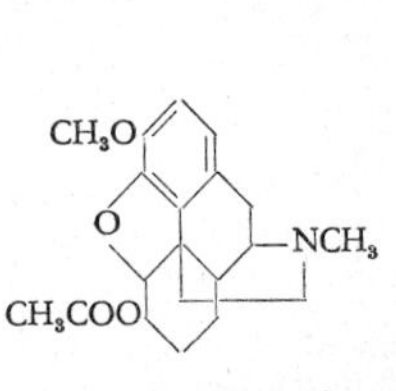

Acedicon

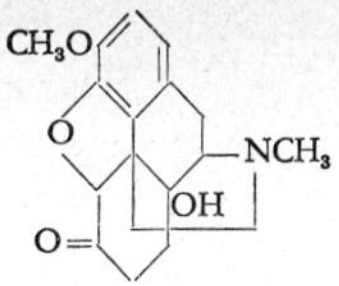

Oxycodon (Eukodal)

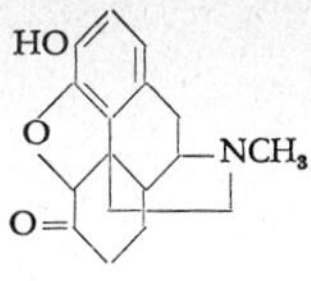

Hydromorphon (Dilaudid)

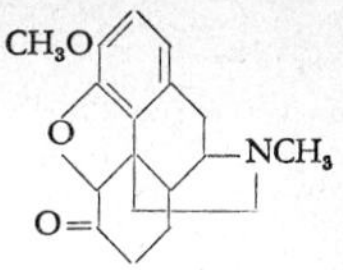

Hydrocodon (Dicodid)

b) Hustenmittel:

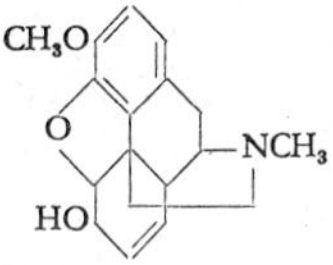

Kodein

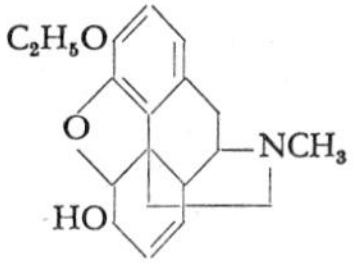

Dionin

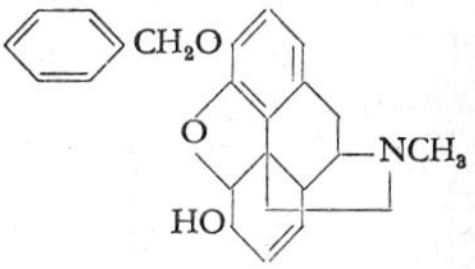

Peronin

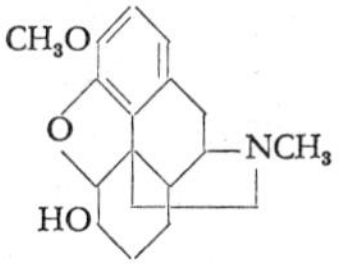

Paracodin

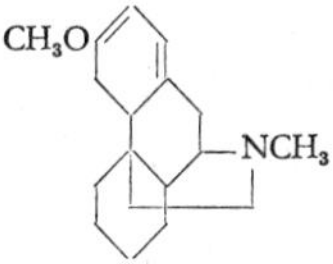

Dextromethorphan (Romilar)

c) Andersartige Wirkung:

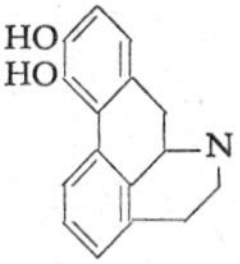

Apomorphin

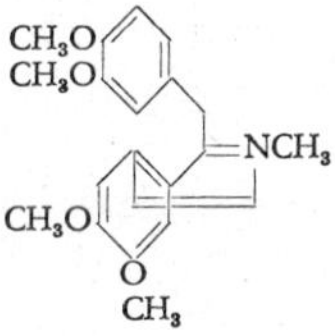

Papaverin

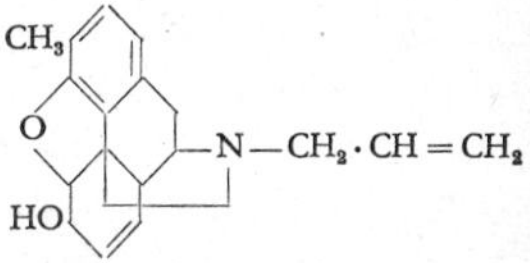

N-Allylnormorphin

d) Synthetische Stoffe mit morphinähnlicher Wirkung:

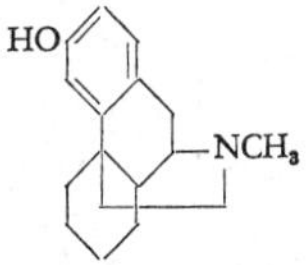

Laevorphanol (Dromoran)

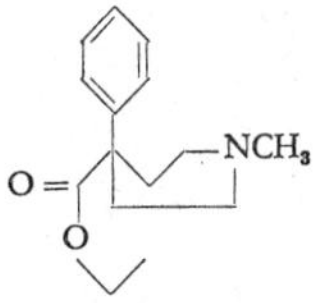

Pethidin (Dolantin)

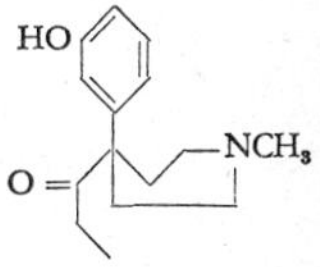

Ketobemidon (Cliradon)

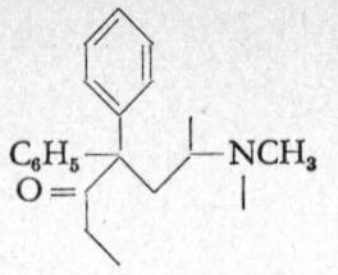

Methadon (Polamidon)

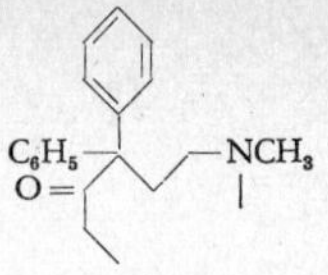

Ticarda

Zu der gegebenen Übersicht ist nur wenig zu bemerken. Die Abhebung der beiden Gruppen »Schmerzmittel« und »Hustenmittel« kann nur akzentuierend erfolgen, da sowohl Morphin und seine Verwandten alle eine Wirkung auf das Hustenzentrum ausüben, wie auch das Kodein und ähnliche Stoffe zugleich eine nicht unbeträchtliche analgetische Wirkung entfalten, was die Verwendung in vielen Schmerztabletten beweist. Auch kommt süchtiger Mißbrauch bei letzterer Gruppe, wenn auch nicht sehr häufig, vor. Innerhalb der einzelnen Gruppen bestehen vor allem Unterschiede hinsichtlich der nötigen Dosis. Das Bemühen, Schmerzbetäubungsmittel von der Stärke des Morphins, jedoch geringerer Suchtgefahr zu schaffen, führte zur Entwicklung einer Reihe synthetischer Stoffe, die weniger das Allgemeinbefinden im Sinne einer Euphorie beeinflussen sollten. Die Erwartungen wurden bisher noch bei allen Mitteln enttäuscht. Die Hoffnung, aus der chemischen Struktur Hinweise auf die etwaige psychische Wirkung zu gewinnen, wird durch den Vergleich der verschiedenen Opiate nicht gerade vermehrt. Steht doch das chemisch so viel fernere Polamidon dem Morphin bezüglich der Schmerzwirkung wesentlich näher als das nur durch eine Methylgruppe unterschiedene Kodein. Das Heroin gilt als das gefährlichste Suchtmittel, während beim so ähnlichen Dionin nur ganz wenige Suchtfälle beschrieben sind.

Beim Vergleich der Formeln fällt auf, daß alle stark psychotropen Stoffe der Morphinreihe eine Methylaminogruppe aufweisen. Dieselbe findet sich auch beim Antipyrin und Py-

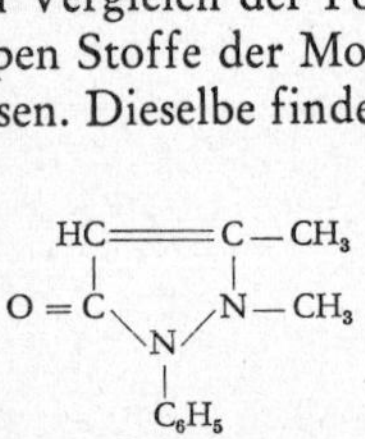

Antipyrin

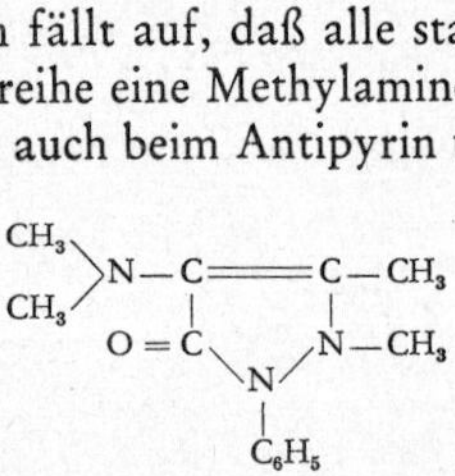

Pyramidon

ramidon, die beide recht gut Schmerzen lindern. Die Versuchung ist nun stark, auch in anderen Verbindungen ähnliche Strukturen aufzusuchen, und in der Tat zeigt sich, daß alle Stoffe der Barbitursäure-, Weckamin-Meskalin- und Kokain-Atropinreihe Stickstoff enthalten und häufig sogar in Methylaminogruppen.

Wie wenig diese Feststellung aber in Wirklichkeit wert ist, zeigt ein Vergleich mit den Wirkstoffen des Haschischs, die stickstofffrei sind, obwohl ihre Struktur sonst der Morphingruppe nicht ganz fremd ist:

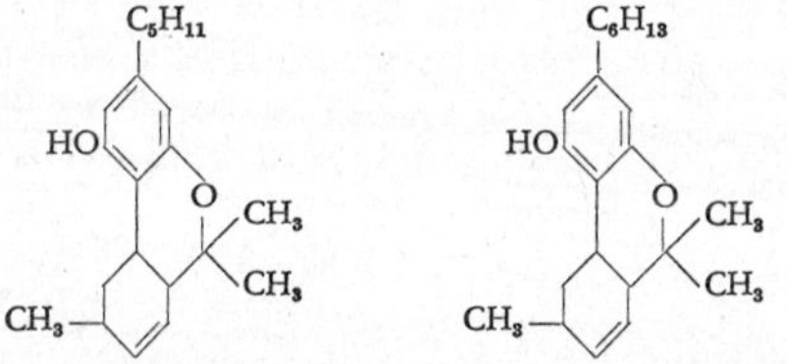

Tetrahydrocannabinol — Pyrahexyl (synth., ADAMS)

Im übrigen darf auch nicht vergessen werden, daß die ganze Alkohol-Äther-Reihe frei von Stickstoff ist.

Eines besonderen Hinweises bedarf das N-Allylnormorphin, das abweichend von den übrigen Morphinderivaten eine meskalinähnliche Wirkung aufweist (PENNES und HOCH [1147]).

4. *Kokain-Atropin-Gruppe*

Die Stoffe dieser Reihe sind insofern bemerkenswert, als sie bei großer Ähnlichkeit der chemischen Struktur sehr verschiedene psychische Wirkungen aufweisen.

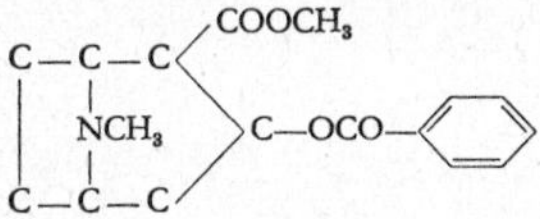

Kokain (l)
Psikain (d)

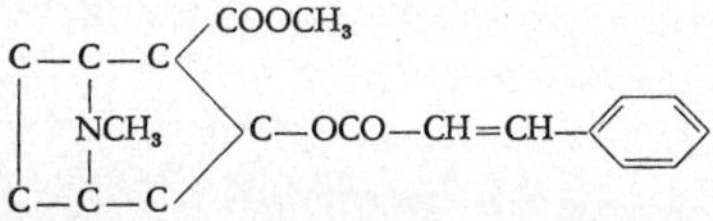

Cinnamonylkokain

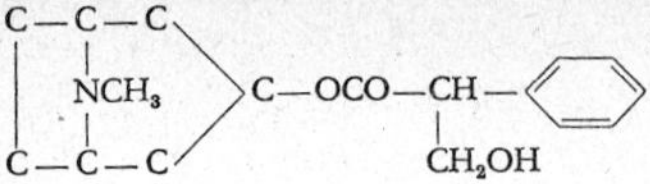

Hyoscyamin
(Razemat = Atropin)

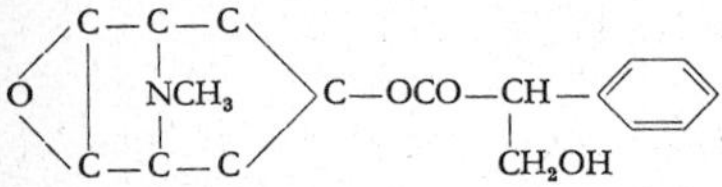

Hyoscin
(Skopolamin)

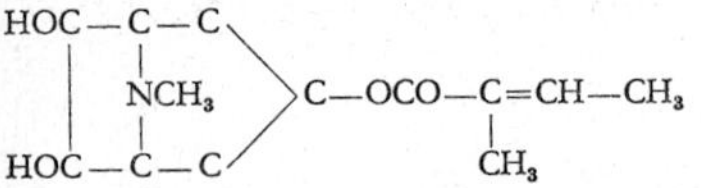

Meteloidin
(Ololiuqui)

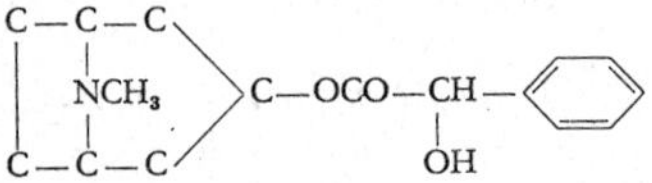

Homatropin

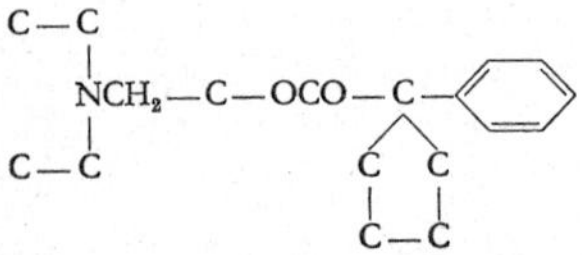

Parpanit

Beim Kokain kommt es zu Vermehrung der körperlichen Leistungsfähigkeit, Beschleunigung der noetischen Prozesse eventuell bis zur Ideenflucht, bei Gewöhnten zu rauschartiger Steigerung des Erlebens, Glücksgefühlen, Halluzinationen usw. Es besteht stärkste Suchtgefahr. Das Psicain ist hingegen psychisch unwirksam (siehe oben). Beim Atropin fehlen Euphorie und Suchtgefahr, Halluzinationen treten im allgemeinen erst bei Dosen auf, die schwere körperliche Störungen verursachen. Durch Einbau nur eines Atoms Sauerstoff schlägt der erregende Einfluß auf das Zentralnervensystem in das Gegenteil um. Das Skopolamin ist eines der stärkstberuhigenden Mittel, wehalb es auch zur »chemischen Zwangsjacke«, also zur Dämpfung psychotischer Aufregungszustände verwandt wird. Durch Hydratisierung geht daraus das Meteloidin hervor, das vermutlich die wirksame Substanz des mexikanischen Piule bildet. Die eigenartigen Grenzzustände zwischen Wachen und Schlaf wurden bereits beschrieben. Eine Ähnlichkeit mit dem Skopolamin ist hier deutlich. Über psychische Wirkungen des dem Atropin so ähnlichen Homatropin, das vor allem in der Augenheilkunde verwendet wurde, ist in der Literatur nichts bekannt geworden. Beim Parpanit, das ähnlich wie Atropin und Skopolamin spasmolytisch auf die glatte Muskulatur wirkt, wurden Levitationsphänomene beschrieben (GRÜNTHAL [554]), gehobene Stimmung sowie Veränderungen des Raum- und Zeiterlebens. Das Parpanit gehört zu einer Reihe von Stoffen, die mit der Absicht geschaffen wurden, bei verstärkter Spasmolyse die zentralnervösen Nebenwirkungen des Atropins und Skopolamins auszuschalten, eine Aufgabe, die offensichtlich immer noch nicht restlos geglückt ist.

5. Alkohol-Äther-Gruppe

Als nächstes seien der Äthylalkohol und seine Verwandten betrachtet, die bei einfachem chemischem Aufbau eine große Ähnlichkeit der psychischen Wirkungsbilder zeigen. Ein Erregungszustand (»Rausch«) wird in der Regel von Bewußtlosigkeit (»Narkose«) gefolgt. Die einzelnen Stoffe unterscheiden sich vor allem durch die Dauer und den Grad der Ausprägung der beiden Phasen. Zunächst die Chemie (wie bisher ohne Einzeichnung der am Grundskelett sitzenden H-Atome):

C—C—OH	Äthylalkohol	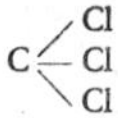	Chloroform
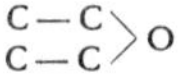	Äthyläther	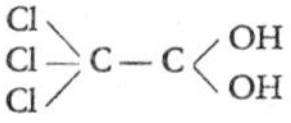	Chloralhydrat
C—C—Cl	Chloräthyl		
C—C—Br	Bromäthyl	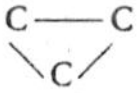	Cyclopropan
C=C	Äthylen		
C≡C	Acetylen	C—OH	Methylalkohol

C—C—C—C—C	Pentan	Benzin
C—C—C—C—C—C	Hexan	
C—C—C—C—C—C—C	Heptan	
C—C—C—C—C—C—C—C	Oktan	

Die meisten der genannten Stoffe wurden bereits von KRAEPELIN näher untersucht. Beim Alkohol stellte er zunächst eine Beschleunigung »einfacher psychischer Vorgänge« [794] fest, die von einer Verlangsamung gefolgt wird. Dies führte ihn zum biphasischen Reaktionsgesetz pharmakopsychologischer Vorgänge. Beim Äthyläther gab er den Phasenverlauf umgekehrt an: zuerst Verlangsamung, dann Beschleunigung; die Erregungsphase fällt häufig schon in den Zustand leichter Narkose und drückt sich in körperlicher Unruhe und lebhaften Träumen aus. Ähnlich wie Äther wirken auch Chloroform, Bromäthyl, Cloräthyl und die gasförmigen Stoffe Äthylen, Acetylen und Cyclopropan. Benzin weist ähnliche psychische Wirkungen wie der Äthylalkohol auf, auch wurden Suchtfälle ebenso wie bei Äther beschrieben. Chloralhydrat ist als starkes Schlafmittel anzusehen, die erregende Phase ist hier zum Wegfall gekommen.

6. *Ataractica = Tranquilizer*

Diese als letzte zu besprechende Gruppe zeigt die Besonderheit, daß die einzelnen Angehörigen in vier Untergruppen einzureihen sind, die, trotz unverkennbarer Ähnlichkeit der psychischen Wirkung, erhebliche chemische Strukturverschiedenheiten aufweisen.

a) Phenothiazinderivate:

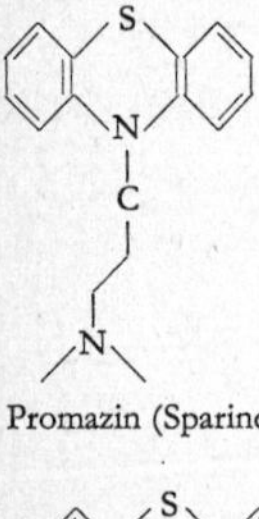

Promazin (Sparine)

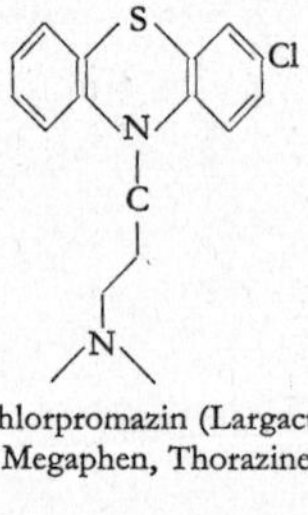

Chlorpromazin (Largactil, Megaphen, Thorazine)

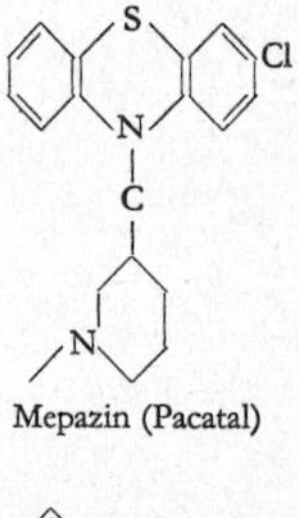

Mepazin (Pacatal)

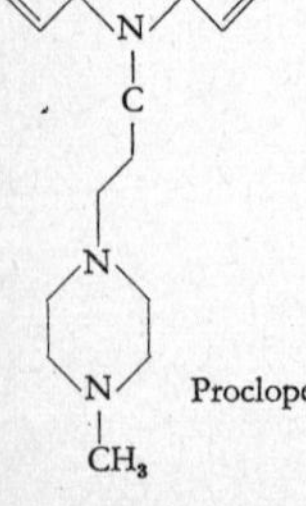

Procloperazin (Compazine)

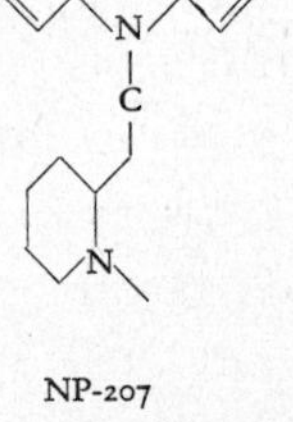

NP-207

b) Diphenylmethangruppe:

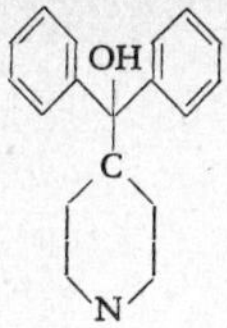

Azacyclonol (Frenquel)

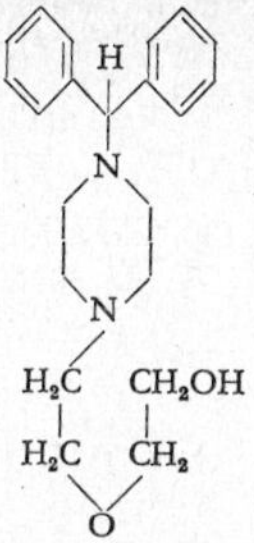

Hydroxyzin (Atarax)

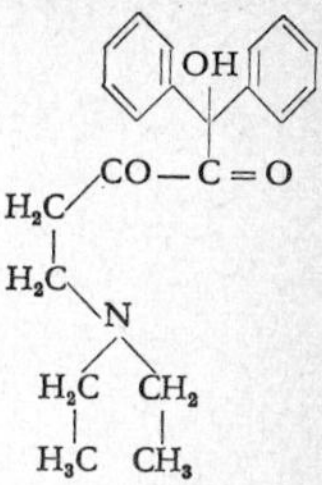

Benactyzin (Suavitil)

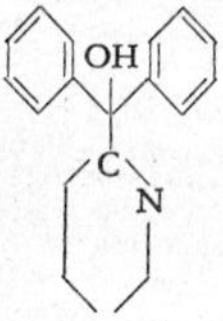

Meratran

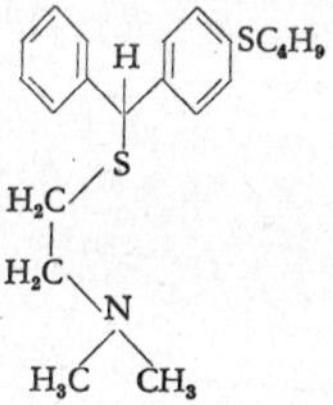

Captodiamin (Covatix)

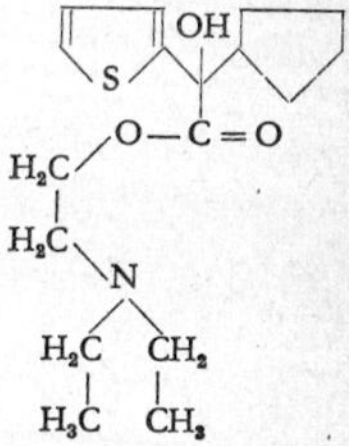

Win - 2299

Das dem Benactyzin chemisch so nahe verwandte Win-2299 weist jedoch meskalinartige Wirkung auf (PENNES und HOCH [1147]).

BERGER [117] betont die größere Zusammengehörigkeit der ersten drei Gruppen, die er »autonomic suppressants« (in Deutschland ist die Bezeichnung »Ganglienblocker« üblich)

c) Rauwolfia-Alkaloide:

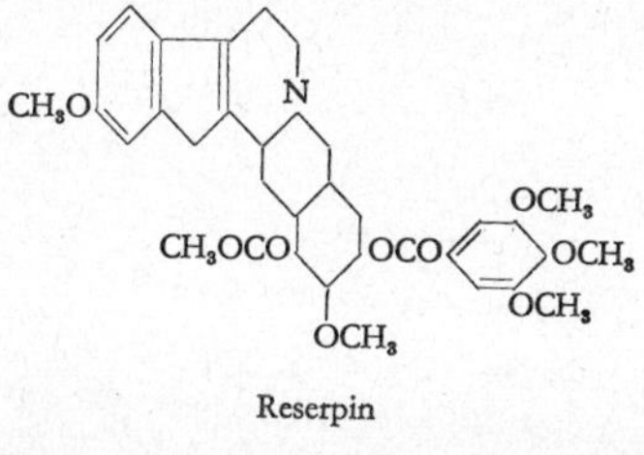

Reserpin

d) Substituierte Propandiole:

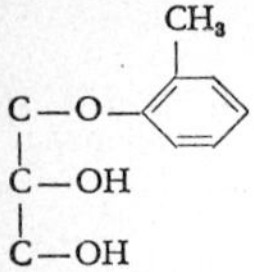

Mephenesin
(Tolserol)

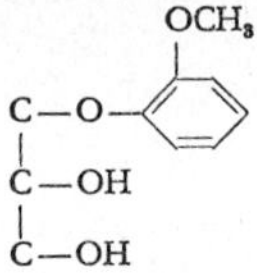

Guajakolglyzerinäther
(Reorganin)

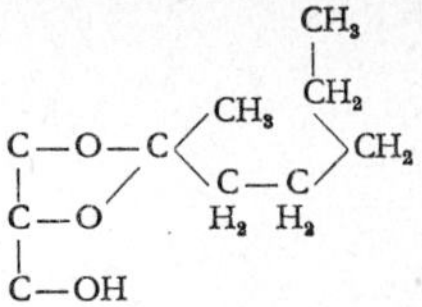

Glyketal

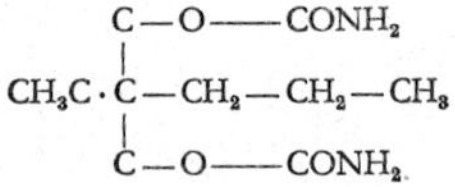

Meprobamat (Miltown)

oder Tranquilizer im engeren Sinne nennt, gegenüber den »zentralen Relaxantien« der substituierten Propandiole. Wesentliche Unterschiede bestehen z. B. in der Muskelerregbarkeit gegenüber Strychnin, die von den ersten drei Gruppen erhöht, von den Relaxantien jedoch gemindert wird. Sinngemäß verhalten sich die Schwellenwerte für elektrische und chemische Schockmethoden gerade umgekehrt. Die Ganglienblocker hemmen bedingte Reflexe, die Relaxantien nicht.

Würde man sich an die wörtliche Bedeutung von »Tranquilizer« = »Beruhiger« halten, so müßte man auch die Barbiturate und andere Stoffe hinzurechnen, doch ist dies nicht üblich. Letzten Endes kann auch ein K.o-Schlag einen erregten Menschen zum Schweigen bringen.

Nachwort

Blickt man nun auf das ganze Gebiet der Pharmakopsychologie zurück, so ist man vielleicht erstaunt über die Vielfalt der Möglichkeiten der Beeinflussung seelischen Lebens durch Pharmaka, und man wird das Hohelied verstehen, das HUXLEY auf die Pharmakologen singt:

»Wenn wir Freude, Frieden und Geborgenheit ersehnen, so schenken sie uns Geborgenheit, Frieden und Freude. Wenn wir Schönheit wünschen, so verklären sie die Außenwelt für uns und öffnen die Tore für Visionen unvorstellbarer Fülle und Bedeutung. Begehren wir ewiges Leben, so geben sie uns das Nächstbeste – Äonen Erlebnisse höchsten Glücks wunderbar in eine einzige Stunde zusammengedrängt« [678].

Mit dem gleichen Pathos behauptet Aldous HUXLEY auch, daß die letzten Entdeckungen psychotroper Substanzen für das Individuum von höherer Bedeutung seien als die Atomspaltung.

Dieser Enthusiasmus ist bei weitem übertrieben:

1. Die praktische Anwendung psychotroper Stoffe sieht sich der Schwierigkeit gegenüber, daß man bei einer gegebenen Versuchsperson den Ablauf eines Rausches nur sehr unsicher voraussagen kann, derselbe muß einfach hingenommen werden, da man ihn kaum zu beeinflussen vermag. Zu keinem der starkwirkenden Stoffe gibt es ein einfaches Gegenmittel mit völlig gleichem Angriffspunkt, mit welchem man nach Belieben die Stärke der Symptome einstellen könnte, ohne wieder andere Nebenerscheinungen auf sich nehmen zu müssen. Die Erlebnisse höchsten Glücks, die HUXLEY besingt, müssen immer mit dem völligen leib-seelischen Zusammenbruch in der Sucht bezahlt werden.

2. Mit der wissenschaftlichen Durchdringung der Materie steht es nicht besser. Handelt es sich doch in der ganzen Pharmakopsychologie mehr um ein Aneinanderreihen von Erfahrungen als um eine echte theoretische Verknüpfung und Durchleuchtung. Alle vermeintlich augenfälligen Beziehungen verfließen bei näherem Zusehen. So war das Nebeneinandersetzen von Strukturformeln weitgehend nur ein Spiel mit Möglichkeiten. Doch darf man die Zuversicht hegen, daß es der zukünftigen Forschung gelingen wird, einiges Licht in

das vorliegende Problem zu werfen, wenn auch der letzte Schritt wohl immer jenseits unserer Erkenntnismöglichkeiten bleiben wird, nämlich, wie sich chemische Reaktionen in seelische Erlebnisse umsetzen. Man müßte da zuerst wissen, was »Seele« eigentlich ist.

LITERATURVERZEICHNIS

1 ABDULLA, A.: Cannabis indica als Volksseuche. Med. Monatsspiegel *2*, 6 (1953).

2 ABÉLY, P.: L'anxiété, ses limites et ses bases. Considérations endocrinologiques et thérapeutiques. Paris (Masson) 1947.

3 ABÉLY, P.: Introduction à l'étude de l'endocrino-psychiatrie. Paris 1949.

4 ABRAMSON, H. A. (Ed.): Neuropharmacology; transactions of the first conference, May 26, 27, and 28, 1954, Princeton, N. Y. New York 1955.

5 ABRAMSON, H. A., & EVANS, L. T.: Lysergic acid diethylamide (LSD-25). II. Psychological effects on the Siamese fighting fish. Science *120*, 990 (1954).

6 ABRAMSON, H. A., & JARVIK, M. E., et al.: Lysergic acid diethylamide (LSD-25). I. Physiological and perceptual responses. J. Psychol. *39*, 3 (1955).

7 ABRAMSON, H. A., & JARVIK, M. E., et al.: Lysergic acid diethylamide (LSD-25). III. LSD as an adjunct to psychotherapy with elimination of fear of homosexuality. J. Psychol. *39*, 127 (1955).

8 ABRAMSON, H. A., & JARVIK, M. E., & HIRSCH, M. W.: Lysergic acid diethylamide (LSD-25). IV. Effect on attention and concentration. J. Psychol. *39*, 373, (1955).

9 ABRAMSON, H. A., & JARVIK, M. E., & HIRSCH, M. W.: Lysergic acid diethylamide (LSD-25). VI. Effect upon recall and recognition of various stimuli. J. Psychol. *39*, 443 (1955).

10 ABRAMSON, H. A., & JARVIK, M. E., & HIRSCH, M. W.: Lysergic acid diethylamide (LSD-25). X. Effect on reaction time to auditory and visual stimuli. J. Psychol. *40*, 39 (1955).

11 ABRAMSON, H. A., & JARVIK, M. E., & HIRSCH, M. W., & EWALD, A. T.: Lysergic acid diethylamide (LSD-25). V. Effect on spatial relations abilities. J. Psychol. *39*, 435 (1955).

12 ABRAMSON, H. A., & JARVIK, M. E., & HIRSCH, M. W., & EWALD, A. T.: Lysergic acid diethylamide (LSD-25). VII. Effect on arithmetic test performance. J. Psychol. *39*, 465 (1955).

13 ACH, N.: Über die Beeinflussung der Auffassungsfähigkeit durch einige Arzneimittel. Kraepelins psychol. Arb. *3*, 203 (1901).

14 ADATTO, C. P.: Observations on criminal patients during narcoanalysis. Arch. Neurol. *62*, 82 (1949).

15 ADLER, L.: Männliches Hormon und die Behandlung der Wechseljahre bei Frauen. Wien. klin. Wschr. *66*, 21 (1954).

16 ADLERSBERG, D.: Über psychische Ausnahmezustände beim hypoglykämischen Diabetiker und deren forensische Bedeutung. Klin. Wschr. *1932*, 1671.

17 AGNEW, N., & HOFFER, A.: Nicotinic acid modified lysergic acid diethylamide psychosis. J. ment. Sci. *101*, 12 (1955).

18 AHLENSTIEL, H., & KAUFFMANN, R.: Geometrische Gestalten in optischen Halluzinationen. Arch. Psychiat. Z. Neurol. *190*, 503 (1953).

19 AINLEY, A. B., & KAUGMAN, C.: Clinical observations on the somnifacient efficacy of heptabarbital (Medomin) in mentally disturbed patients. J. nerv. ment. Dis. *123*, 125 (1956).

20 AIVAZIAN, G. H.: Chlorpromazine in the withdrawal of habit forming drugs in adults. Dis. nerv. Syst. *16*, 57 (1955).

21 ALBARRACIN, L.: Contribución al estudio de los alcaloides del Yagé. Diss. Bogota 1925.

22 ALBERT, K., et al.: Preliminary report on the effect of glutamic acid administration in mentally retarded subjects. J. nerv. ment. Dis. *104*, 263 (1946).

23 ALEXANDER, A.: Über Eukodalismus. Münch. med. Wschr. *1920*, 873.
24 ALEXANDER, E.: Intoxication chronique par la scopolamine. Scalpel *74*, 352 (1921).
25 ALEXANDER, L.: Differential effects of the new »psychotropic« drugs. Ann. New York Acad. Sci. *67*, 758 (1957).
26 ALEXANDER, L.: The therapeutic process in electroshock and the newer drug therapies. Psychological considerations. J. amer. med. Ass. *162*, 966 (1956).
27 ALEXANDER, S. J.: Sodium Amytal narcosis with delirium as a therapeutic method. Dis. nerv. Syst. *12*, 77 (1953).
28 ALEXANDER, S. J., & COTZIN, M., & WENDT, G. R.: Chemical influences on behavior. I. The effects of a small dose of hyoscine on performance. J. Psychol. *39*, 389 (1955).
29 ALLAN, A., & MCKINNON, H. L.: Response to wonder drugs. Dis. nerv. Syst. *17*, 262 (1956).
30 ALLERS, R.: Über die psychische Wirkung von Arzneimitteln. Z. Neurol. *122*, 204 (1929).
31 ALLERS, R.: Über die Möglichkeit einer pharmakologischen Analyse der Arbeitskurve. Z. Arbeitsphysiol. *2*, 240 (1930).
32 ALLERS, R., & FREUND, E.: Zur Kenntnis der psychischen Wirkung von Arzneimitteln und anderen Stoffen. I. Die Wirkung des Kaffees. Z. Neurol. *97*, 748 (1925).
33 ALLERS, R., & FREUND, E.: Zur Kenntnis der Wirkung von Kola-Präparaten: Z. exper. Med. *49*, 64 (1926).
34 ALLERS, R., & HALPERN, F.: Über die Wirkung verschiedener Pharmaka auf respiratorische Affektäußerungen. Z. Neurol. *124*, 113 (1930).
35 ALLIEZ, J.: Délire amphétaminique. Encéphale *42*, 21 (1953).
36 ALLIEZ, J., & SAVY, A.: Symptomatische Manien und neuere Medikamente. Ann. méd. psychol. *112*, 13 (1954).
37 ALTER, W.: Zur Kasuistik über das Veronal. Münch. med. Wschr. *1905*, 514.
38 ALTSCHULE, M. D., & TILLOTSON, K. J.: The use of testosterone in the treatment of depressions. New England J. Med. *239*, 1036 (1948).
39 ALTSCHULE, M. D., & PROMISEL, E., & PARKHURST, B. H., & GRUNEBAUM, H.: Effects of ACTH in patients with mental disease. Arch. Neurol. Psychiatr. *64*, 641 (1950).
40 ALVES GARCIA, J., & ALEXANDRE, H., & MARCELINO DA SILVA, L.: Investigações terapeuticas com a nitrila succinica. J. brasil. Psychiatr. *1*, 229 (1950).
41 ALWALL, N.: Frequenz und Dauer der subjektiven Wirkung und Nebenwirkungen von Benzedrin und Pervitin bei hochgradiger Ermüdung. Acta med. scand. *114*, 1 (1943).
42 ALWALL, N.: Studien über die Einwirkung von Benzedrin und Pervitin auf die physische und psychische Leistungsfähigkeit hochgradig ermüdeter Menschen. Acta med. scand. *114*, 251 (1943).
43 ALWALL, N.: Militärmedizinische Untersuchungen über die Einwirkung von Benzedrin und Pervitin bei hochgradiger Ermüdung. Sv. Läkartidn. *42*, 2556 (1942).
44 AMMAN, R.: Die Bromvergiftung und ihre Schriftstörungen. Z. Neurol. *34*, 12 (1916).
45 ANDRÉ, M. J., & TITECA, J.: Confusion mentale aiguë chez une hyperthyroïdienne. Rôle possible d'une intoxication par le propyl-thiourazil. Acta neurol. psychiatr. belg. *51*, 806 (1951).
46 ANDREWS, T. G.: The effect of benzedrine sulfate on syllogistic reasoning. J. exper. Psychol. *26*, 423 (1940).
47 ANGER, H.: Über die Wirkung von Keimdrüsenhormonen auf die intellektuelle Leistungsfähigkeit minderbegabter Kinder. Phil. Diss. Marburg 1950.

48 ANGYNAL, L. v.: Über die Theorie der Insulinschock- und Cardiazolkrampfbehandlung der Schizophrenie. Mschr. Psychiatr. *97*, 280 (1937/38).
49 ANSCHÜTZ, G.: Psychologie. Hamburg 1953.
50 ANTON-STEPHENS, D.: Preliminary observations on the psychiatric use of chlorpromazine (Largactil). J. ment. Sci. *100*, 543 (1954).
51 APEL, G., & BECKER, W.: Klinische Beobachtungen bei Gerobionbehandlung von Alterskrankheiten. Med. Klinik *52*, 352 (1957).
52 APFELBERG, B.: Benzedrinsulfatvergiftung. Slg. Vergiftungsfälle *9*, 47 (1938).
53 APPEL, J., & ROSEN, J. R.: Psychotic factors in psychosomatic illness. Psychosom. Med. *12*, 236 (1950).
54 ARDIS, J. A.: Clinical conditions resembling mescaline intoxication. Bull. brit. psychol. Soc. *29*, 4 (1956).
55 ARMITAGE, S. G.: The effects of barbiturates on the behavior of rat offsprings as measured in learning and reasoning situations. J. comp. physiol. Psychol. *45*, 146 (1952).
56 ARNI, V.: Nach »Antifurchtdroge« nun »Wurstigkeitspillen«. Schweiz. Apoth. Z. *1956*, 476.
57 ARNOLD, O. H.: Untersuchungen zur Frage des Zusammenhangs zwischen Erlebnisvollzug und Kohlenhydratstoffwechsel. Wien. Z. Nervenheilk. *10*, 85 (1954).
58 ARNOLD, O. H.: Zur Verwendung von Covatin in der psychosomatischen Medizin. Z. psychosom. Med. *4* (1957).
59 ARNOLD, O. H., & HOFF, H.: Untersuchungen über die Wirkungsweise von LSD. Wien. Z. Nervenheilk. *6*, 129 (1953).
60 ARNOLD, O. H., & HOFF, H.: Körperschemastörungen bei LSD-25. Wien. Z. Nervenheilk. *11*, 92 (1955).
61 ARNOLD, O. H., & HOFMANN, G.: Untersuchungen über Bernsteinsäureeffekte bei LSD-25-Vergiftungen und Schizophrenien. Wien. Z. Nervenheilk. *11*, 92 (1955).
62 ARONOWITSCH, G. D.: Sozial-pathologische und experimentell-psychologische Studien über den Cocainismus. Z. Neurol. *97*, 20 (1925).
63 ASBROCK: Die Entwicklung der Rauschgiftkriminalität in der Bundesrepublik Deutschland. Dtsch. Apoth. Z. *96*, 605 (1956).
64 ASCHAFFENBURG, G.: Praktische Arbeit unter Alkoholwirkung. Kraepelins psychol. Arbeiten *1*, 608 (1896).
65 ASCHAFFENBURG, G.: Zur Einwirkung des Kokains auf das Geschlechtsleben. Dtsch. med. Wschr. *1925*, 55.
66 ASCHENBRANDT: Der Cocawein, ein neues Verpflegungsmittel. Allg. Militärzeitung 1886.
67 AUERWALD, H., & BRIKEN, R.: Gefahren des Pervitinmißbrauchs. Med. Welt. *1941*, 897.
68 BAADER, E. W.: Eine Reisestudie über schweren Manganismus bei ägyptischen Mangangrubenarbeitern. Arch. Gewerbepath. *9*, 477 (1939).
69 BACH, W.: Beiträge zur Anoxiebehandlung (I). Nervenarzt *18*, 449 (1948).
70 BACH, W.: Beiträge zur Anoxiebehandlung (II). Nervenarzt *24*, 380 (1953).
71 BACHMANN: Entoptische Erscheinungen bei Digitalisbehandlung. Münch. med. Wschr. *99*, 146 (1957).
72 BAER, H.: Psychotische Erregungszustände und ihre Bekämpfung durch Schlafmittel. Schweiz. Arch. Neur. *60*, 1 (1947).
73 BAER, H.: Maskulin stigmatisierte schizophrene Frauen unter Einfluß von Sexual- und Hypophysenvorderlappenhormonen. Arch. Psychiatr. Z. Neurol. *180*, 390 (1948).
74 BAEYER, W. v.: Experimentierende Psychopathologie. Nervenarzt *21*, 470 (1950).
75 BAIR, H. V., & HEROLD, W.: Efficacy of chlorpromazine in hyperactive mentally retarded children. Arch. Neur. Psychiat. *74*, 363 (1955).

76 BALZAC, H. de: Traité des excitants modernes. Paris 1870.
77 BARACH, A. L., & KAGAN, J.: Disorders of mental functioning produced by varying the oxygen tension of atmosphere. Psychosomat. Med. *2*, 53 (1940).
78 BARBIZET, J.: Morphinomanie. Symptômes et traitement. Feuill. Prat. *137*, 463 (1954).
79 BARMACK, J. E.: The effect of benzedrine sulfate upon the report of boredom and other factors. J. Psychol. *5*, 125 (1938).
80 BARMACK, J. E., & SEITZ, C. P.: The effect of 10 mg. of benzedrine sulfate on the span of attention for letters. J. gen. Psychol. *23*, 195 (1940).
81 BARONI, D.: Geständnisse im Meskalinrausche. Psychoanalyt. Prax. *1*, 145 (1931).
82 BARSA, J. A., & KLINE, N. S.: Treatment of two hundred disturbed psychotics with reserpine. J. amer. med. Ass. *158*, 110 (1955).
83 BARSA, J. A., & KLINE, N. S.: Azacyclonol (Frenquel) in the treatment of chronic schizophrenics. Amer. J. Psychiat. *113*, 255 (1956).
84 BARUK, H.: Psychiatrie médicale, physiologique et expérimentale. Paris (Masson) 1938.
85 BARUK, H., & MELZER & FARGEAT & JOUBERT, M. P.: Hormones sexuelles et hypophysaires dans les psychoses. Ann. méd.-psychol. *106*, 446 (1948).
86 BARUK, H., & LAUNAY, J., & BERGES, J.: Sur une nouvelle forme de catatonie expérimentale: la catatonie expérimentale par la réserpine. Presse méd. *64*, 1591 (1956).
87 BASH, K. W.: Lehrbuch der allgemeinen Psychopathologie. Stuttgart (Thieme) 1955.
88 BASOWITZ, H., & KORCHIN, Sh., & GRINKER, R. R.: Anxiety in a life stress. J. Psychol. *38*, 503 (1954). (Hippursäure.)
89 BAUDELAIRE, Ch.: Les paradis artificiels. Paris 1860. Die Zitate folgen der deutschen Übersetzung von O. ANSCHERLOK in: B. Ausgewählte Prosaschriften. Leipzig (Borngräber) 1921. S. 34: 114, 139; S. 37: 111; S. 40: 118; S. 53: 144, 147; S. 65: 121; S. 69: 138/139, S. 80: 122.
90 BAUER, R. O., & PEARSON, R. G.: The effects of morphine-nalorphine mixtures on psychomotor performance. J. Pharmacol. *117*, 258 (1956).
91 BAZETT, H. C.: In: American Institute of Physics: Temperature. New York (Reinhold) 1941, S. 489 ff.
92 BEACH, F. A.: Hormones and Behavior. New York (Hoeber), 2. A. 1949.
93 BECHTEREW, W. v.: Über neuro-psychische Störungen bei chronischem Ergotismus. Neurol. Centralbl. *11*, 769 (1892).
94 BECKER, A. M.: Zur Psychopathologie der Lysergsäure-Diäthylamid-Wirkung. Wien. Z. Nervenheilk. *2*, 402 (1949).
95 BECKER, A. M.: Zur Suchtfrage bei neuen Analgeticis. Wien. med. Wschr. *1951*, 50.
96 BECKER, E.: Thalliumvergiftung. Med. Klin. *1952*, 1722.
97 BECKER, H. S.: Becoming a marihuana user. Amer. J. Sociol. *59*, 235 (1953).
98 BECKER, H. S.: Marihuana use and social control. Soc. Probl. *3*, 35 (1955).
99 BEDLOE, A.: zit. n. BAUDELAIRE [89].
100 BEECHER, H. K.: Experimental pharmacology and measurement of subjective response. Science *116*, 157 (1952).
101 IN DER BEECK, M., & SCHMIDT, G.: Empfindungssensationen und Angst in der Schocktherapie. Nervenarzt *19*, 384 (1948).
102 BELART, W.: Pathogenetisches und Therapeutisches aus Pervitinversuchen bei Schizophrenie. Schweiz. med. Wschr. *1942*, 2:41.

103 BELLEVILLE, R. E.: MMPI score changes induced by lysergic acid diethylamide (LSD-25). J. clin. Psychol. *12*, 279 (1956).
104 BELLONI, L.: Dall'elleboro alla reserpina. Arch. Psicol. Neur. Psich. *17*, 115 (1956).
105 BENDER, L., & NICHTERN, S.: Chemotherapy in child psychiatry. New York State J. Med. *56*, 2791 (1956).
106 BENEDEK, L.: Insulin-Schock-Wirkung auf die Wahrnehmung. Berlin 1935.
107 BENEDETTI, G.: Beispiel einer strukturanalytischen u. pharmakodynamischen Untersuchung an einem Fall von Alkoholhalluzinose. Z. Psychother. med. Psychol. *1*, 177 (1951).
108 BENEDETTI, G.: Die Alkoholhalluzinosen. Stuttgart 1952.
109 BENEDETTI, G.: Die Psychiatrie der Geschlechtshormone. In: Hormone und Psyche [1102].
110 BENNETT, A. E., & FORD, F. R., & TURK, R. E.: Clinical investigation of chlorpromacine and reserpine in private psychiatric practice. Amer. J. Psychiat. *112*, 782 (1956).
111 BENNETT, I. F., & COHEN, D., & STARER, E.: Isoniazid in treatment of the chronic schizophrenic patient. Arch. Neur. Psychiat. *74*, 54 (1954).
112 BENNOUN, M.: Des modifications psychiques provoquées par l'injection de proprionate de testostérone chez le garçon impubère. Thèse, Paris 1940.
113 BENSHEIM, H.: Typenunterschiede bei Meskalinversuchen. Z. Neurol. *121*, 531 (1929).
114 BENVENUTI, M., & PARIGI, S.: I 17-Chetosteroidi in alcune malattie mentali. Folia endocrin. *6*, 129, (1953).
115 BERDIE, R. F.: Effect of benzedrine sulfate on blocking in color naming. J. exp. Psychol. *27*, 325 (1940).
116 BERG, J. H. v. d.: Ein Beitrag zur Psychopathologie des Meskalinrausches. Fol. psychiatr. néerl. *54*, 385 (1951).
117 BERGER, F. M.: The chemistry and mode of action of tranquilizing drugs. Ann. New York Acad. Sci. *67*, 685 (1957).
118 BERGIUS, R.: Psycholog. Untersuchungen über die Wirkungen der Glutaminsäure. Jb. Psychol. Psychother. *2*, 21 (1954).
119 BERGMAN, P. S., & GREEN, M.: Aphasia, effect of intravenous sodium amytal. Neurol. *1*, 471 (1951).
120 BERGOUIGNAN, M.: Peut-on proposer une interprétation univoque des effets thérapeutiques de la chlorpromacine en psychiatrie? Ann. méd.-psychol. *114*, 409 (1956).
121 BERINGER, K.: Experimentelle Psychosen durch Meskalin. Z. ges. Neurol. Psychiatr. 24 (1920).
122 BERINGER, K.: Der Meskalinrausch. Berlin 1927. S. 33: Vp. 26a; S. 36: Vp 32; S. 38: Vp 17, 32, 16a; S. 44: Vp 31; S. 45: Vp 32, 31, 3 b; S. 59: Vp 30; S. 64: Vp 9, 32; S. 66: Vp 32, 21; S. 69: Vp 30, 32; S. 74: Vp 32; S. 75: Vp 20; S. 78: Vp 29; S. 82: Vp 32.
123 BERINGER, K.: Über ein neues auf das extrapyramidal-motorische System wirkendes Alkaloid (Banisterin). Nervenarzt *1*, 265 (1928); ferner Dtsch. med. Wschr. *1928*, 908.
124 BERINGER, K.: Zur Banisterin- und Harminfrage. Nervenarzt *2*, 548 (1929).
125 BERINGER, K.: Die Bedeutung der Rauschgiftversuche für die Klinik. Schweiz. Arch. Neurol. Psychiatr. *28*, 1 (1932).
126 BERINGER, K.: Zur Kulturgeschichte der Rauschgifte. Stud. gen. *1*, 281 (1948).
127 BERINGER, K., & WILMANNS, K.: Vergleichende Untersuchungen über die Wirkung des Kokains und Psikains. Münch. med. Wschr. *1924*, 852.

128 BERINGER, K., & BAEYER, W. v., & MARX, H.: Zur Klinik des Haschischrausches. Nervenarzt *5*, 337 (1932).
129 BERLIN, L., et al.: Studies in human cerebral function: the effects of mescaline and lysergic acid on cerebral processes pertinent to creative activity. J. nerv. ment. Dis. *122*, 487 (1955).
130 BERTRAM, G.: Über die inverse Pervitinwirkung bei erethischen Kindern. Diss. Hamburg 1949.
131 BIBRA, E. v.: Die narkotischen Genußmittel und der Mensch. Nürnberg 1855.
132 BILLS, A. G.: General experimental psychology. New York (Longman) 1934.
133 BINDER, H.: Kriminalität infolge Pervitinmißbrauchs. Schweiz. Arch. Neurol. *55*, 243 (1945).
134 BING, R., & SCHÖNBERG, S.: Der pathologische Rausch. Schweiz. med. Wschr. *1925*, 157.
135 BINSWANGER, H.: Klinische und charakterologische Untersuchungen an pathologisch Berauschten. Z. Neurol. *152*, 703 (1935).
136 BISA, K., & WEIDEMANN, J.: Psychophysische Leistungssteigerung nach Verabreichung von Digitaloidgemischen. Arzneimittelforsch. *1956*, 75.
137 BISCHOFF, A.: Über eine therapeutische Verwendung der sogenannten »Weckamine« in der Behandlung schizophrener Erregungszustände. Mschr. Psychiatr. *121*, 329 (1951).
138 BISCHOFF, A.: Experimental-psychologische Untersuchungen über die Wirkung der Weckamine auf die schizophrene Sprachstörung. Mschr. Psychiatr. *125*, 300 (1953).
139 BLARER, A. v.: Über die Anwendung von Soidum Pentathol in der amerikanischen Armee. Schweiz Z. Psychol. 7, 133 (1948). (Pentathol = irrtümliche Schreibung von B. für Pentothal, Anm. d. Verf.)
140 BLECKWENN, J. W.: Narcosis as therapy in neuro-psychiatric conditions. J. amer. med. Assoc. *95*, 1168 (1930).
141 BLEICHING, E. P., & BOPP, K. PH.: Klinische Erfahrungen mit einem neuen Phenothiazin-Derivat. Medizinische *1958*, 1631.
142 BLEULER, E.: Lehrbuch der Psychiatrie. 8. A. von M. BLEULER. Berlin, Göttingen, Heidelberg 1949. S. 225.
143 BLEULER, M.: Grundsätzliches über psychische Giftschäden am Beispiel einer Quecksilber- und einer Schwefelkohlenstoffvergiftung. Schweiz. med. Wschr. 74, 923 (1944).
144 BLEULER, M.: Endokrinologie und Psychiatrie. Schweiz. Arch. Neurol. *71*, 360 (1953).
145 BLEULER, M.: Endokrinologische Psychiatrie. Stuttgart (Thieme) 1954. S. 22: 196–200; S. 43: 43, 44; S. 123: 44 f.; S. 164: 197.
146 BLEULER, M.: Das Wesen der Serpasilbehandlung an Schizophrenen. Schweiz. med. Wschr. *1955*, 439.
147 BLEULER, M.: Festvortrag zur Kraepelin-Gedächtnisfeier. München 1955.
148 BLEULER, M.: Das endokrine Psychosyndrom. In: Hormone und Psychol. [1102].
149 BLEULER, M., & WERTHAM, F.: Inconstancy of the formal structure of personality. Arch. Neurol. Psychiatr. *28*, 52 (1932).
150 BLEULER, M., & ZÜBLIN, W.: Zur Kenntnis der psychischen Wirkung von Sexualhormonen in hohen Dosen. Wien. med. Wschr. *100*, 229 (1950).
151 BLOCK, L. de: Toxicomanies. Paris 1927.
152 BLOCK, ST. L. Effect of mephenesin upon anxiety. Arch. Neur. Psychiat. *69*, 727 (1953).
153 BLOOD, B. P.: The Anaesthetic Revelation and the Gist of Philosophy. Amsterdam, NY (USA), 1874.
154 BLOOMBERG, W.: Treatment of chronic alcoholism with amphetamine (benzedrine) sulfate. New England J. Med. *220*, 129 (1939).

155 BLOOMBERG, W.: End results of large dosis of amphetamine. New England J. Med. *222*, 946 (1940).
156 BLOOMBERG, W.: Results in the use of amphetamine (benzedrine) sulfate as adjunct in treatment of chronic alcoholism. Amer. J. Psychiatr. *98*, 562 (1942).
157 BLUMBERG, A. G., & COHEN, L., & MILLER, J.: The effect of Rauwolfia serpentina on anxiety states. J. Hillside Hosp. *3*, 140 (1954).
158 BOCAMY, M.: De l'inhalation du chloroforme et de l'éther. Ann. méd. psychol. *1850*, 471.
159 BOCHNIK, H. J.: Tests unter Alkoholbelastung. Z. diagn. Psychol. Persönlichkeitsforsch. *2*, 33 (1954).
160 BÖHLAU, V.: Leistungsprüfungen bei Aktivanad-Behandlung. Mat. med. Nordmark 1957, Beiblatt Nr. 24.
161 BOHM, G.: Polamidon und Cliradon als Suchtmittel. Diss. Düsseldorf 1954.
162 BONHOEFFER, K.: Zur Frage der exogenen Psychosen. Centralbl. Nervenhk. *32*, 499 (1909).
163 BONHOEFFER, K.: Alkohol-, Alkaloid- und andere Vergiftungspsychosen. Z. ärztl. Fortbild. *1911*, 415.
164 BONHOEFFER, K.: Zur Frage der fortschreitenden und stationären Wahnbildung bei narkotischen Dauervergiftungen. Allg. Z. Psychiatr. *84*, 38 (1926).
165 BONHOEFFER, K.: Über die neurologischen und psychischen Folgeerscheinungen der Schwefelkohlenstoffvergiftung. Mschr. Psychiatr. *65*, 195 (1930).
166 BONHOFF, G., & LEWRENZ, H.: Über Weckamine. Berlin, Göttingen, Heidelberg, (Springer) 1954.
167 BOOR, W. de: Pharmakoanalysen bei Debilen. Zbl. Neurol. *120*, 203 (1952).
168 BOOR, W. de: Über toxische Psychosen verschiedener Ätiologie bei einer Person. Schweiz. Arch. Neurol. 70, 33 (1952).
169 BOOR, W. de: Über Thalliumpsychosen. Slg. Verg.fälle Arch. Toxikol. *14*, 351 (1953).
170 BOOR, W. de: Zur forensischen Beurteilung von Delikten unter Hormoneinwirkung. Mschr. Psychiatr. *130*, 234 (1955).
171 BOOR, W. de: Zur psychischen Wirkung von männlichen Sexualhormonen. Beiträge zur Sexualforschung, 7. Heft. Stuttgart 1955.
172 BOOR, W. de: Pharmakopsychologie und Psychopathologie. Berlin, Göttingen, Heidelberg (Springer) 1956. S. 91: 129; S. 152: 172; S. 175: 13.
173 BOREL, J., & CAMAR, R., & BAILLY, R.: La cure de Largactil, ses doses, sa durée. Soc. méd. Psychol. *1*, 86 (1956).
174 BORENSTEIN, P., & DABBAH, M., & BARE, D.: Contribution à l'étude de la réserpine en psychiatrie. Ann. méd.-psychol. *114*, 545 (1956).
175 BORMAN, M. C., & SCHMALLENBERG, H. C.: Suicide following cortisone treatment. J. amer. med. Assoc. *146*, 337 (1951).
176 BORRUS, J. C.: Study of the effect of Miltown (2-methyl-2-n-propyl-1,3-propanediol dicarbamate) on psychiatric states. J. amer. med. Ass. *157*, 1956 (1955).
177 BOSE, H. J., & PFLANZ, M., & UEXKÜLL, Th. v.: Untersuchungen zur pharmakologischen Beeinflussung der kleinsten Zeiteinheit (»Moment«) der optischen Wahrnehmung. Klin. Wschr. *31*, 1073 (1953).
178 BOSS, M.: Einführung in die psychosomatische Medizin. Bern, Stuttgart (Huber) 1954.
179 BOURNE, H.: Desoxycortone with ascorbic acid in mental disorder. Lancet *1950*, 925.
180 BOWES, H. A.: The ataractic drugs: the present position of chlorpromazine, Frenquel, Pacatal, and reserpine in psychiatric hospitals. Amer. J. Psychiat. *113*, 530 (1956).

181 BOYD, E. M.: On the stimulant effect of benzedrine sulfate. Proc. Soc. exp. Biol. Med. *37*, 127 (1937).
182 BOYD, J., & BOWEN, M.: Amphetamine and school performance. Amer. J. Orthopsychiatr. *10*, 782 (1940).
183 BOYD, J., & BOWEN, M.: Amphetamine (benzedrine) therapy of children's behavior disorders. Amer. J. Orthopsychiatr. *11*, 92 (1941).
184 BOZZANO, E.: Übersinnliche Erscheinungen bei Naturvölkern. (Aus dem Italienischen von E. SCHNEIDER.) Sammlung Dalp. Nr. 52, 1948.
185 BRACKEN, H. v., & WEIDEMANN, J.: Der Einfluß von Radix valerianae auf die Flimmer-Verschmelzungs-Grenzen als Ausdruck ihrer psychischen Wirkung. Arzneimittelforsch. *3*, 292 (1953).
186 BRADLEY, C.: The behavior of children receiving benzedrine. Amer. J. Psychiat. *94*, 577 (1937).
187 BRADLEY, C.: Benzedrine and dexedrine in treatment of children's behavior disorders. Pediatrics *5*, 24 (1950).
188 BRADLEY, C., & GREEN, E.: Psychometric performance of children receiying benzedrine sulfate. Amer. J. Psychiat. *97*, 388 (1940).
189 BRADY, J. V.: Does tetraethylammonium reduce fear? J. comp. physiol. Psychol. *46*, 307 (1953).
190 BRADY, J. V.: The assessment of drug effects on emotional behavior. Science *123*, 1033 (1956).
191 BRAM, G.: Chlorpromazine in psychiatry. Brit. med. J. *4890*, 754 (1954).
192 BREDEMANN, W.: Ein Fall von Lathyrismus. Ärztl. Wschr. *1948*, 118.
193 BRESLER, J.: Anhalonium Lewinii, Psychiatr.-neurol. Wschr. *7*, 249 (1905/06).
194 BRESSER, P.: Gibt es eine »experimentierende« Psychopathologie? Nervenarzt *22*, 230 (1951).
195 BRICKNER, R. M.: A neural fractionating and combining system. Arch. Neur. Psychiat. *72*, 1 (1954).
196 BRIDGER, W. H., & GANTT, W. H.: The effect of mescaline on differentiated conditional reflexes. Amer. J. Psychiat. *113*, 352 (1956).
197 BRIERRE DE BOISMONT, A.: Etherisation. Ann. méd.-psychol. *1850*, 126.
198 BRILL, A. A.: Artificial dreams and lying. J. abn. Psychol. *9*, 321 (1944).
199 BRILL, L.: Some notes on dynamics and treatment in narcotic addiction. J Psychiat. soc. Work *23*, 67 (1954).
200 BROADHURST, P. L., & STONE, C. P., & LAWRENCE, D. H.: The effect of epanutin and electroconvulsive shock on maze performance in rats. Brit. J. Psychol. *43*, 85 (1952).
201 BRODY, S.: Psychiatric observations in patients treated with cortisone and ACTH. Psychosomat. Med. *14*, 94 (1952).
202 BROMBERG, W.: Marihuana intoxication. Amer. J. Psychiat. *91*, 303 (1934).
203 BRONNER, A.: The role of sodium amytal in psychotherapy and diagnosis. Amer. J. Psychother. *9*, 234 (1955).
204 BROOKS, W., & DEUTSCH, L., & DICKES, R.: The use of chlorpromazine hydrochloride in the treatment of barbiturate addiction with acute withdrawal syndrome. Amer. J. Psychiat. *III*, 696 (1955).
205 BROSER, F.: Über die Äthersucht und ihre Beziehungen zum chronischen Alkoholismus. Nervenarzt *20*, 113 (1949).
206 BROWN, J. S. L.: Effects of ACTH and cortisone on behaviour. In: Ciba Foundation Colloquia on Endocrinology. Vol. 3. London (Churchill) 1952.
207 BROWN, N. L. M. Selection of patients for treatment with alpha-4-piperidyl-benzhydrol-hydrochlorid. J. nerv. ment. Dis. *123*, 130 (1956).
208 BROWN, R. R.: The effect of morphine on the Rorschach pattern in postaddicts. Amer. J. Orthopsychiat. *13*, 339 (1943).

209 BROWN, R. R.: A cycle of morphine addiction: psychological investigations. Publ. Health Rep. *61*, 37 (1946).
210 BRÜCKE, F. Th.: Zentralerregende Wirkungen des Alkaloids Cathin. Arch. exp. Path. Pharmakol. *198*, 388 (1940).
211 BRÜCKE, F. Th.: Ein neues Genuß- und Heilmittel? Münch. med. Wschr. *1941*, 544.
212 BRUNS, O.: Pervitin-Pharmakologie und Klinik. Fortschr. Ther. *17*, 37 (1941).
213 BRUSSEL, J. A., & WILSON, D. C. jr., & SHANKEL, L. W.: The use of methedrine in psychiatric practice. Psychiat. Quart. *22*, 381 (1954).
214 BSCHOR, F.: Studien über den Ablauf der Alkoholintoxikation unter besonderer Berücksichtigung der pharmakopsychologischen Beziehungen in der Resorptionsphase bei Alkoholgewöhnten. Dtsch. Z. gerichtl. Med. *40*, 399 (1951).
215 BÜCHLER, P., & SZEPESI, J.: Zur Genese der haptischen Halluzinationen im Verlaufe von intoxikativen Psychosen. Arch. Psychiatr. *107*, 651 (1938).
216 BÜHLER, A.: Die Koka bei den Indianern Südamerikas. Ciba-Z. Nr. *92*, 3052 (1958).
217 BÜHLER, A.: Zur Erforschung des Kokagenusses. Ciba-Z. Nr. *92*, 3063 (1958).
218 BUEHLER, Ch.: A Rorschach study on the psychological charakteristics of alcoholics. Quart. J. Alcohol *8*, 197 (1947).
219 BÜRGER, H.: Beitrag zur Ätiologie und Symptomatologie exogener Vergiftungen. Mschr. Psychiatr. *72*, 293 (1929).
220 BUESS, H.: Über die Anwendung der Koka und des Kokains in der Medizin. Ciba-Z. Nr. 92, 3070 (1958).
221 BÜSSOW, H.: Beobachtungen an einem Phanodormdelir. Nervenarzt *8*, 362 (1935).
222 BÜSSOW, H.: Cortisonartig wirkende Substanzen bei endogenen Psychosen. Nervenarzt *22*, 401 (1951).
223 BÜSSOW, H., & OTTLICK, H.: Über die Wirkung eines Hypophysengesamtextraktes bei endogenen Depressionszuständen. Med. Klin. *47*, 1254 (1952).
224 BUMILLER, O. E.: Die Angst vor dem Zahnarzt und ihre Behandlung. Dtsch. Zahnärzteblatt 1954, Heft 19.
225 BUMKE, O.: In: Hdb. d. Neurol. Bd. XIII. Berlin 1936.
226 BURKHARDT, H., & ORZECHOWSKI, G.: Ticardasucht. Arch. Toxikol. *15*, 135 (1954).
227 BUSCH, A.: Über den Einfluß des Alkohols auf Klarheit und Umfang des optischen Bewußtseins. J. Psychol. Neurol. *17*, 63, 89, (1910/11); *18*, 36 (1911/12).
228 BUSEMANN, A.: Angeborene Leseschwäche. Schule Psychol. *1*, 15 (1954).
229 BUSH, A. K., & JOHNSON, W. C.: LSD-25 as an aid in psychotherapy. Dis. nerv. Syst. *11*, 241 (1950).
230 BUTTON, A.: An Inquiry into the Psychological Effects of Adrenocorticotropic Hormone Administration. Phil. Diss. Stanford 1953.
231 BUYTENDIJK, F. J. J.: Über den Schmerz. (Aus dem Holländischen von H. PLESSNER.) Bern (Huber) 1949.
232 BYRON, C. S., & KATZEN, P.: Clinical effect of the oral use of methyltestosterone in eunuchoidism. J. clin. Endocrinol. *1*, 359 (1941).
233 CADORET, R. J.: The effect of amytal and dexedrine on ESP performance. J. Parapsychol. *17*, 259 (1953).
234 CALDWELL, B., & WATSON, R. I: An evaluation of psychologic effects of sex hormone administration in aged women. J. Geront. 7, 228 (1952).
235 CALLIERI, B., & RAVETTA, M.: Contributo allo studio psicopatologico degli effetti della monoetilamide dell'acido lisergico. Arch. Psicol. Neurol. Psichiat. *17*, 43 (1956).

236 CANTRIL, H.: The role of the situation and adrenalin in the induction of emotion. Amer. J. Psychol. *46*, 568 (1934).
237 CAPRINI, G., & MELOTTI, V.: La prevenzione dell'affaticamento psicofisico nei conducenti di autotreno attraverso la somministrazione di coramina-glucosio. Arch. Psicol. Neurol. Psichiat. *14*, 715 (1953).
238 CARDENAS, G. F.: Estudio sobre el principio activo del Yagé. Diss. Bogota 1923.
239 CARL, G. P., & TURNER, W. D.: The effect of benzedrine sulfate on performance in a comprehensive psychometric examination. J. Psychol. *8*, 165 (1939).
240 CARL, G. P., & TURNER, W. D.: Further report on benzedrine sulfate. J. gen. Psychol. *22*, 105 (1940).
241 CARPENTER, R. K., & McLEOD, L. D.: The effect of ethyl alcohol and acetaldehyd on maze behavior and motor coordination in rats. J. ment. Sci. *98*, 167 (1952).
242 CARRIÈRE, B.: Klinische Beiträge zur Cliradonsucht unter besonderer Berücksichtigung der Entziehungspsychosen. Dtsch. med. Wschr. *1953*, 875.
243 CARRIÈRE, B.: Zur Behandlung depressiver und vegetativer Syndrome. Dtsch. med. Wschr. *1954*, 524.
244 CARSTAIRS, G. M.: Daru and bhang. Cultural factors in the choice of intoxicant. Quart. J. Stud. Alcohol *15*, 220 (1954).
245 CARTER, C. H.: The effects of reserpine and methyl-phenidyl-acetate (Ritalin) in mental defectives, spastics, and epileptics. Psychiat. Res. Rep. 1956, No. 4, 44.
246 CASE, E. M., & HALDANE, J. B. S.: Human physiology under high pressure. I. Effects of nitrogen, carbon dioxyde, and cold. J. Hyg. (Camb.) *41*, 225 (1941).
247 CASTILLO, C. R.: Los fenomenos psiquicos y la terapeutica biologica. Prensa med. argent. *41*, 3533 (1954).
248 CATTELL, J. B.: The influence of mescaline on psychodynamic material. J. nerv. Dis. *119*, 233 (1954).
249 CERLETTI, A., & ROTHLIN, E.: Role of 5-hydroxytryptamine in mental diseases and its antagonism to lysergic acid derivatives. Nature *176*, 785 (1955).
250 CERNEA, R.: Wie läßt sich die Frigidität der Frau beeinflussen? Ärztl. Sammelbl. *12*, 283, (1949).
251 CHAFETZ, M. E., & CADILHAC, J.: A new procedure for a study of barbiturate effect and evoked potentials in the EEG. EEG clin. Neurophysiol. *6*, 565 (1954).
252 CHANCE, J., et al.: Effect of cortisone an psychiatric patients. Psychosom. Med. *16*, 516 (1954).
253 CHANCE, M. R. A.: A peculiar form of social behavior induced in mice by amphetamine. Behavior *1*, 64 (1947).
254 CHANG, H. T.: Similarity in action between curare and strychnine on cortical neurons. J. Neurophysiol. *16*, 221 (1953).
255 CHAPMAN, A. H.: Paranoid psychoses associated with amphetamine usage: a clinical note. Amer. J. Psychiat. *111*, 43 (1954).
256 CHARATAN, F. B. E.: An evaluation of chlorpromazine (»Largactil«) in psychiatry. J. ment. Sci. *100*, 882 (1954).
257 CHATTERJI, N. N.: Drug addiction. Samīksā, 7, 285 (1953).
258 CHEIN, I.: Narcotics use among juveniles. Soc. Wk. *1*, 50 (1956).
259 CHEN, G., & ENSOR, Ch. R.: Antagonism studies on reserpine and certain CNS depressants. Proc. Soc. exp. Biol. New York 87, 602 (1954).
260 CHENNELLS, M., & WRIGHT, S.: Central excitant action of diisopropylfluorophosphate. Nature (London) *160*, 503 (1947).
261 Chlorpromazine and Mental Health. Symp. SKF. 6. 6. 1955. Philadelphia (Lea and Febiger) 1955.
262 CHOLDEN, L. S. (Ed.): Proceedings of the round table on lysergic acid

diethylamide and mescaline in experimental psychiatry. New York (Grune & Stratton) 1956.
263 CHOLDEN, L. S., & KURLAND, A., & SAVAGE, Ch.: Clinical reactions and tolerance to LSD in chronic schizophrenia. J. nerv. ment. Dis. *122*, 211 (1955).
264 CHOPRA, R. N., et al.: Hypnotic effects of Rauwolfia serpentina: the principle underlying its action, its probable nature. Ind. J. med. Res. *31*, 71 (1943).
265 CHRISTIANI, E.: Chronische Bromuralsucht. Münch. med. Wschr. *1935*, 95.
266 CHRISTOFFEL, H.: Dial Ciba und Dialcibismus. Z. Neurol. *43*, 49 (1918).
267 CHRISTOFFEL, H.: Dialcibismus. Schweiz. med. Wschr. *1920*, 973.
268 CIESLAK, G.: Über suchtmachende Hustenmittel. Nervenarzt *26*, 30 (1955).
269 CIESLAK, G.: Psychiatrische Erfahrung mit Reserpin (Serpasil). Medizinische *1957* I, 490.
270 CLANCY, J., et al.: Design and planning in psychiatric research as illustrated by the Weyburn chronic nucleotide project. Bull. Menninger Clin. *18*, 147 (1954).
271 CLARK, D. H.: Carbon dioxide therapy of the neuroses. J. ment. Sci. *100*, 722 (1954).
272 CLARK, L. D., & BAUER, W., & COBB, St.: Preliminary observations on mental disturbances occuring in patients under therapy with cortisone and ACTH. New England J. Med. *146*, 205 (1952).
273 CLARK, L. D., & BAUER, W., & COBB, St., & GARDNER, C. Q.: Further observations on mental disturbances associated with cortisone and ACTH therapy. New England J. Med. *249*, 178 (1953).
274 CLEGHORN, R. A.: Drugs that produce deviations in mood, including anxiety presumably without impairing capacities for orientation or at least secondarily to changes in mood. Amer. J. Psychiat. *108*, 568 (1952).
275 CLEGHORN, R. A., & GRAHAM, B. F., & SAFFRAN, M., & CAMERON, D. E.: A study of the effects of pituitary ACTH in depressed patients. Canad. med. Assoc. J. *63*, 329 (1950).
276 CLINGER, O. W., & JOHNSON, N. A.: Purposeful inhalation of gasoline vapors. Psychiat. Quart. *25*, 577 (1951).
277 CLOETTA, M.: Über die Wirkungsweise der Hypnotica. Schweiz. Arch. Neurol. *8*, 130 (1921).
278 CODEVILLA, A. H., & VIDAL, G.: La dehidroisoandrosterona en psiquiatría. Acta neuropsiquiat. argent. *2*, 165 (1956).
279 COHEN, B. D., & SENF, R., & HUSTON, P. E.: Effect of amobarbital (Amytal) and affect on conceptual thinking in schizophrenia, depression, and neurosis. Arch. Neur. Psychiat. *71*, 171 (1954).
280 COHEN, B. D., & SENF, R., & HUSTON, P. E.: Perceptual accuracy in schizophrenia, depression, and neurosis, and effects of amytal. J. abnorm. Soc. Psychol. *52*, 363 (1956).
281 COHN, J. B., & STECKLER, G. A., & RUBINSTEIN, J.: Effect of cortisone in treatment of psychotic illness. J. clin. exp. Psychopathol. *14*, 161 (1953).
282 Colloque international sur la chlorpromazine et les médicaments neuroleptiques en thérapeutique psychiatrique. Paris 20, 21, 22 octobre 1955. Encéphale, Numéro spécial 1956.
283 CONDRAU, G.: Klinische Erfahrungen an Geisteskranken mit Lysergsäurediäthylamid. Acta psychiatr. neurol., Kbh. *24*, 9 (1949).
284 CONRAD, H., & SCHEIB, E.: Über akute Psychosen nach INH-Behandlung. Dtsch. med. Wschr. *1953*, 604.
285 COOKE, P. M., & SHERWOOD, S. L.: The effect of some drugs (ace-

tylcholine, etc.) injected into the cerebral ventricles on the EEG. Electroencephalogr. *4*, 253 (1952).

286 COSTA, E.: Effects of hallucinogenic and tranquilizing drugs on serotonine evoked uterine contractions. Proc. Soc. exp. Biol. Med. *91*, 39 (1956).

287 COURVILLE, C. B.: Effects of Alcohol on the Nervous System of Man. Los Angeles (San Lucas) 1955.

288 CRAMBLETT, H. G.: The uses and poisoning by the barbiturates. J. crim. Law. Criminol. *43*, 390 (1952).

289 CRAMER, H.: Über psychische Folgen der Inhalationsnarkose. Münch. med. Wschr. *1928*, 2008.

290 CRANE, G. E.: The psychiatric side-effects of iproniacid. Amer. J. Psychiat. *112*, 494 (1956).

291 CRANE, G. E.: A new pharmacotherapeutic approach to certain psychiatric disorders. Canad. med. Ass. J. *76*, 65 (1957).

292 CRANSTON, R. E., & ZUBIN, J., & LANDIS, C.: The effect of small dosis of thozylamine, dexedrine, and phenobarbital on test performance and self-ratings of subjective states. J. Psychol. *33*, 209 (1952).

293 CRANSWICK, E. H., & HALL, T. C.: Desoxycortone with ascorbic acid in mental disorder. Lancet *1950*, 540.

294 CREEVY, C. V., & REA, C. E.: The treatment of impotence by male sex hormone. Endocrinology *27*, 392 (1940).

295 CREMERIUS, J.: Narkoanalytische Verfahren in der psychotherapeutischen Kurzbehandlung. Nervenarzt *23*, 330 (1952).

296 CREMIEUX, A., & CAIN, J., & RABATTU, J.: Toxicomanie alcoolique et ortédrinique chez un déséquilibré de la sexualité. Ann. méd.-psychol. *2*, 497 (1948).

297 CRONHEIM, G., et al.: Sedative effects of Rauwolfia serpentina. Fed. Proc. *13*, 1 (1954).

298 CROSSLAND, J.: The significance of brain acetylcholine. J. ment. Sci. *99*, 247 (1953).

299 CURRAN, F. J.: A study of fifty cases of bromide psychosis. J. nerv. Dis. *88*, 163 (1938).

300 CURRY, G. A.: Amphetamine poisoning. J. amer. med. Assoc.. *140*, 850 (1949).

301 CUTLER, M., et al.: Effect of benzedrine on mentally deficient children. Amer. J. ment. Def. *45*, 59 (1940).

302 DANIELS. G. E.: An approach to psychological control studies of urinary sex hormones. Amer. J. Psychiat. *100*, 231 (1943).

303 DANIELS, G. E., & TAUBER, E. S.: A dynamic approach to the study of replacement therapy in cases of castration. Amer. J. Psychiat. *97*, 905 (1941).

304 DAUBE, H.: Pervitin-Psychosen. Nervenarzt *15*, 20 (1942).

305 DAUBE, H.: Über den halluzinatorischen Schwachsinn der Trinker. Nervenarzt *12*, 337 (1939).

306 DAVIDOFF, E.: A clinical study of the effect of benzedrine therapy on self-absorbed patients. Psychiat. Quart. *10*, 652 (1939).

307 DAVIDOFF, E.: A comparision of the stimulation effect of amphetamine, dextroamphetamine, and dextro-N-methyl-amphetamine. Med. Rec. *156*, 422 (1943).

308 DAVIES, E. N.: A new drug to relieve anxiety. Brit. med. J. *1956*, 480.

309 DAVY, H.: Chemical and philosophical researches, chiefly concerning nitrous oxid and its respiration, London 1800.

310 DAWO, A.: Nachweis psychischer Veränderungen gesunder Frauen während der Menstruation mittels des Rorschachversuches. Rorschachiana *1*, 238 (1952).

311 DEHIO, H.: Untersuchungen über den Einfluß des Coffeins und des Thees auf die Dauer einfacher psychischer Vorgänge. Med. Diss. Dorpat 1887.

312 DELAY, J.: Le test de Rorschach après choc amphétaminique dans le diagnostic des schizophrénies. Encéphale *1948*, 73.
313 DELAY, J., & BERTAGNA, L., & LAURAS, A.: ACTH et cortisone en psychiatrie. Ann. méd.-psychol. *112*, 536 (1954). Presse méd. *1954*, 1037.
314 DELAY, J., & PICHOT, P.: LSD et troubles psychiques de l'ergotisme. C. r. Soc. Biol. *145*, 1609 (1951).
315 DELAY, J., & PICHOT, P., & PERSE & AUBRY: Etude expérimentale des modifications psychologiques produites par les traitements à l'ACTH et la cortisone. Encéphale *41*, 393 (1952).
316 DELAY, J., & PICHOT, P., & LEMPERIÈRE, Th., & SADOUN, R.: Psychoses amphétaminiques et pseudopsychoses amphétaminiques. Ann. méd.-psychol. *112*, 51 (1954).
317 DELAY, J., & DENIKER & ROPERT & THUILLIER: Antagonisme de la mescaline et de la chlorpromazine. Presse méd. *64*, 877 (1956).
318 DELL, P., & BONVALLET, M.: Données expérimentales récentes sur la physiologie du sommeil; application à l'étude pharmacologique des amphétamines et de la chlorpromazine (Largactil). In: NORA & SAPIR [1100], S. 23 f.
319 DENBER, H. C. B., & MERLIS, S.: Studies on mescaline I, III. Psychiat. Quart. *29*, 421, 433 (1955). – Siehe auch [1009].
320 DENBER, H. C. B., & BIRD, E. G.: Chlorpromazine in the treatment of mental illness. Amer. J. Psychiat. *113*, 972 (1957).
321 DENBER, H. C. B., & MERLIS, S.: A note on some therapeutic inplications of the mescaline-induced state. Psychiat. Quart. *28*, 635 (1954).
322 DENBER, H. C. B., & MERLIS, S.: Antagonism between mescaline and chlorpromazine. In: Psychopharmacology [1220], S. 141.
323 DENBER, H. C. B., & MERLIS, S., & HUNTER, W.: Studies on mescaline: its action on the clinical and brain wave patterns of schizophrenic patients. J. nerv. ment. Dis. *120*, 87 (1954).
324 DESCHAMPS, A.: Ether, Cocaïne, Hachich, Peyotl et démence précoce. Paris 1932.
325 DESTUNIS, G.: Einführung in die medizinische Psychologie. Berlin (Gruyter) 1955.
326 DETTE, F.: Sechs gleichzeitige Fälle von Atropinvergiftung. Slg. Verg.-fälle Arch. Toxikol. *14*, 13 (1952).
327 DIECK, C.: Psychische Wirkungen und Nebenwirkungen von ACTH und Cortison. In: Hormone und Psyche [1102].
328 DIELMANN, H.: Über psychopathische Symptome in der Entziehung bei Morphinismus und Paraldehydismus. Mschr. Psychiatr. *64*, 265 (1927).
329 DIETHELM, O.: On bromide intoxication. J. nerv. Dis. *71*, 751 (1930).
330 DIETL, M. J., & VINTSCHGAU, M. v.: Das Verhalten der physiologischen Reaktionszeiten unter dem Einfluß von Morphium, Kaffee und Wein. Arch. Physiol. *16*, 316 (1878).
331 DIETRICH: Über einen Vergiftungsfall mit Solanum nigrum. Zbl. Neurol. *106*, 376 (1949).
332 DIMBERG, R.: Experiments with ACTH and cortisone therapy in schizophrenia. Acta psychiat., Kbh. *1953*, Suppl. *80*, 102.
333 DINENBERG, S., & HECKER, A. O.: Oral myanesin (tolserol) in schizophrenia. Dis. nerv. Syst. *11*, 58 (1950).
334 DITFURT, H.: Anwendungsmöglichkeiten des Megaphen in der psychiatrischen Klinik und Forschung. Nervenarzt *26*, 54 (1955).
335 DITTMAR, F.: Pervitinsucht und akute Pervitinintoxikation. Dtsch. med. Wschr. *1942*, I, 266.
336 DIXON, N. M.: Meprobamate, a clinical evaluation. Ann. New York Acad. Sci. *67*, 772 (1957).
337 DIXON, H. H., et al: Clinical observations on tolserol in handling anxiety tension states. Amer. J. med. Sci. *220*, 23 (1950).
338 DOMZALSKI, C. A., & KOLB, L. C., & HINES, E. A.: Delirious reac-

tions secondary to thiocyanate therapy of hypertension. Proc. Staff Meet. Mayo Clin. *28*, 272 (1953).

339 DÖRRIES, H., & LANGELÜDDEKE, A.: Weitere Beobachtungen über Phanodormpsychosen und Phanodormsucht. Z. Neurol. *154*, 658 (1936).

340 DOS SANTOS, J.: O ácido glutamico na terapeutica. Gadernos científicos *3*, 277 (1954).

341 DRAPER, P. A.: Personality reactions to ACTH and related substances. Geriatrics *8*, 577 (1953).

342 DRASSDO, A., & SCHMIDT, M.: Ritalin, ein zentrales Stimulans mit neuartiger chemischer Konstitution. Med. Mschr. *8*, *6*, 393 (1954).

343 DRIPP, R. D.: The toxic and metabolic effects of general anesthetic agents on the central nervous system. Res. publ. Ass. nerv. ment. Dis. *32*, 432 (1953).

344 DROBNES, S.: Zur Frage des Entziehungsdelirs. Nervenarzt *9*, 358 (1936).

345 DUCKWORTH, H. C.: Benzedrine in treatment of morphine addiction. Brit. med. J. 2, 628 (1940).

346 DUDYCHA, G. J. (Ed.): Psychology. Springfield (Thomas) 1955.

347 DÜKER, H.: Psychopharmakologische Untersuchungen über die Wirkung von Keimdrüsenhormonen auf die geistige Leistungsfähigkeit. Arch. exp. Pathol. Pharmakol. *202*, 262 (1943).

348 DÜKER, H.: Über ein Verfahren zur Untersuchung der psychischen Leistungsfähigkeit. Psychol. Forsch. *23*, 10 (1949).

349 DÜKER, H.: Experimentelle Untersuchungen über die Wirkung von Cyren B und Progynon auf die psychische Leistungsfähigkeit. Arch. exp. Pathol. Pharmakol. *212*, 113 (1950).

350 DÜKER, H.: Behebung von Erschöpfungszuständen durch Keimdrüsenhormone. Psychiat. Neurol. med. Psychol. *3*, 104 (1951).

351 DÜKER, H.: Möglichkeiten zur Leistungssteigerung. Z. ärztl. Fortbild. *1954*, 265.

352 DÜKER, H.: Feststellung psychischer Arzneiwirkung. Medizinische *1956*, 1391.

353 DÜKER, H.: Leistungsfähigkeit und Keimdrüsenhormone. München 1957.

354 DÜKER, H., & DÜKER, E.: Über die Wirkung von Pervitin auf die psychische Leistungsfähigkeit. Z. exp. ang. Psychol. *1*, 32 (1953).

355 EBERMANN, H.: Über einen Fall von Ticardasucht. Münch. med. Wschr. *1954*, 922.

356 EFFRON, A. S., & FREEDMAN, A. M.: The treatment of behavior disorders in children with Benadryl. J. Pediat. *42*, 261 (1953).

357 EGEN, K.: Seelische Veränderungen bei Süchtigen. Hippokrates *27*, 108 (1956).

358 EHRHARDT, H.: Chemische und psychische Aussagebeeinflussung. Karlsruhe (Müller) 1954.

359 EICHERT, H.: Trichloräthylen-Vergiftungen. Slg. Verg.fälle *7*, A, 163 (1936).

360 EICHHOLTZ, F.: Die zentralen Stimulantia der Adrenalin-Ephedrin-Gruppe. Angew. Chem. *53*, 517 (1940).

361 EICHHOLTZ, F.: Über Stimulantien. Dtsch. med. Wschr. *67*, 1355 (1941).

362 EICHHOLTZ, F.: Lehrbuch der Pharmakologie. 7. A. Berlin, Göttingen, Heidelberg (Springer) 1951.

363 EICHLER, O.: Kaffee und Koffein. Berlin 1938.

364 EIFF, A. W. v.: Grundumsatz u. Psyche. Berlin, Göttingen, Heidelberg (Springer) 1957.

365 ELBEL, H.: Pervitin und Alkohol. Dtsch. Z. ger. Med. *36*, 90 (1942).

366 ELBEL, H., & SCHLEYER, F.: Blutalkohol. 2. A. Stuttgart (Thieme) 1956.

367 ELBEL, H., & SCHLEYER, F., & PALUS, W., & PROKOP, O.: Alko-

holtoleranzversuche bei Kraftfahrern. Öfftl. Gesundheitsdienst *14*, 433 (1952/53).
368 ELLIS, H.: zit. n. BERINGER [122].
369 ELLSON, D. G., et al.: The influence of glutamic acid on test performance. Science *112*, 248 (1950).
370 ELONEN, A. S., & ONKEN, M. A.: The psychological follow-up study of a case of lead poisoning. J. genet. Psychol. *71*, 187 (1947).
371 ELSÄSSER, G.: Halluzinose bei chronischem Adrenalinmißbrauch. Nervenarzt *27*, 218 (1956).
372 EMBDEN, H.: Über die chronische Manganvergiftung der Braunsteinmüller. Dtsch. med. Wschr. *1901*, 795.
373 ENDO, K.: Experimental study of mescaline intoxication on relation between clinical picture and EEG in man. Folia psychiat. neurol. jap. *6*, 104 (1952).
374 ENGELMEIER, M. P.: Untersuchungen über Halbnarkoseverfahren in der Psychiatrie. Nervenarzt *21*, 431 (1950).
375 ENGELMEIER, M. P.: Die Methodik der psychiatrischen Behandlung mit lytischen Substanzen. Nervenarzt *27*, 64 (1956).
376 ENKLING, J.: Über die Wirkungen einmaliger und geteilter Alkoholgaben auf einfache psychische Leistungen. Kraepelins psychol. Arbeiten *9*, 274 (1927).
377 ERDMANN, C. E.: Neues über die Rauwolfia-Behandlung unter besonderer Berücksichtigung der Literatur in den USA. Nervenarzt *27*, 75 (1956).
378 ERLACHER, K.: Über Alkoholwirkung bei Schulkindern. Kraepelins psychol. Arbeiten *9* (1927).
379 ERLENMEYER, A.: Über Cocainsucht. Dtsch. med. Z. *1886*, 483.
380 ERLENMEYER, A.: Die Morphiumsucht und ihre Behandlung. 3. A. 1887.
381 ERLENMEYER, A.: Zur Theorie und Therapie des Morphinismus. Z. Neurol. *103*, 705 (1926).
382 ERLICH, P., & KETHLEY, J.: Toxic effects of cyclopyrazate. J. nerv. Diss. *119*, 67 (1954).
383 ERNST, K.: Psychopathologische Wirkungen des Phenothiazinderivates »Largactil« (= »Megaphen«) im Selbstversuch und bei Kranken. Arch. Psychiatr. Z. Neurol. *192*, 573 (1954).
384 ERSPAMER, V.: Pharmacology of indolealkylamines. Pharmacol. Rev. *6*, 425 (1954).
385 ERSPAMER, V.: Das enterochromaffine Zellsystem und 5-Oxytryptamin (Serotonin, Enteramin). Triangel *2*, 129 (1956).
386 ERWIN, H. J.: Clinical observations on the use of promethazine hydrochloride in psychiatric disorders. Amer. J. Psychiat. *113*, 783 (1957).
387 ESSENBERG, J. M.: The effect of nicotine on maze behavior of albino rats. J. Psychol. *37*, 291 (1954).
388 ESSENBERG, J. M.: The deterioration of intelligence of albino rats chronically poisoned by nicotine. J. Psychol. *40*, 209 (1955).
389 ESSIG, C. F., & HAMPSON, J. L., & HIMWICH, H. E.: Biochemically induced circling behavior. Confin. neurol. *13*, 65 (1953).
390 EVARTS, E. V.: Psychopathological effects of drugs. Symposion on Medicinal Chemistry. University of Syracuse, June 1954.
391 EVARTS, E. V.: Some effects of bufotenine and lysergic acid diethylamide on the monkey. Arch. Neur. Psychiat. *75*, 49 (1956).
392 EWALD, K.: Die Rauschgiftsucht im geltenden Strafrecht. Nervenarzt *19*, 265 (1948).
393 EWING, J. A., & MENDENHALL, J. H.: Clinical evaluation of mephenesin on anxiety. J. ment. Sci. 99, 464 (1953).
394 FABING, H. D.: Frenquel, a blocking agent against experimental LSD-25 and mescaline psychosis. Neurology, Minneap. *5*, 319 (1955).

395 FABING, H. D.: New blocking agent against the development of LSD-25 psychosis. Science *121*, 208 (1955).
396 FABING, H. D.: On going berserk: a neurochemical inquiry. Amer. J. Psychiat. *113*, 409 (1956). Sci. Mon. *83*, 232 (1956).
397 FABING, H. D., & HAWKINS, J. R.: A years experience with Frenquel in clinical and experimental schizophrenic psychoses. Dis. nerv. Syst. *16*, 329 (1955).
398 FABING, H. D., & HAWKINS, J. R.: Intravenous bufotenine injection in the human being. Science *123*, 896 (1956).
399 FADDEEVA, V. K.: zit. n. Psychol. Abstr. *27*, 182.
400 FÄHNDRICH: Schmerzbekämpfung und Suchtgefahr beim Rheumatismus. Medizinische *1956*, 771.
401 FÄSSLER, J.: Klinische Erfahrungen mit dem Schlaf- und Beruhigungsmittel Doriden. Mschr. Psychiatr. Neurol. *131*, 251 (1956).
402 FALTHAUSER, V.: Über Paraldehydismus. Z. Neurol. *19*, 577 (1913).
403 FAUCETT, R. E.: The effect of dramamine on visual and auditory acuity. USN subm. med. Lap. Rep. 1953, *12* (6), No. 222.
404 FAUST, C.: Drei Fälle von Lathyrismus. Dtsch. med. Wschr. *1947*, 122.
405 FAUST, C., & FROWEIN, R.: Der Pervitintest als diencephaler Reiz- und Belastungsversuch. Zbl. Neurol. *122*, 6 (1953).
406 FAVILLI, M.: La percezione del tempo nell'ebbrezza mescalinica. Rass. Stud. psichiat. *26*, 455 (1937).
407 FAVRE, A.: Atébrine et psychose. Encéphale *38*, 381 (1949).
408 FEIGEN, G. A., & ALLES, G. A.: Physiological concomitants of mescaline intoxication. J. clin. exp. Psychopath. *16*, 167 (1955).
409 FELSINGER, J. M., & LASAGNA, L., & BEECHER, H. K.: Drug induced mood changes in man. J. amer. med. Assoc. *157*, 1113 (1955).
410 FERGUSON, J. T.: A new therapeutic approach to abnormal behavior in geriatrics. Geriatrics *11*, 217 (1956).
411 FERGUSON, J. T.: Improved behavior patterns in the hospitalized mentally ill with reserpine and methylphenidylacetate. Psychiat. Res. Rep. 1956, No. 4, 35.
412 FERNÁNDEZ, G. R. C.: Communicatión inicial sobre la aplicaión del choque acetilcolínico en el tratamiento de la esquizofrenia. Arch. mex. Neurol. Psiquiat. *1*, 138 (1952).
413 FERNBERGER, S. W.: Observations on taking Peyote. Amer. J. Psychol. *34*, 267 (1923).
414 FERVERS, C.: Die Narkoanalyse als initiale Methode in der Psychotherapie. München 1951.
415 FERVERS, J.: Szonditeste unter Eunarkonwirkung. Zbl. Neurol. *120*, 204 (1952).
416 FERVERS, J.: Experimentell-psychologische Untersuchungen über das Angsterlebnis in der Sucht. Z. Psychother. *3*, 178 (1953).
417 FEUDELL, P.: Erfahrungen mit pharmakologischen Provokationsmethoden in der Psychodiagnostik. Psychiatr. Neurol. med. Psychol. *5*, 350 (1953).
418 FICKLER, A.: Atropinwahnsinn bei einem Asthmatiker. Dtsch. med. Wschr. *1910*, 1033.
419 FIELDS, W. S., & HOFF, H. H.: (Kristallines Vitamin B_{12} bei neurologischen Störungen.) The Merck's Report *61*, Nr. 4, S. 3 (1952).
420 FILEHNE, W.: Zur Beeinflussung der Sinne, insbesondere des Farbensinnes, und der Reflexe durch Strychnin. Pflügers Arch. *83*, 369 (1901).
421 FINKE, H.: Beitrag zur Reserpin-Therapie in der Psychiatrie. Münch. med. Wschr. *98*, 872 (1956).
422 FISCHER, H.: Die modernen pädagogischen und psychologischen Forschungsmethoden. Göttingen (Hogrefe) 1957.
423 FISCHER, R.: Selbstbeobachtungen im Meskalinrausch. Schweiz. Z. Psychol. *5*, 308 (1946).

424 FISCHER, R.: Factors involved in drug-produced model psychoses. J. ment. Sci. *100*, 623 (1954).
425 FLECK, U.: Über Cocainwirkung bei Stuporösen. Z. Neurol. *92*, 84 (1924).
426 FLINKER, R.: Über Abstinenzerscheinungen bei Atropin. Münch. med. Wschr. *1932*, 540.
427 FLÜGEL, F.: Medikamentöse Beeinflussung psychischer Hemmungszustände. Klin. Wschr. *1938*, 1286.
428 FLÜGEL, F.: Neue klinische Beobachtungen zur Wirkung des Phenothiazinkörpers »Megaphen« auf psychische Krankheitsbilder. Med. Klin. *48* 1027 (1953).
429 FLÜGEL, F.: Prinzipielles zur Beurteilung der psychiatrischen Wirkung eines Pharmakons. Arch. exp. Path. Pharmakol. *222*, 68 (1954).
430 FLÜGEL, F.: Neuropsychiatrische Erfahrungen über die Wirkung der Rauwolfia-Alkaloide. Med. Klin. *50*, 509 (1955).
431 FLÜGEL, F., & BENTE, D.: Das akinetisch-abulische Syndrom und seine Bedeutung für die pharmakologisch-psychiatrische Forschung. Dtsch. med. Wschr. *81*, 2071 (1956).
432 FOALE, M.: The treatment of mental defectives with glutamic acid. J. ment. Sci. *98*, 483 (1952).
433 FOERSTER, E.: Selbstversuch mit Meskalin. Z. ges. Neurol. Psychiatr. *127* (1930), 1.
434 FOOTE, R. M.: Diethylstilbestrol in the management of psychopathological states in males. J. nerv. ment. Dis. *99*, 928 (1944).
435 FOREL, O. L.: Les toxicomanies. Ann. méd.-psychol. *89*, 362 (1931).
436 FORIZS, L.: Treatment of mental patients with antidiuretic hormone of the posterior pituitary. Dis. nerv. Syst. *13*, 44 (1952).
437 FORRER, G. R.: Atropine toxicity in the treatment of mental disease, Amer. J. Psychiat. *108*, 107 (1951).
438 FORRER, G. R.: Psychodynamic factors in atropine toxicity therapy. J. nerv. ment. Dis. *120*, 40 (1954).
439 FORRER, G. R., & DRAPER, Ch., & GRISELL, J. L.: Pharmacotoxic therapy with atropine sulfate. Remission in two cases with Rorschach findings J. nerv. ment. Dis. *117*, 226 (1953).
440 FORRER, G. R., & GOLDNER, R. D.: Experimental physiological studies with LSD. Arch. Neurol. *65*, 581 (1951).
441 FORSTER, B.: Über Alkohol-Ernüchterungsmittel. Kriminalistik *1954*, 45.
442 FORT, J. P.: Heroine addiction among young men. Psychiatry *17*, 251 (1954).
443 FORT, J. P.: The psychodynamics of drug addiction and group psychotherapy. Int. J. Group Psychoth. *5*, 150 (1955).
444 FORTANIER, A. H.: Catharsis on pentothal. Acta psychother. psychosom. orthopaedagog. *1*, 169 (1953).
445 FORTUNATO, F., & CANELLA, B.: Treatment of mentally deficient children with glutamic acid and with foods rich in glutes. Clin. Pediat. *33*, 77 (1951).
446 FOSS, G. L.: The influence of androgens on sexuality in women. Lancet *1951*, 667.
447 FOUKS & LAINE & FRANCOIS & PAGOT: Note sur l'utilisation en psychiatrie d'un nouveau neuroleptique. Ann. méd.-psychol. *114*, 605 (1956).
448 FOUKS & LAINE & FRANÇOIS & PAGOT: Note sur les médications récentes des états névrotiques anxieux et dépressifs. Ebd. 608.
449 FOUKS & LAINE & FRANÇOIS & PAGOT: La correction des effects secondaires des médications dites neuroleptiques. Ebd. 615.
450 FOX, H. M., & GIFFORD, S.: Psychological responses to ACTH and cortisone. Psychosomat. Med. *15*, 614 (1953).
451 FRANK, W.: Über die Beeinflussung der geistigen und körperlichen Lei-

stungsfähigkeit durch regelmäßige Alkoholgaben. Kraepelins psychol. Arbeiten *8*, 22 (1925).
452 FRANKE, G.: Variierte Serienversuche mit Meskalin. Z. Neurol. *150*, 427 (1934).
453 FRANKL, V. E.: Zur Behandlung der Angst. Münch. med. Wschr. *1952*, 2350.
454 FRANKL, V. E., & STROTZKA, H.: Narkodiagnose. Wien, klin. Wschr. *1949*, 569.
455 FRANKL-HOCHWART, L. v.: Experimentelle Untersuchungen über die Wirkung des Tabakrauchens. Wien. med. Wschr. *1913*, 2061.
456 FRÄNKEL, F.: Über Simulation von Morphiumsucht. Württemb. med. Korrespondenzbl. *90*, 158 (1920).
457 FRÄNKEL, F.: Studien über Cocainismus. Zbl. Neurol. *92*, 84 (1924).
458 FRANKS, C. M., & LAVERTY, S. G.: Sodium amytal and eyelid conditioning. J. ment. Sci. *101*, 654 (1955).
459 FRANTZ, E.: Über individuelle Verschiedenheiten im Wirkungsablauf mittlerer Kokaindosen beim Menschen. Med. Diss. Berlin 1923.
460 FRASER, H. F., & ISBELL, H.: Chlorpromazine and reserpine. Arch. Neur. Psychiat. *76*, 257 (1956).
461 FREDERKING, W.: Über die Verwendung von Rauschdrogen in der Psychotherapie. Psyche, Heidelberg *7*, 342 (1953).
462 FREDERKING, W.: Meskalin in der Psychotherapie. Med. Monatsspiegel *3*, H. 1, 5 (1954).
463 FREDERKING, W.: Intoxicant drugs (mescaline and lysergic acid diethylamide) in psychotherapy. J. nerv. ment. Dis. *121*, 262 (1955).
464 FREEDMAN, A. M., Treatment of autistic schizophrenic children with Marsilid. J. clin. exp. Psychopath. *19*, 138 (1958).
465 FREEDMAN, A. M., & EFFROM, A., & BENDER, L.: Pharmacotherapy in children with psychiatric illness. J. nerv. ment. Dis. *122*, 479 (1955).
466 FREEMAN, T.: Some comments on views underlying the use of ether and carbon dioxide in psychotherapy. Brit. J. Med. Psychol. *25*, 148 (1952).
467 FREIBERG, H.: Über den Wert von Entziehungserscheinungen für die Diagnose der Rauschmittelsuchten in der heutigen Zeit. Psychiatr. Neurol. med. Psychol. *2*, 144 (1950).
468 FRENSDORF, W.: Über Eukodalismus. Münch. med. Wschr. *1924*, 751.
469 FREUD, S.: Über Coca. Zbl. Ther. 1884.
470 FREUD, S.: Beitrag zur Kenntnis der Cocawirkung. Wien. med. Wschr. *35*, 129 (1885).
471 FREY, R., & HÜGIN, W., & MAYRHOFER, O. (Hrgb.): Lehrbuch der Anaesthesiologie. Berlin, Göttingen, Heidelberg (Springer) 1955.
472 FREYHAN, F. A.: Investigations on narcodiagnosis. Arch. Neurol. *58*, 704 (1947).
473 FREYHAN, F. A.: Narkoanalytische Untersuchungen: klinische und theoretische Betrachtungen. Nervenarzt *23*, 326 (1952).
474 FRIEDEMANN, A.: Hormonale Libidodämpfung. Schweiz. Arch. Neurol. *71*, 411 (1953).
475 FRIEDMAN, A. P.: The treatment of chronic headache with meprobamate. Ann. New York Ac. Sci. *67*, 822 (1957).
476 FRIEDMANN, M.: Ist die Chloroformnarkose zur Entlarvung von Simulanten traumatischer Neurosen zu verwerten? Neurol. Cbl. *11*, 262 (1892).
477 FRIEDREICH, J. B.: Über die Anwendung des Opiums bei psychischen Krankheiten. Bl. Psychiat., Erlangen *1*, 51 (1837).
478 FRIESEWINKEL, H.: Neue Aspekte der Psychopharmakologie. Dtsch. Apotheker-Z. *97*, 786.
479 FRIESEWINKEL, H.: Bedeutung des Serotonins für die psychiatrische Forschung. Ther. Monats *1956*, 202.

480 FRÖBES, J.: Lehrbuch der experimentellen Psychologie. Freiburg (Herder) 1923.
481 FROM-HANSEN: in MØLLER [1402], S. 29 f.; S. 129:42.
482 FÜHNER, H.: Solanaceen als Berauschungsmittel. Arch. exp. Pathol. Pharmakol. *111*, 281 (1926).
483 FÜHNER, H., & BLUME, W.: Medizinische Toxikologie. Leipzig (Thieme) 1947.
484 FUHRY, H.: Über psychische Insulinresistenz. Nervenarzt *11*, 527 (1938).
485 FUNK, E.: Über Sedormidvergiftung. Z. psych. Hyg. *15*, 43 (1942).
486 FUNKENSTEIN, D. H., & MEADE, L. W.: An evaluation of intravenous ether as a treatment for psychiatric patients. Amer. J. Psychiat. *109*, 650 (1953).
487 FÜRBRINGER: Zur Würdigung der Gefahren des Tabakrauchens. Dtsch. med. Wschr. *1926*, 2021.
488 GABRIEL, E.: Über die Frage Süchtigkeit und Sucht. Wien. med. Wschr. *1939*, 1051.
489 GABRIEL, E., & KRATZMANN: Süchtigkeit. Berlin 1936.
490 GÄDE, E. B., & HEINRICH, K.: Klinische Beobachtungen bei Megaphenbehandlung in der Psychiatrie. Nervenarzt *26*, 49 (1955).
491 GAITANIDES, J.: Zwei Räusche - zwei Welten. Neue Zeitung 15.5.1950, S. 4.
492 GALEAZZI, L.: Aneurina e lavoro mentale: Ricerche sperimentale. Lavoro Vitamine *1942*, 77.
493 GAMMON, G. D., & CHURCHILL, J. A.: Effects of myanesin upon the central nervous system. Amer. J. med. Sci. *217*, 143 (1949).
494 GASPERO, H. di: Über das Phänomen der Makropsie als Symptom bei akuter toxischer Halluzinose. J. Psychol. Neurol. *11*, 115 (1908).
495 GASTAUT, H., & FERRER, S., & CASTELLIS, C.: Action de la diéthylamide de l'acide d-lysergique (LSD-25) sur les fonctions psychiques et l'électroencéphalogramme. Confin. neurol. *13*, 102 (1953).
496 GAUPP, R.: Die Dipsomanie. Jena 1901.
497 GAVIT, J. P.: Opium. New York 1927.
498 GEBSATTEL, V. E. v.: Süchtiges Verhalten im Gebiet sexueller Verirrungen. Mschr. Psychiatr. *82*, 113 (1932).
499 GEERT-JØRGENSEN, E.: The diagnostic and therapeutic value of narcoanalysis in a psychiatric reception department. Acta psychiat., Kbh. *30*, 227 (1955).
500 GEIGER, W.: Über Brompsychosen. Nervenarzt *26*, 99 (1955).
501 GERARD, D. L., & KORNETSKY, C.: A social and psychiatric study of adolescent opiate addicts. Psychiat. Quart. *28*, 113 (1954).
502 GERARD, D. L., & KORNETSKY, C.: Adolescent opiate addiction: a case study. Psychiat. Quart. *28*, 367 (1954).
503 GERARD, D. L., & KORNETSKY, C.: Adolescent opiate addiction: a study of control and addict subjects. Psychiat. Quart. *29*, 457 (1955).
504 GERCHOW, J.: Über eine primäre Cliradonsucht. Dtsch. Z. gerichtl. Med. *43*, 242 (1954).
505 GERHARDT, U., & ZIOLKO, H. U.: Der Pervitineffect im Rorschach-Test bei neurotischen Frauen. Arch. Psychiatr. Z. Neurol. *192*, 311 (1954).
506 GERSON, M. J., & VICTOROFF, V. M.: Experimental investigation into the validity of confessions obtained under sodium amytal narcosis. J. clin. Psychopathol. *9*, 359 (1948).
507 GEWEHR, F.: Betäubungsmittelverbrauch und Betäubungsmittelsucht im Spiegel der Statistik. Ärztl. Mitt. *42*, 149 (1957).
508 GIACOMO, U. de: La catatonia sperimentale. Schizophrenie *4*, 195 (1934/35).
509 GIACOMO, U. de: Données biologiques sur l'action psychopharmacologique de la diéthylamide de l'acide lysergique. Vortrag Int. Kongr. Psychiat. Paris 1950 (18.-27.9.).

510 GIBSON, R.: Involutional melancholia. A study of twenty cases treated with theelin. J. ment. Sci. *89*, 278 (1943).
511 GIEHM, G.: Der nervöse Erschöpfungszustand und seine Behandlung. Ther. Gegenw. *94*, 17 (1955).
512 GIESE, H.: Über die Behandlungen mit Glutaminsäure. Münch. med. Wschr. *1953*, 909.
513 GILLIS, A., & SALFIELD, D. J.: The treatment of depressive states with dinitrile succinate. J. ment. Sci. *99*, 542 (1953).
514 GILLMAN, J.: The nature of the subjective reactions evoked in women by progesterone with special reference to the problem of premenstrual tension. J. clin. Endocrin. *2*, 157 (1942).
515 GINSBURG, B. E., & FULLER, J. L.: A comparision of chemical and mechanical alterations of seizure patterns in mice. J. comp. physiol. Psychol. *47*, 344 (1954).
516 GLASER, G. H.: Psychotic reactions induced by corticotropine (ACTH) and cortisone. Psychosomat. Med. *15*, 280 (1953).
517 GLASER, G. H., & HOCH, P. H.: Observations on the effect of corticotropine (ACTH) in schizophrenia. Arch. Neurol. Psychiat. *66*, 157 (1942).
518 GLAUBITZ, E.: Nebenwirkungen bei INH-Überdosierung. Nervenarzt *24*, 350 (1953).
519 GÖKEY, F. K.: Durch Mißbrauch von Heroin und Haschisch entstehende Geisteskrankheiten in der Türkei. Z. Neurol. *158*, 428 (1937).
520 GÖLLNITZ, G.: Behandlungsresultate mit Glutaminsäure an Kindern mit exogenem und endogenem Schwachsinn. Mschr. Kinderheilk. *100*, 277 (1952).
521 GÖTTING, P.: Zur Steigerung der Schulleistungen. Ärztl. Prax. *8*, H. 47 (1956).
522 GOLDFARB, A. J., & BERMAN, S.: Alcoholism as a psychosomatic disorder. Quart. J. Stud. Alc. *10*, 415 (1949).
523 GOLDMAN, D.: Marsilid for hospital psychiatry. J. clin. exp. Psychopath. *19*, 80 (1958).
524 GOLLA, F. L., & HODGE, R. S.: Hormone treatment of the sexual offender. Lancet *1949*, 1006.
525 GOOLKER, P., & SCHEIN, J.: Psychic effects of ACTH and cortisone. Psychosomat. Med. *15*, 589 (1953).
526 GORDON, M. B., & FIELDS, E. M.: Observations on the effect of chorinic gonadotropine and male sex hormone on eunuchoidism. J. clin. Endocrin. *3*, 589 (1943).
527 GORONCY, C.: Zur Einwirkung des Cocains auf das Geschlechtsleben. Ärztl. Sachverst. Z. *31*, 229 (1925).
528 GORSHELEVA, L. S.: ref.: Psychol. Abstr. *27*, 817.
529 GOTTLIEB, J. S., & BOBBITT, F. S., & FREIDINGER, A. W.: Psychopharmacologic study of schizophrenia and depression. Psychosomat. Med. *14*, 104 (1952).
530 GOULD, I. B., & SMITH, L., & BARKER, W., & GAMSO, R. R.: A specific approach to the vocational needs of adolescent users of narcotics at Riverside Hospital. Psychiat. Quart. Suppl. *28*, 199 (1954).
531 GOUSENBERG, M.: Contribution à l'étude des troubles psychiques du mercurialisme chronique. Mschr. Psychiatr. *120*, 38 (1950).
532 GRAF, O.: Vergleichende Untersuchungen mit Cocain und Psicain. Münch. med. Wschr. *1924*, 1483.
533 GRAF, O.: Über die Beeinflussung einfacher psychischer Vorgänge durch Cocain und Psicain. Kraepelins psychol. Arbeiten 9, 244 (1927).
534 GRAF, O.: Zur Frage der Wirkung verschiedener alkoholischer Getränke. Z. Neurol. *130*, 187 (1930).
535 GRAF, O.: Zur Methodik des pharmakologischen Arbeitsversuches. Z. Arbeitsphysiol. *2*, 474 (1930).

536 GRAF, O.: Über den Einfluß von Pervitin auf einige psychische und psychomotorische Funktionen. Z. Arbeitsphysiol. *10*, 691 (1939).
537 GRAGE, H.: Über die Provokation von Psychosen bei der medikamentösen Behandlung des chronischen Alkoholismus (Antabuspsychose). Psychiatr. Neurol. med. Psychol. *4*, 108 (1952).
538 GRAGE, H.: Die forensische Bedeutung der Narkoanalyse. Psychiatr. Neurol. med. Psychol. *5*, 358 (1953).
539 GRALKA, R.: Akute Massenvergiftung mit Bromnatrium. Klin. Wschr. *1924*, 319.
540 GREEN, D. E., & RICHTER, D.: Adrenaline and adrenochrome. Biochem. J. *31*, 596 (1937).
541 GREEN, R. S., & LEISER, R.: Thiamylal in electroconvulsive therapy and significance in analysis of seizure mechanisms. Arch. Neur. Psychiat. *69*, 737 (1953).
542 GREENBERG, L. A., et al.: An evaluation of meprobamate in the treatment of alcoholism. Ann. New York Acad. Sci *67*, 816 (1957).
543 GREENBLATT, R. B.: Hormonal factors in libido. J. clin. Endocrinol. *3*, 305 (1943).
544 GREGORY, J.: Nicotinic acid therapy in psychoses of senility. Amer. J. Psychiat. *108*, 888 (1952).
545 GREGORY, J.: The role of nicotinic acid (niacin) in mental health and disease. J. ment. Sci. *101*, 85 (1955).
546 GREIBER, M. F.: Psychoses associated with the administration of atabrine. Amer. J. Psychiat. *104*, 306 (1947).
547 GREVING, H.: Psychopathologische und körperliche Vorgänge bei jahrelangem Pervitinmißbrauch. Nervenarzt *14*, 395 (1941).
548 GROSCH, H.: Zur Psychopathologie der organischen Bewußtseinstrübung bei symptomatischer Psychose. Nervenarzt *19*, 471 (1948).
549 GROSS, A.: Über akute Psychosen nach chronischem Mißbrauch von Veronal und Chloralhydrat. Med. Diss. Breslau 1919.
550 GROSS, M., & FINN, M. H. P.: Oral metrazol therapy in psychotic senile and arteriosclerotic patients. J. amer. geriat. Soc. *2*, 514 (1954).
551 GRUBER, G. B.: Geschichtliches über den Alkoholismus. München 1910.
552 GRÜNER: Experimentelle Prüfung der Aufmerksamkeit unter Alkoholeinfluß. Dtsch. Z. gerichtl. Med. *43*, 94 (1954).
553 GRÜNINGER, U., & BAMBERGER, G., & PIENING, A.: Über den Wert des Cytobions als Appetit- und Gedeihmittel. Münch. med. Wschr. *98*, 55 (1956).
554 GRÜNTHAL, E.: Über Parpanit, einen neuen, extrapyramidal-motorische Störungen beeinflussenden Stoff. Schweiz. med. Wschr. *1946*, 1286.
555 GRÜNTHAL, E.: Untersuchungen über Gewöhnung und Entziehungserscheinungen bei Morphin und dessen Derivaten sowie über die Beeinflussung des Schmerzsinnes durch das vegetative Nervensystem. Mschr. Psychiatr. *126*, 284 (1953).
556 GRUHLEY, H. W.: Symptomatische Psychosen. In: Hdb. Inn. Med. Bd. V/3. Berlin usw. (Springer) 1953.
557 GRUNEWALD, K.: Effect of Evipan on the reaction times for light and sound in mental disorders. Acta psychiat. scand. *29*, 365 (1954).
558 GUIDA, A.: Osservazioni sulla scopocloralose. Neurone *2*, 133 (1954).
559 GUILLY, P.: Le club des Hachichins. Encéphale *39*, 175 (1950).
560 GUIRAUD, P.: Action sédative de la testostérone dans les états d'excitation chez la femme. Ann. méd.-psychol. *97*, 464 (1939).
561 GUIRDHAM, A.: Treatment of mental disorders with male sex hormone. Brit. med. J. *1940*, 10.
562 GUREWITSCH, M. J.: Über die Ergotinpsychose. Z. Neurol. *5*, 269 (1911).
563 GUTIÉRREZ-NORIEGA, C.: Alteraciones mentales producidas por la coca. Rev. Neuro-Psiquiat., Lima *10*, 145 (1947).

564 GUTIÉRREZ-NORIEGA, C.: La catatonía experimental. Rev. Neuro-Psiquiat., Lima *14*, 339 (1951).
565 GUTIÉRREZ-NORIEGA, C., & ZAPATA ORTIZ, V.: Estudios sobre la coca y la cocaína en el Perú. Lima 1947.
566 GUTIÉRREZ-NORIEGA, C., & CRUZ-SANCHEZ, G.: Efecto de la intoxicatión producida por la Opuntia cylindrica sobre los resultados del test de Rorschach. Rev. Neuro-Psiquiat., Lim *11*, 390 (1948).
567 GUTIÉRREZ-NORIEGA, C., & CRUZ-SANCHEZ, G., & GUERRA, L. A.: Estudio psicopatológico y experimental de un caso en que se ha aplicado el alcaloide de la Opuntia cylindrica. Rev. Neuro-Psiquiat., Lima *14*, 427 (1951).
568 GUTMANN, E.: Vom Ursprung der Rauschgetränke. Stud. gen. *1*, 265 (1948).
569 GUTTMANN, A.: Medikamentöse Persönlichkeitsspaltung. Mschr. Psychiatr. *56*, 161 (1924)
570 GUTTMANN, E.: Artificial psychoses produced by mescaline. J. ment. Sci. *82*, 203 (1936).
571 GUTTMANN, E., & McCLAY, W. S.: Mescaline and depersonalisation. Therapeutic experiments. J. Neurol. Psychopathol. *16*, 193 (1936).
572 GYLYS, A.: Die Beeinflussung der geistigen Arbeit durch verschiedene Konzentrationen von Alkohol. Kraepelins psychol. Arbeiten *9*, 157 (1927).
573 HAAS, J., & LANGE, J.: Neue Versuche zur vergleichenden Messung der Alkoholwirkung. Kraepelins psychol. Arbeiten *9*, 375 (1927).
574 HAAS, H., & ZIPF, H. F.: Über die erregende Wirkung von Barbitursäureabkömmlingen und ihre Beeinflussung durch Strychnin, Pervitin und Cardiazol. Arch. exp. Pathol. Pharmakol. *206*, 683 (1949).
575 HAASE, H. J.: Über Vorkommen und Deutung des psychomotorischen Parkinsonsyndromes bei Megaphen- bzw. Largactil-Dauerbehandlung. Nervenarzt *25*, 486 (1954).
576 HABERNOLL, A. (Hrgb.): Das Problem des Alkoholismus. Stuttgart (Thieme) 1956.
577 HABS, H., & KILB, G.: Angstsyndrom bei Antihistaminkörper-Therapie. Z. ges. inn. Med. *10*, 679 (1955).
578 HAENEL, H.: Die psychischen Wirkungen des Trionals. Kraepelins psychol. Arbeiten *2*, 326 (1899).
579 HAFFTER, C.: Die Behandlung psychischer Störungen mit Sexualhormonen. Praxis (Bern) *41*, 917 (1952).
580 HAHN, G.: Über Merkfähigkeit und Alkohol. Kraepelins psychol. Arbeiten *9*, 343 (1927).
581 HAIBACH, A.: Gibt es eine Ticardasucht? Dtsch. med. J. *1955*, 117.
582 HALDANE, J. B. S.: Über Halluzinationen infolge Änderungen des CO_2-Druckes. Psychol. Forsch. *5*, 356 (1924).
583 HAMBRUSCH, H.: Chronischer Phenacetinmißbrauch und Phenacetinsucht. Wien. med. Wschr. *107*, 275 (1957).
584 HAMBURGER, W.: Beobachtungen über das Auftreten von Cliradonsucht. Münch. med. Wschr. *1952*, 939.
585 HAMILTON, G. V., & MAHER, E. B.: The effect of glutamic acid on behavior of the white rat. J. comp. physiol. Psychol. *40*, 463 (1947).
586 HAMMERSCHLAG, H. E.: Hypnose und Verbrechen. München, Basel (Reinhardt) 1954.
587 HAMPTON, P. A.: The psychology of the alcoholic. In: DUDYCHA [346].
588 HANN: Die Morphinerkrankungen. Heidelberg 1927.
589 HARBAUER, H., & BOOR, W. de: Erfahrungen mit Glutaminsäure an Schwachbegabten. Mschr. Kinderheilk. *100*, 281 (1952).
590 HARDER, A.: Das Wesen der Alkohol-Halluzinose. Schweiz. Arch. Neurol. *58*, 102 (1946).
591 HARDER, A.: Über Weckamin-Psychosen. Schweiz. med. Wschr. *1947*, 982.

592 HARE, E. H.: The effects of mephenesin in neurotic anxiety. J. ment. Sci. *101*, 172 (1955).
593 HARGROVE, E. A., & BENETT, A. E., & STEELE, M.: An investigation of carbone dioxide as an adjunct to psychotherapy in some neuroses. Amer. J. Psychiat. *110*, 844 (1954).
594 HARRELL, R. F.: Effect of Added Thiamine on Learning. New York (Columbia Univ.) 1943.
595 HARRELL, R. F.: Further Effects of Added Thiamine on Learning and other Processes. New York (Columbia Univ.) 1947.
596 HARREL, R. F.: Mental response to added thiamine. J. Nutrition *31*, 283 (1946).
597 HARTELIUS, H.: Further experiences of the use of malononitrile in the treatment of mental illness. Amer. J. Psychiat. *107*, 95 (1950).
598 HARTELIUS, H., & HYDÉN: Zur Malononitrilbehandlung. Acta psychiatr., Kbh. *58* (1948).
599 HARTMANN, H.: Cocainismus und Homosexualität. Z. Neurol. *95*, 79 (1925).
600 HARTMANN, K.: Pervitin-Halluzinose. Mschr. Psychiatr. *106*, 101 (1942).
601 HARTMANN, K., & HIOB, J., & HIPPIUS, H.: Zur vergleichenden Psychopathologie der Schock- und Phenothiazinwirkungen. Fortschr. Neurol. *34*, 354 (1955).
602 HARTWICH: Die menschlichen Genußmittel. Leipzig 1911.
603 HASE, A.: Erfahrungen mit Pervitin. Hippokrates *1940*, 86.
604 HATCH, H. A.: Acute toxic psychosis following cortisone. Northwest. Med. *50*, 697 (1951).
605 HAUSER, E. H.: Zur Kenntnis der psychischen Wirkung von Sexualhormonen in hohen Dosen. Diss. Zürich 1951.
606 HAUSER, E. H.: Psychische Wirkung von Sexualhormonen. Schweiz. med. Wschr. *82*, 566 (1952).
607 HAUSER, E. H.: Psychische Wirkung von Sexualhormonen in hohen Dosen. Schweiz. Arch. Neurol. *71*, 374 (1953).
608 HAUTY, G. T., & PAYNE, R. B.: The effects of dexedrine and benadryl-hyoscine upon judgment. USAF Sch.aviat. Med. Rep. 1955, No. 55-104.
609 HECKER, W. Ch., & BERG, H.: Zur medikamentösen Operationsvorbereitung, unter besonderer Berücksichtigung des 5,5-Phenyl-äthyl-3-(β-diäthyl-amino-äthyl)-2,4,6-trioxo-hexahydro-pyrinidin-hydrochlorid in der Kinderchirurgie. Ärztl. Wschr. *12*, 29 (1957).
610 HEFFTER, A.: Über Pellote. Arch. exp. Pathol. Pharmakol. *40*, 395 (1898).
611 HEIDEGGER, M.: Sein und Zeit. 6. A. Tübingen 1949.
612 HEILBRONNER, K.: Cocainpsychose? Z. Neurol. *15*, 415 (1913).
613 HEIM, F.: Die Bedeutung der Reaktionslage des vegetativen Nervensystems für Arzneimittelwirkungen. Ärztl. Wschr. *1948*, 326.
614 HEIMANN, H.: Die Skopolaminwirkung. Basel 1952.
615 HEIMANN, H., & WITT, P. N.: Die Wirkung einer einmaligen Largactilgabe bei Gesunden. Mschr. Psychiatr. *129*, 104 (1955).
616 HEINRICH, A.: Kann man durch Narkose Geständnisse erzwingen? Schmerz, Narkose, Anaesthesie *3*, 78 (1938).
617 HELLPACH, W.: Funktionelle Differenzierung der »psychischen Stimulantien«. Dtsch. med. Wschr. *67*, 1358 (1941).
618 HELLPACH, W.: Klinische Psychologie. 1. A. 1946, 2. A. 1949, Stuttgart (Thieme). S. 114:88, 111.
619 HEMMER, R.: Beobachtungen über psychische Veränderungen unter potenzierter Narkose. Zbl. Neurochir. *13*, 360 (1953).
620 HENNEMANN, G.: Therapeutische Erfahrungen mit einem Oxazinabkömmling in der inneren Medizin. Landarzt *31*, 823 (1955).
621 HERTWIG, H.: Liebespflanzen und Liebestränke. Regensburg, Wien 1952.

622 HESSE, E.: Die Rausch- und Genußgifte. Stuttgart (Enke), 1. A. 1938, 2. A. 1953.
623 HEUBNER, W.: Genuß und Betäubung durch chemische Mittel. Baden-Baden (Verl. ang. Wiss.) 2. A. 1952. – s. a. Materia med. Nordmark *6*, 317 (1954).
624 HEUBNER, W., & SCHULTE, W.: Über den Begriff der Sucht. Ärztl. Wschr. *1946*, 57.
625 HEUSINGER, T. O.: Studien über den Ergotismus. Marburg 1856.
626 HEYDT, A. von der: Zur Behandlung psychovegetativer Störungen. Med. Klin. *52*, 787 (1957).
627 HIGIER, H.: Beitrag zur Klinik der psychischen Störungen bei chronischem Kokainismus. Münch. med. Wschr. *1911*, 503.
628 HILDEBRANDT, M.: Über die Beeinflussung der Willenskraft durch Alkohol. Leipzig 1910.
629 HILL, H. E., & BELLEVILLE, R. E.: Effect of chronic barbiturate intoxication on motivation and muscular coordination. Arch. Neur. Psychiat. *70*, 180 (1953).
630 HILL, H. E., & BELLEVILLE, R. E., & WIKLER, A.: Reduction of pain conditioned anxiety by analgesic doses of morphine in rats. Proc. Soc. exp. Biol. New York *86*, 881 (1954).
631 HILL, H. E., & KORNETSKY, C. H., & FLANARY, H. C., & WIKLER, A.: Effects of anxiety and morphine on the discrimination of painful stimuli. Fed. Proc. *10*, 309 (1951).
632 HILL, H. E., & KORNETSKY, C. H., & FLANARY, H. C., & WIKLER, A.: Studies on anxiety associated with anticipation of pain. I. Effects of morphine. Arch. Neur. Psychiat. *67*, 612 (1952). II. *73*, 602 (1955).
633 HILTMANN, A.: Pervitinwirkung im Rorschach-Test. Diss. Freiburg 1944.
634 HIMWICH, H. E.: Brain Metabolism and Cerebral Disorders. Baltimore (Willliams) 1951.
635 HIMWICH, H. E.: Prospects in psycho-pharmacology. Dis. Nerv. Syst. *17*, 109 (1956). J. nerv. ment. Dis. *122*, 413 (1955).
636 HIMWICH, H. E. (Ed.): Tranquilizing drugs. Washington 1957.
637 HIMWICH, H. E., et al.: Some behavioral effects associated with feeding sodium glutamate to patients with psychiatric disorders. J. nerv. ment. Dis. *121*, 40 (1955).
638 HINRICHSEN: Stechapfelvergiftung. Münch. med. Wschr. *1921*, 334.
639 HIOB, J.: Klinische Erfahrungen bei der Behandlung von Psychosen mit Megaphen. Ärztl. Wschr. *9*, 919 (1954).
640 HIRAI, N.: The effect of glutamic acid upon the mental function. J. jap. Soc. Food Nutrition *4*, 79 (1951). – ref.: Psychol. Abstr. *27*, 4102.
641 HIRSCH, M. W., & JARVIK, M., & ABRAMSON, H. A.: Lysergic acid diethylamide (LSD-25): XVIII. Effects of LSD-25 and six related drugs upon handwriting. J. Psychol. *41*, 11 (1956).
642 HOCH, A., & KRAEPELIN, E.: Über die Wirkung der Teebestandteile auf körperliche und geistige Arbeit. Kraepelins psychol. Arbeiten *1*, 378 (1896).
643 HOCH, P. H.: Experimentally produced psychosis. Amer. J. Psychiat. *107*, 607 (1951).
644 HOCH, P. H.: Evaluation of newer pharmacodynamic therapies, including the narcoanalytic use of drugs. Res. publ. Ass. nerv. ment. Dis. *31*, 239 (1951).
645 HOCH, P. H.: Experimental induction of psychoses. In: Milbank Memorial Fund. 27th Annual Conference. New York 1952, S. 539ff.
646 HOCH, P. H.: Progress in psychiatric therapies. Amer. J. Psychiat. *112*, 241 (1955).
647 HOCH, P. H.: Studies in Routes of Administration and Counteracting

Drugs. Lysergic Acid Diethylamide and Mescaline in Experimental Psychiatry. New York (Grune) 1956.
648 HOCH, P. H., & CATTELL, J. P., & PENNES, H. H.: Effects of drugs; theoretical considerations from a psychological viewpoint. Amer. J. Psychiat. *108*, 585 (1952).
649 HOCH, P. H., & CATTELL, J. P., & PENNES, H. H.: Effects of mescaline and lysergic acid (d-LSD-25). Amer. J. Psychiat. *108*, 579 (1952).
650 HOCH, P. H., & CATTELL, J. P., & PENNES, H. H.: Psychoses produced by administration of drugs. Res. publ. Ass. nerv. ment. Dis. *32*, 287 (1953).
651 HOEFER, P. F. A., & GLASER, G. H.: The effects of pituitary adrenocorticotropic hormone therapy: EEG and neuropsychiatric changes in 15 patients. J. amer. med. Ass. *143*, 620 (1950).
652 HÖHNKE, E.: Über psychisch-vegetative (umstimmende) Wirkungen einiger der sog. Antihistaminica. Nervenarzt *24*, 448 (1953).
653 HOFF, H., & PÖTZL, O.: Experimentelle Nachbildung von Anosognosie. Z. Neurol. *137*, 722 (191).
654 HOFFER, A.: Induction of sleep by autonomic drugs. J. nerv. Dis. *119*, 421 (1954).
655 HOFFER, A., & OSMOND, H., & SMYTHIES, J.: Schizophrenia, a new approach. J. ment. Sci. *100*, 29 (1954).
656 HOFSTÄTTER R.: Die rauchende Frau. Wien, Leipzig 1924.
657 HOFSTÄTTER, R.: Über das Abgewöhnen des Rauchens. Wien. med. Wschr. *1934*, 95.
658 HOLLE, F., & KLINKENBORG, E.: Klinisch-chirurgische Erfahrungen mit Preludin. Dtsch. med. J. *6*, 120 (1955).
659 HOLLISTER, L. E., & STANNARD, A. N., & DRAKE, C. F.: Treatment of anxious patients with drugs. Dis nerv. Syst. *17*, 289 (1956).
660 HOLLISTER, L. E., & TRAUB, L., & BECKMAN, W. G.: Psychiatric use of reserpine and chlorpromazine: results of double-blind studies. In: Psychopharmacology [1220], S. 65.
661 HOLT, W. E.: Effect of mephenesin on psychotic patients. J. nerv. ment. Dis. *115*, 343 (1952).
662 HOLTEN, C. H., & SONNE, E.: Action of a series of benactyzine-derivatives and other compounds on stress-induced behaviour in the rat. Acta pharmacol. toxicol. *11*, 148 (1955).
663 HOLZER, R.: Die Thalliumvergiftung. Diss. Bern 1938.
664 HORSLEY, J. S.: Psycho-analysis. J. ment. Sci. *82*, 416 (1936).
665 HORSLEY, J. S.: Narco-analysis. Oxford 1943.
666 HOSKINS, R. G.: Hormone therapy. J. clin. exp. Psychopath. *15*, 363 (1954).
667 HOTOVY, R.: Messung zentralanalgetischer Wirkungen mit der Regnierschen Methode. Arch. exp. Pathol. Pharmakol. *228*, 387 (1956).
668 HOUSE, R. E.: The use of scopolamine in criminology. Amer. J. Police Sci. *2*, 528 (1931).
669 HOUSTON, F.: A preliminary investigation into abreaction comparing methedrine and sodium amytal with other methods. J. ment. Sci *98*, 707 (1952).
670 HUBER, G.: Die Antihistaminkörperpsychose usw. Nervenarzt *23*, 283 (1952).
671 HÜGIN, W.: Das subjektive Erlebnis im Curare-Selbstversuch. Schweiz. med. Wschr. *1947*, 450.
672 HUNDHAUSER, F. R.: Experimentell-psychologische Untersuchungen mit Pervitin bei Jugendlichen. Allg. Z. Psychiatr. *120*, 85 (1942).
673 HUNT, H. F.: Some effects of drugs on classical (type S) conditioning. Ann. N. Y. Acad. Sci. *65*, 258, (1956).

674 HUNT, H. F.: Some effects of meprobamate on conditioned fear and emotional behavior. Ann. N. Y. Acad. Sci. *67*, 712 (1957).
675 HUSTON, P. E., & SENF, R.: Psychopathology of schizophrenia and depression. I. Effect of amytal and amphetamine sulfate on level and maintenance of attention. Amer. J. Psychiat. *109*, 131 (1952).
676 HUXLEY, A.: The Doors of Perception. New York o. J. – Die Pforten der Wahrnehmung. Übersetzt von H. HERLITSCHKA. München (Piper) 1954. S. 32: 45; S. 36: 25; S. 59: 20; S. 64: 30; S. 66: 17; S. 78: 20; S. 81: 43.
677 HUXLEY, A.: Heaven and hell; visionary experience, visionary art, and the other world. Tomorrow *3*, Nr. 4.
678 HUXLEY, A.: The history of tension. Ann. N. Y. Acad. Sci. *67*, 675, (1957). S. 203: 683, übers. v. Verf.
679 IDESTRØM, C. M.: Flicker fusion in chronic barbiturate usage: a quantitative study in the pathophysiology of drug addiction. Acta psychiat., Kbh. 1954, Suppl. 91.
680 ISBELL, H.: Manifestations and treatment of addiction to narcotic drugs and barbiturates. Med. Clin. N. Amer. *34*, 425 (1950).
681 ISBELL, H., et al.: Liability of addiction to 4,4-diphenyl-3-heptanone-(amidone, methadone, or 10820) in man. Arch. intern. Med. *82*, 362 (1948).
682 ISBELL, H., et al.: Chronic barbiturate intoxication. An experimental study. Arch. Neur. Psychiat. *64*, 1 (1950).
683 ISSEKUTZ, B. v.: Vergiftung durch Pervitin. Slg. Verg.fälle *10*, A 85 (1939).
684 IVERSEN, G.: Placebo-Versuche – »Placebo-Komplexe?«. Ärztl. Mitt. *41*, 1021 (1956).
685 IZIKOWITZ, S., & MARTENS, S., & DAHLBOM, L.: On the cortisone treatment of alcoholism. Acta psychiat. Kbh. 1953, Suppl. *80*, 175.
686 JACKMAN, A. J., & SCHORR, C. A.: Evaluation of carbon dioxide therapy of the neuroses. J. clin. exp. Psychopath. *3*, 17 (1952).
687 JACOB, H. E.: Sage und Siegeszug des Kaffees. Hamburg (Rowohlt).
688 JACOBSEN, E., & SKAARUP, Y.: Experimental induction of conflict behaviour in cats: its use in pharmacological investigations. Acta pharmacol. toxicol. *11*, 117 (1955).
689 JACOBSEN, E., & SKAARUP, Y.: Experimental induction of conflict-behaviour in cats: the effect of some anticholinergic compounds. Acta pharmacol. toxicol. *11*, 125 (1955).
690 JACOBSEN, E., & SONNE, E.: The effect of benzilic acid diethylamino-ethylester HCl (benactyzine) on stress-induced behaviour in the rat. Acta pharmacol. toxicol. *11*, 135 (1955).
691 JAENSCH, W.: Pharmakologische Versuche über die Beziehungen optischer Konstitutionsstigmen zu den Halluzinationen. Ref. Z. Neurol. *23*, 119 (1921).
692 JAKOBI, A.: Die psychischen Wirkungen des Cocains in ihrer Bedeutung für die Psychopathologie. Arch. Psychiatr. *79*, 383 (1927).
693 JAKSCH, R. v.: Über Mangantoxikosen und Manganophobie. Münch. med. Wschr. *1907*, 969.
694 JAMES, W.: Varieties of Religious Experience. Zit. n. HUXLEY [678], S. 678.
695 JANTZ, H.: Zur Narkoanalyse. Nervenarzt *22*, 169 (1951).
696 JANZ, H. W.: Fortschritte der Pharmakotherapie in der Neurologie und Psychiatrie. Fortschr. Neurol. *17*, 1, 39 (1944).
697 JANZ, H. W.: Die diagnostische Verwertbarkeit der Weckaminwirkung in der Psychopathologie. Nervenarzt *22*, 45 (1951).
698 JANZARIK, W.: Zur Psychopathologie der Megaphenwirkung. Nervenarzt *25*, 330 (1954).
699 JANZARIK, W.: Sexualdelikt im Ausnahmezustand nach Elektroschockbehandlung und Alkoholgenuß. Mschr. Kriminol. *38*, 108 (1955).

700 JARVIK, M. E.: Mechanism of action of lysergic acid diethylamide, serotonine, and related drugs. In: Psychopharmacology [1220], S. 145.
701 JARVIK, M. E., & ABRAMSON, H. A., & HIRSCH, M. W.: Comparative subjective effects of seven drugs including lysergic acid diethylamide (LSD-25). J. abnorm. soc. Psychol. *51*, 657 (1955).
702 JASPERS, K.: Allgemeine Psychopathologie. Berlin, Heidelberg 5. A. 1948, S. 36: 88.
703 JATZKEWITZ, H.: Überprüfung und Anwendung eines klinischen Verfahrens zur Bestimmung von Suchtmitteln im Harn. Dtsch. med. Wschr. *79*, 541 (1954).
704 JENS, R.: Desoxycorticosterone in certain psychotic states. Northw. Med. (Seattle) *48*, 609, (1949). – Arch. Neur. Psychiat. *68*, 372 (1952).
705 JERSILD, A. T.: The influence of adrenal extract on behavior and mental efficiency. Amer. J. Psychol. *43*, 447 (1931).
706 JESSEL, E.: Therapie von Angst-Spannungszuständen. Ärztl. Prax. *9*, H. 28 (1957).
707 JIRZIK, H.: Klinische Erfahrungen mit einem neuen, kurzwirkenden Medikament zur Narkosevorbereitung und Potenzierung. Chirurg *27*, 556 (1956).
708 JOEL, E.: Haschisch. Beitrag zur Pharmakologie der Körperstellung und der Labyrinthreflexe. Pflügers Arch. *209*, 526 (1925).
709 JOEL, E.: Über Selbstbetäubung u. Selbstvernichtung. Dtsch. med. Wschr. *1926*, 1082.
710 JOEL, E.: Äthersucht. Dtsch. med. Wschr. *1928*, I 1081.
711 JOEL, E.: Die Behandlung der Giftsuchten. Leipzig 1928.
712 JOEL, E., & FRÄNKEL, F.: Der Cocainismus. Berlin 1924.
713 JOEL, E., & FRÄNKEL, F.: Kokainismus und Homosexualität. Dtsch. med. Wschr. *1925*, 1562.
714 JOEL, E., & FRÄNKEL, F.: Der Haschischrausch. Klin. Wschr. *5*, 1707 (1926).
715 JOEL, E., & FRÄNKEL, F.: Beiträge zur experimentellen Psychopathologie. Klin. Wschr. *1929*, 549.
716 JOHNSEN, G.: Mißbrauch von Amphetaminen und Schlafmitteln. T. norsk. Laegefor. *72*, 303 (1952).
717 JOHNSON, D. M.: The Hallucinogenic Drugs. London 1953.
718 JONAS, A. D.: The adjunctive use of an intravenous amphetamine derivative in psychotherapy. J. nerv. ment. Dis. *119*, 135 (1954).
719 JONG, H. de: Bulbocapninversuche im Dienste psychiatrischer und neurologischer Forschung. Nervenarzt *4*, 65 (1931).
720 JONG, H. de: Die experimentelle Katatonie als vielfach vorkommende Reaktionsform des Zentralnervensystems. Z. Neurol. *139*, 468 (1932).
721 JONG, H. de, & BARUK, H.: La catatonia expérimentale par la bulbocapnine. Paris 1930.
722 JORDI, A.: Mißbrauch von Trichloräthylen durch Jugendliche. Z. Kinderpsychiat. *4*, 191 (1937/38).
723 JORES, A.: Die Bedeutung der Sexualhormone für die Vorgänge des Sexuallebens. Klin. Wschr. *1948*, 256.
724 JORES, A.: Klinische Endokrinologie. Berlin, Göttingen, Heidelberg (Springer) 3. A. 1949.
725 JORES, A.: Hormone und Psyche. In: Hormone und Psyche [1102].
726 JOVY, D.: Versuch einer experimentellen Erfassung von Wahrnehmungs- und Bedeutungsvorgängen bei Schizophrenen. Med. Diss. Köln 1954.
727 JÜRGENSEN, E.: Atropin im Wandel der Zeiten. Ärztl. Rundschau *1930*, 5.
728 JULIUSBURGER, O.: Zur Psychologie der Genußgifte. Bl. Volksgesundheitspflege *25*, 219 (1925).
729 JUNG, F.: Über Genußmittel und Genußgifte. Stud. gen. *1*, 273 (1948).

730 JUNGMICHEL, G.: Straßenverkehrsunfall und Blutalkohol. H. Unfallheilk. *1953*. 140, H. 140.
731 KÄFER, K.: Die Beeinflussung des hypotonen Symptomenkomplexes und der damit verbundenen Leistungsminderung im Arbeitsmilieu. Münch. med. Wschr. *1957*.
732 KAHN, E.: Über Bedeutung und Beziehung im anankastischen und paranoischen Erleben. Mschr. Psychiatr. *119*, 65 (1950).
733 KALININA, N. P.: Ref.: Psychol. Abstr. *26*, 4612.
734 KALINOWSKY, L. B., & HOCH, P. H.: Schockbehandlung, Psychochirurgie und andere somatische Behandlungsverfahren in der Psychiatrie. (Aus dem Amerikanischen von H. KRANTZ und H. VIEFHUES). Bern, Stuttgart (Huber) 1954.
735 KALUS, F.: Über die psychotischen Bilder bei chronischem Pervitinmißbrauch. Psychiatr. Neurol. med. Psychol. *2*, 109, 138 (1950).
736 KALUS, F., & KUCHER, J., & ZUTT, J.: Über Psychosen bei chronischem Pervitinmißbrauch. Nervenarzt *15*, 313 (1942).
737 KANT, F.: Katatone Motilitätspsychose nach CO-Vergiftung. Arch. Psychiat. *78*, 365 (1926).
738 KANT, F.: Über Reaktionsformen im Giftrausch. Arch. Psychiat. *91*, 694 (1930).
739 KANT, F., & KRAPF, E.: Zur Frage der »Ganzheitsfunktion« im Haschischrausch. Z. Neurol. *112*, 302 (1928).
740 KANT, F., & KRAPF, E.: Über Selbstversuche mit Haschisch. Arch. exp. Pathol. Pharmakol. *129*, 319 (1928).
741 KANTOROVICH, N. V.: ref. in: Psychol. Abstr. *27*, 7933.
742 KAUDERS, O.: Über die »psycho-physische-Zwischenschicht« und ihre therapeutische Beeinflußbarkeit. Klin. Med. *3*, 962 (1948).
743 KÄRBER, G.: Chronischer Mißbrauch bromierter Harnstoffabkömmlinge. Arch. Toxikol. *14*, 137 (1952).
744 KEATS, A. S., & BEECHER, H. K.: Pain relief with hypnotic dosis of barbiturates and a hypothesis. J. Pharmacol. exp. Ther. *100*, 1 (1950).
745 KELLEY, D., & THOMPSON, L. J.: Insulin as an adjunct in the treatment of anxiety states. N. C. Med. J. *8*, 761 (1947).
746 KELLY, J.: The influence of mescaline on Rorschach responses. Psychol. Forsch. *24*, 542 (1954).
747 KEMPER, H.: Erfahrungen mit einem neuen Schlafmittel aus der Piperidinreihe in der Psychiatrie. Dtsch. med. Wschr. *80*, 1034 (1955).
748 KERGL, E.: Beitrag zur Frage der medikamentösen Steigerung der Intelligenz. Med. Mschr. *6*, 790 (1952).
749 KERGL, E., & KOEBKE & HAURY: Glutaminsäure. Stuttgart (Wiss. Verlagsges.) 1954.
750 KEYS, A. S., et al.: The Biology of Human Starvation. Minneapolis (Univ. Press) 1950.
751 KEYSERLINGK, H. v.: Die Äthersucht. Nervenarzt *18*, 450 (1947).
752 KEYSERLINGK, H. v.: Pervitin. Psychiat. Neurol. med. Psychol. *2*, 1 (1950).
753 KEYSERLINGK, H. v.: Über einen pervitinsüchtigen stimmungsabnormen Schwindler. Dtsch. Z. gerichtl. Med. *40*, 472 (1951).
754 KIELHOLZ, P.: Ätiologie und Therapie der Analgetica- und Hypnoticasucht. Schweiz. med. Wschr. *1954*, 753.
755 KIERSCH, Th. A.: Toxic organic psychosis due to isoniazid therapy. US Armed Forces med. J. *5*, 1353 (1954).
756 KIESSLING, J.: Rauwolfia serpentina. Überblick über Chemie, Pharmakologie und moderne Therapie. Z. ärztl. Fortbild. *50*, 637 (1956).
757 KILLIAN, H., & WEESE, H.: Die Narkose. Stuttgart 1954.
758 KINROSS-WRIGHT, V.: Chlorpromazine, a major advance in psychiatric treatment. Postgrad. Med. *16*, 297 (1954).

759 KINROSS-WRIGHT, V.: Complications of chlorpromazine treatment. Dis. nerv. Syst. *16*, 114 (1955).
760 KINROSS-WRIGHT, V.: Clinical application of chlorpromazine. In: Psychopharmacology [1220], S. 31.
761 KIONKA, H.: Vom Trinken und Rauchen. Berlin 1931.
762 KIRN: Über Chloralpsychosen. Berl. klin. Wschr. *1883*, 721.
763 KLÄSI, J.: Über die therapeutische Anwendung des Dauerschlafmittels Somnifen bei Schizophrenen. Z. Neurol. *74*, 557 (1922).
764 KLAVIS, G.: Leistungssteigernde Pharmaka. Verh. dtsch. Ges. Arbeitsschutz *3*, 206 (1955).
765 KLEIN, R.: Über Halluzinationen der Körpervergrößerung. Mschr. Psychiatr. *67*, 78 (1928).
766 KLINE, N. S.: Clinical applications of chlorpromazine. In: Psychopharmacology [1220].
767 KLINE, N. S.: Clinical experience with Iproniazid (Marsilid). J. clin. exp. Psychopath. *19*, 61 (1958).
768 KLINGMÜLLER, V.: Biochemie, Physiologie und Klinik der Glutaminsäure. Aulendorf 1955.
769 KLOTZSCHE, C.: Akute Halluzinose bei einem Kinde durch Extractum scopoliae in einem Bettnässermittel. Slg. Verg.fälle Arch. Toxikol. *14*, 181 (1952).
770 KLÜVER, H.: Mescal. The »divine« plant and its psychological effects. London 1928.
771 KLUGE, E.: Über ein Delir bei Eupokanvergiftung. Nervenarzt *16*, 30 (1943).
772 KNABENHANS, P. J.: Über psychische Symptome bei Vergiftungen mit modernen gewerblichen Lösungsmitteln. Schweiz. Arch. Neurol. *48*, 232 (1941) und *49*, 128 (1942).
773 KNAPP, J.: Über einige seltenere Suchten und die Beeinflussung ihrer Entziehungserscheinungen mit dem Phenothiazinderivat Megaphen. Diss. Mainz 1955.
774 KNAPP, P. H.: Amphetamine and addiction. J. nerv. Dis. *115*, 406 (1952).
775 KNAUER, A.: Psychologische Untersuchungen über den Meskalinrausch. Allg. Z. Psychiatr. *69*, 115 (1912).
776 KOCH, H.: Zum Problem der medikamentösen Behandlung des Schwachsinns bei Kindern. Arch. psychiatr. Z. Neurol. *191*, 463 (1954).
777 KOCH, R.: Alkohol und Verkehrsgefährdung. Dtsch. Gesundheitswesen *8*, 682, (1954).
778 KOLLE, K., & MIKOREY, M.: Künstlicher Winterschlaf in der Psychiatrie. Dtsch. med. Wschr. *1953*, 1723.
779 KOLLER, C.: Über die Verwendung der Cocaïns zur Anaesthesierung am Auge. Wien. med. Wschr. *34*, 1276, 1309 (1884).
780 KOLLER, C.: Nachträgliche Bemerkungen über die ersten Anfänge der Lokalanaesthesie. Wien. med. Wschr. *85*, 7 (1935).
781 KOLLER, C.: History of Cocaine as a local anesthetic. J. amer. med. Ass. *117*, 1284 (1941).
782 KOPF, H.: Über einen Fall von akuter Coffeinvergiftung. Med. Klin. *1946*, 516.
783 KORNER, B., & JEPSEN, N. P.: Corticotropine therapy in psychoses. Nord. Med. *47*, 421 (1952).
784 KORNETSKY, C. H.: Psychological effects of chronic barbiturate intoxication. Arch. Neur. Psychiat. *65*, 557 (1951).
785 KORNETSKY, C. H.: Relationship between Rorschach-determinants and psychosis in barbiturate withdrawal syndrome. Arch. Neur. Psychiat. *72*, 452 (1954).
786 KORNETSKY, C. H.: Effects of anxiety and morphine on the anticipation and perception of painful radiant thermal stimuli. J. comp. physiol. Psychol. *47*, 130 (1954).

787 KORTÜM, G.: Entwicklung und Beurteilung von Proscalun, einem neuen oral anwendbaren Depot-Tagessedativum. Medizinische *1957*, 230.
788 KOSMAN, M. E., & GERARD, R. W.: The effect of adrenaline on a conditioned avoidance response. J. com. physiol. Psychol. *48*, 506 (1955).
789 KOSMEHL, E.: Betäubungsmittelsuchten und Statistik. Arch. Toxikol., *15*, 67 (1954).
790 KOTLJAREVSKAJA, T. P.: Über psychische Veränderungen bei akuten Vergiftungen mit Bleitetraäthyl. Russ. Ref. Zbl. Neurol. Psychiatr. *119*, 134 (1952).
791 KOWALEWSKI, P.: Atropinpsychose. Allg. Z. Psychiatr. *36*, 431 (1880).
792 KRAEMER, R.: Ein Beitrag zur Polamidonsucht. Nervenarzt *23*, 33 (1952).
793 KRAEPELIN, E.: Über die Einwirkung einiger medikamentöser Stoffe auf die Dauer einfacher psychischer Vorgänge. Wundts philosoph. Studien. *1*, 417, 573 (1883).
794 KRAEPELIN, E.: Über die Beeinflussung einfacher psychischer Vorgänge durch einige Arzneimittel. Jena 1892.
795 KRAEPELIN, E.: Der psychologische Versuch in der Psychiatrie. Kraepelins psychol. Arbeiten *1*, 1 (1896).
796 KRAEPELIN, E.: Die Beeinflussung der Treffsicherheit beim Schießen durch Alkohol. Alkoholfrage *12*, 312 (1916).
797 KRAEPELIN, E.: Delirium, Halluzinose und Dauervergiftung. Mschr. Psychiat. *54*, 43 (1923).
798 KRAMER, M.: Facts needed to assess public health and social problems in the widespread use of the tranquilizing drugs. Pub. Hlth. Monogr. 1956, No. 41.
799 KRANZ, H.: Die Narkoanalyse als diagnostisches und kriminalistisches Verfahren. Tübingen 1950.
800 KRANZ, H.: Zur Frage der Aussagebereitschaft im Eunarconversuch. Nervenarzt *22*, 163 (1951).
801 KRAUS, F.: Klinische Erfahrungen mit Phanodorm. Allg. Z. Psychiat. *101*, 74 (1934).
802 KRAUSE, A.: Pervitin als Kreislaufmittel und psychisches Stimulans für Tiere. Tierärztl. Wschr. *1943*, 75.
803 KRAUSS, P.: Über Polamidonsucht. Südwestdtsch. Ärztebl. *6*, *45* (1951).
804 KRAUSS, R.: Morphinismus und Homosexualität. Z. Neurol. *101*, 271 (1926).
805 KRAUWEEL: Vortrag am europäischen Seminar über Vorbeugung und Bekämpfung des Alkoholismus, Nordwijk, 1954.
806 KRETSCHMER, E.: Medizinische Psychologie. Stuttgart (Thieme) 9. A. 1947.
807 KRETSCHMER, E.: Vorwort zu der Arbeit von E. B. STRAUSS, London: Orthopädie der Persönlichkeit. Z. Psychother. med. Psychol. *5*, 1 (1955).
808 KRETSCHMER, W.: Ein Fall von Coffeinvergiftung (Selbstbeobachtung). Med. Welt *1936*, Nr. 7.
809 KRÖBER, E.: Symptomatische Psychosen bei Tollkirschenvergiftung. Dtsch. med. Wschr. *1948*, 244.
810 KRÖBER, E.: Weckamine und Epilepsie. Nervenarzt *20*, 344 (1949).
811 KRÖNICKE, G.: Erfahrungen mit Glutaminsäure an einer Hochschule. Ärztl. Praxis *1953*.
812 KRÜGER, P. D., & SCHILF, E.: Drei Fälle von Schwefelkohlenstoffvergiftung des Nervensystems nebst einer Erörterung der exogenen Reaktionstypen Bonhoeffers. Psychiat. Neurol. med. Psychol. *4*, 139 (1952).
813 KUBANEK, J. L.: The possible use of Nissl substance in the treatment of schizophrenia and neuroses. Int. Rec. Med. *165*, 479 (1952).
814 KUBIE, L. S., & MARGOLIN, S.: The therapeutic role of drugs in the process of repression, dissociation, and synthesis. Psychosomat. Med. *20*, 147 (1945).

815 KÜLZ, W. L.: Wirkung von Arbeit und Alkohol auf die Geschicklichkeit. Kraepelins psychol. Arbeiten *7*, 464 (1922).
816 KÜPPERS, E.: Der Symptomenkomplex des pränarkotischen Rausches. Arch. Psychiat. *101*, 814 (1914).
817 KÜPPERS, E.: Narkose und hypoglykämisches Koma. Arch. Psychiat. *107*, 413 (1938).
818 KÜRZ, E., & KRAEPELIN, E.: Über die Beeinflussung psychischer Vorgänge durch regelmäßigen Alkoholgenuß. Kraepelins Psychol. Arbeiten *3*, 417 (1901).
819 KUHN, R.: Der Rorschachsche Formdeutversuch in der Psychiatrie. Mschr. Psychiat. *103*, 59, (1940).
820 KUJAT, R., & MÜHL, H.: Vergleichende Untersuchungen über die Beeinflussung der Tenazität der Aufmerksamkeit durch Coffein und Preludin. Psychiat. Neurol. med. Psychol. *7*, 247 (1955).
821 KUNZE, D.: Aufgaben und Wege der psychologisch-pharmakologischen Forschung. Psychiat. Neurol. med. Psychol. *1*, 218 (1949).
822 KURKA, G.: Die Wirkung verschiedener alkoholischer Getränke auf geistige Leistungen. Z. ang. Psychol. *30*, 430 (1928).
823 KURTZ: Kohlensäure-Vergiftung. Slg. Verg.fälle *1*, 49 (1930).
824 LAEHR, H.: Ein Fall von akuter Psychose nach chronischem Veronalgebrauch. Allg. Z. Psychiatr. *69*, 529 (1912).
825 LAFON, R., et al.: Exploration psychologique des malades traités par le 4560 RP (chlorpromazine) et la réserpine. In: Colloque International [282], S. 696.
826 LAGACHE, D.: Un ménage des toxicomanes. Evolut. psychiat. *1951*, 429.
827 LAMB, H. D.: Psychiatric use of dehydroisoandrosterone in college students – a pilot study. Lancet *75*, 109 (1955).
828 LAMBERT, C.: A controlled investigation into the value of chlorpromazine in the management of anxiety states. J. nerv. ment. Dis. *121*, 182 (1955).
829 LANDGREBE, B.: Über Erfahrungen mit Reserpin (Sedaraupin) in der psychiatrischen Klinik. Medizinische *1955*. 610.
830 LANDIS, C., & CLAUSEN, J.: Certain effects of mescaline and LSD on psychological functions. J. Psychol. *38*, 211 (1954).
831 LANDIS, C., & ZUBIN, J.: The effect of thoncylamine hydrochloride and phenobarbital sodium on certain psychological functions. J. Psychol. *31*, 181 (1951).
832 LANGE, J.: Psychologische Untersuchungen über die Wirkungen von Kokain, Scopolamin und Morphin. Kraepelins psychol. Arbeiten *7*, 354 (1922).
833 LANGE, J.: Zur Messung der persönlichen Grundeigenschaften. Kraepelins psychol. Arbeiten *8*, 129 (1925).
834 LANGE, J.: Rasse und Genußmittel. Z. Rassenk. *2*, 154 (1935).
835 LANGE, J., & SPECHT, W.: Neue Untersuchungen über die Beeinflussung der Sinnesfunktionen durch geringe Alkoholmengen. Z. Patho-psychol. *3*, 155 (1915).
836 LANGE-EICHBAUM, W.: Genie, Irrsinn und Ruhm. 4 A. von W. KURTH. München, Basel (Reinhardt) 1955. S. 154: 235, 236.
837 LANGELÜDDEKE, A.: Ein Fall von Phanodormpsychose. Dtsch. med. Wschr. *1932*, 813.
838 LAPINSOHN, L. J.: Metrazol or glutamic acid in treating certain mental disorders? Penn. med. J. *58*, 42 (1955).
839 LASAGNA, L.: Placebos. Sci. amer. *193*, 68 (1955).
840 LASAGNA, L.: A study of hypnotic drugs in patients with chronic diseases. J. chron. Dis. *3*, 122 (1956).
841 LASAGNA, L., & BEECHER, H. K.: The analgesic affectiveness of nalorphine and nalorphine-morphine combinations in man. J. Pharm. exp. Ther. *112*, 356 (1954).

842 LASAGNA, L., et al.: Drug-induced mood changes in man. J. amer. med. Assoc. *157*, 1006, (1955).
843 LAUFER, J. W.: Biochemical and clinical changes resulting from administration of Marsilid and tryptophan to schizophrenic patients: the clinical aspects. J. clin. exp. Psychopath. *19*, 110 (1958).
844 LAUX, W.: Psychosen bei Behandlung mit Antabus. Nervenarzt *22*, 391 (1951).
845 LAUX, W.: Vergiftung mit Emedian. Slg. Verg.fälle Arch. Toxikol. *14*, 403 (1953).
846 LAVERNE, A. A., & HERMAN, M.: An evaluation of carbon dioxide therapy. Amer. J. Psychiat. *112*, 107 (1955).
847 LEAKE, Ch. D.: Drugs effecting mood and behavior. Texas Rep. Biol. Med. *13*, 793 (1955).
848 LECOQ, R.: L'alcoolisme féminin. Thérapie *10*, 897 (1955).
849 LEE, R. E., & PFEIFFER, C. C.: Effects of cortisone and 11-desoxycortisone on pain thresholds in man. Proc. Soc. exp. Biol. (N. Y.) 77, 752 (1951).
850 LEGEWIE, B.: Delirium bei Morphinismus. Z. Neurol. *89*, 558 (1924).
851 LEHMANN, G., & STRAUB, H., & SZAKALL, A.: Pervitin als leistungssteigerndes Mittel. Arbeitsphysiol. *10*, 680 (1939).
852 LEHMANN, H. E.: Die hemmenden Mittel zur Kontrolle und Behandlung psychomotorischer Erregungszustände. Nervenarzt *25*, 322 (1954).
853 LEHMANN, H. E.: Selective inhibition of affective drive by pharmacological means. Amer. J. Psychiat. *110*, 856 (1954).
854 LEHMANN, K. B., & WEIL, H.: Vergleichende Versuche über die Wirkung von Kaffee und Tee. Arch. Hyg. *92*, 85 (1923).
855 LEIBBRANDT, F., & MAGER, E.: Vergiftung durch aufeinanderfolgendes Einnehmen sonst harmloser Stoffe. Münch. med. Wschr. *1929*, 1131.
856 LEINERT: Medikamentöse Therapie nervöser Angstzustände. Ärztl. Praxis *5*, H. 32, 5 (1953).
857 LEMERE, F.: Combined chlorpromazine-reserpine therapy in psychiatric disorders. Arch. Neur. Psychiat. *74*, 1 (1955).
858 LEMERE, F.: Habit forming properties of meprobamate. Arch. Neur. Psychiat. *76*, 205 (1956).
859 LEMERE, F.: New steroid hormone tranquilizing agent (Cetadiol). Amer. J. Psychiat, *113*, 930 (1957).
860 LEMERE, F.: Failure of azacyclonol (Frenquel) to relieve non-experimental mental confusion and halluzinations. Amer. J. Psychiat. *113*, 840 (1957).
861 LEMERE, F., & O'HOLLAREN, P.: Thiopental U. S. P. (Pentothal) treatment of alcoholism. Arch. Neur. Psychiat. *63*, 579 (1950).
862 LEMKE, R.: Beobachtungen an Süchtigen. Nervenarzt *21*, 366 (1950).
863 LEMMEL, G., & HARTWIG, J.: Untersuchungen über die Wirkungen von Pervitin und Benzedrin auf psychischem Gebiet. Dtsch. Arch. klin. Med. *185*, 626 (1939).
864 LENDLE, L.: Pharmakologie der Rauschgifte und Betäubungsmittel. Öff. Gesundheitsdienst *12*, 372 (1950).
865 LENDLE, L.: Giftwirkungen als Eingriffe in normale Organfunktionen. Stud. gen. *6*, 16 (1953).
866 LENDLE, L.: Spezifische Behandlung von Vergiftungen mit Morphin und synthetischen Opiaten durch Nalorphine. Dtsch. med. Wschr. *1953*, 1140.
867 LEONHARD, K.: Behandlungserfolge mit Atropin und Ergotamin bei Manischen und Melancholischen. Arch. Psychiat. *97*, 290 (1932).
868 LEONHARD, K.: Weitere Behandlungserfolge mit Atropin bei Manie und Ergotamin bei Melancholie. Z. Neurol. *151*, 331 (1934).
869 LEONHARDT, W. Über Rauschzustände bei Pantherpilzvergiftungen. Nervenarzt *20*, 181 (1949).
870 LEPPMANN, F.: Zur forensischen Beurteilung des Kokainmißbrauchs. Ärztl. Sachverst. Z. *27*, 89 (1921).

871 LERSCH, P.: Aufbau der Person. 7. A. München (Barth) 1956. S. 19: 116; S. 23: 117 f.; S. 27: 158; S. 35: 232; S. 58: 324 f.
872 LESCHKE, E.: Die wichtigsten Vergiftungen. München 1933.
873 LESSE, St.: An evaluation of promazine hydrochloride in psychiatric practice. Amer. J. Psychiat. *113*, 984 (1957).
874 LESTER, D., & GREENBERG, L. A., & TIERNAN, G. R.: Driving under influence of alcohol. Quart. J. Alcohol *14*, 614 (1953).
875 LETAILLEUR, M., & SCHMIDT, P., & WICKER, M.: Accidents mentaux de la thérapeutique cortisonique. Ann. méd.-psychol. *1954*, 530.
876 LEVESON, I.: Aspirin poisoning. Brit. med. J. *1949*, 628.
877 LEVIN, M.: Bromide delirium with unnormal course. Amer. J. Psychiat. *110*, 130 (1953).
878 LEVINE, J.: et al.: Psychological and physiological effects of intravenous pervitin. Amer. J. Psychiat. *105*, 429 (1948).
879 LEVINE, J., et al.: Pervitin in neuropsychiatry. J. nerv. Dis. *109*, 277 (1949).
880 LEVINSTEIN, E.: Die Morphiumsucht. Berl. klin. Wschr. *1875*, 646; *1876* 183.
881 LEWIN, L.: Über Morphiumintoxikationen. Dtsch. Z. prakt. Med. *1874*, 270.
882 LEWIN, L.: Über Anhalonium Lewinii. Arch. exp. Path. Pharmakol. *24*, 401, (1888).
883 LEWIN, L.: Über Arecu, Catechu, Chavica, Betel und das Betelkauen. Stuttgart 1889.
884 LEWIN, L.: Ein forensischer Fall von chronischem Cocainismus. Neurol. Cbl. *10*, 28 (1891).
885 LEWIN, L.: Über Anhalonium Lewinii und andere Cacteen. Arch. exp. Path. Pharmakol. *34*, 374 (1894).
886 LEWIN, L.: Die Nebenwirkungen der Arzneimittel. Berlin 1899.
887 LEWIN, L.: Die Kohlenoxydvergiftung. Berlin 1920.
888 LEWIN, L.: Die Gifte in der Weltgeschichte. Berlin (Springer) 1920.
889 LEWIN, L.: Phantastica. Berlin 1924. S. 13: 35/36; S. 37: 122; S. 59: 122; S. 73: 131; S. 77: 123; S. 112: 231; S. 149: 275; S. 182: 145; S. 183: 52, 53.
890 LEWIN, L.: Untersuchungen über Banisteria Caapi Spruce. Arch. exp. Path. Pharmakol. *129*, 133 (1928).
891 LEWIN, L.: Banisteria Caapi, ein neues Rauschgift und Heilmittel. Beitr. Giftkunde H. 3, Berlin 1929.
892 LEWIN, L.: Gifte und Vergiftungen. 4. A. Berlin 1929.
893 LEWIS, A., & FLEMINGER, J. J.: The psychiatric risk from corticotropin and cortisone. Lancet *1954*, 383.
894 LICKINT, F.: Tabak und Organismus. Stuttgart 1939.
895 LIDDELL, H. S.: Effect of corticosteroids in experimental psychoneuroses. In: Milbank Memorial Fund [1030], S. 498.
896 LIDDELL, D. W., & WEIL-MALHERBE, H.: The effects of methedrine and of lysergic acid diethylamide on mental processes and on the blood adrenaline level. J. Neurol. Neurosurg. Psychiat. *16*, 7 (1953).
897 LIDZ, Th., & KAHN, R. L.: Toxicity of quinacrine (atabrine) for the central nervous system. III. An experimental study on human subjects. Arch. Neurol. Psychiat. *56*, 284 (1946).
898 LIDZ, Th., & CARTER, J. D., & LEWIS, B. I., & SURRATT, C.: The effects of ACTH and cortisone on mood and mentation. Psychosomat. Med. *14*, 363 (1952).
899 LIDZ, Th.: Disk. bem. zu ROME & BRACELAND [1276], Amer. J. Psychiat. *108*, 650 (1952).
900 LIEBERMAN, A. L.: Subconvulsive intravenous metrazol therapy in mental patients. Geriatrics 9, 125 (1954).
901 LIEBERMAN, A. L., & SCHWARTZ, S. S., & COOPER, M.: Evaluation

of intravenous and oral use of Metrazol in hospitalized arteriosclerotic psychiatric patients. Geriatrics *9*, 371 (1954).
902 LIENERT, G. A.: Über die Wirkungen eines Oxazin-Derivates, des 2-Phenyl-3-methyl-tetrahydro-1,4-oxazin-hydrochlorid, auf die psychische Leistungsfähigkeit. Psychiat. Neurol. med. Psychol. *6*, 237 (1954).
903 LIENERT, G. A.: Vergleichende pharmako-psychologische Untersuchungen über Schlafmittelwirkungen und -nachwirkungen. Medizinische *1956*. 1608.
904 LIENERT, G. A.: Ein neuartiger Wirkstoff, 1-Phenyl-2-pyrrolidinopentan, im psychologischen Test. Ärztl. Wschr. *12*, 1133 (1957).
905 LIEPMANN, H.: Über die Delirien der Alkoholisten und über künstlich bei ihnen hervorgerufene Visionen. Arch. Psychiat. *27*, 172 (1895).
906 LIEST, L. J.: Carbon dioxide inhalation therapy in the management of the psychoses. J. nerv. ment. Dis. *116*, 108 (1952).
907 LINDEMANN, E.: The neurophysiological effect of intoxicating drugs. Amer. J. Psychiat. *90*, 1007 (1934).
908 LINDEMANN, E., & CLARK, L. D.: Modifications of ego structure and personality reactions under the influence of the effects of drugs. Amer. J. Psychiat. *108*, 561 (1952).
909 LINDEN, M. E., & COURTNEY, D.: Interdisciplinary research in use of oral use of pentylenetetrazol (Metrazol) in the psychoses of senility and cerebal arterioscleriosis. Arch. Neur. Psychiat. *72*, 385 (1954).
910 LINDESMITH, A. R.: The psychology of the drug addict. In: DUDYCHA [346].
911 LINDNER, K. A.: Neue Kurzmethoden zur Behandlung der Neurosen und endogenen Depressionen. Nervenarzt *25*, 162 (1954).
912 LINDNER, P.: Entdeckte Verborgenheiten. Berlin 1923. Zit. n. REKO [1249], S. 151.
913 LING, T. M., & DAVIS, L. S.: The use of methedrine in diagnosis and treatment of the psychoneuroses. Amer. J. Psychiat. *109*, 38 (1952).
914 LINKE, H.: Über die Wirkung schmerzstillender Pharmaka auf die menschliche Psyche. Therapiewoche *7*, 386 (1957).
915 LINSK, J. A.: Testosterone therapy in children; a review of the literature. Arch. Pediat. *67*, 371 (1950).
916 LINZ, A.: Die neueren Betäubungsmittel. Pharmaz. Z. *18* (1952).
917 LINZ, A.: Betäubungsmittelsuchten und Statistik. Slg. Verg.fälle Arch. Toxikol. *14*, 288 (1953).
918 LIPPERT, H.: Die Sensation. Eine kulturpsychopathologische Studie. Med. Diss. München 1953.
919 LICHTFIELD, H. R.: Clinical evaluation of meprobamate in disturbed and prepsychotic children. Ann. N. Y. Acad. Sci. *67*, 828 (1957).
920 LITTLE, S. C.: Nervous and mental effects of the sulfonamides. J. amer. med. Ass. *119*, 467 (1942).
921 LOCH, W.: Halluzinose bei Phanodormabusus. Ärztl. Wschr. *1952*, 562.
922 LÖWALD, A.: Über die psychischen Wirkungen des Broms. Kraepelins psychol. Arbeiten *1*, 489 (1896).
923 LOMBARD, J. P., & GILBERT, J. G., & DONOFRIO, A. F.: The effects of glutamic acid upon the intelligence, social maturity and adjustment of a group of mentally retarded children. Amer. J. ment. Def. *60*, 122 (1955).
924 LOOMER, H. P., & SAUNDERS, H. J., & KLINE, N. S.: Iproniazid, an amine oxydase inhibitor, as an example of a psychic energizer. Canad. med. Ass. J. *76*, 65 (1957).
925 LÓPEZ, I. J.: L'angoisse vitale et son traitement. Encéphale *42*, 1 (1953).
926 LORENTZ, F.: Sport und Genußgifte. Dtsch. med. Wschr. *1932*, 257.
927 LORENZ, W. F.: Criminal confessions under narcosis. Wisc. Med. J. *31*, 245 (1932). – Arch. Neurol. *28*, 1221 (1932).
928 LORENZ, W. F.: Use of carbon dioxide in dementia praecox. In: Milbank Memorial Fund [1030].

929 LOTSOF, E. J., & CHANCE, J.: Effects of cortisone on Rorschach performance. J. proj. Techn. *18*, 470 (1954).
930 LOTTERMOSER, H.: Zur Erfolgsbeobachtung der Leistungssteigerung. Medizinische *1955*, 1320.
931 LOTTNER, B.: Über einen Behandlungsversuch mit Haferflocken bei minderbegabten Kindern. Dtsch. med. Wschr. *1954*, 1873.
932 LOZENZ, T. H., & CALDEN, G., & OUSLEY, J.: A study of effects of isoniazid on the emotions of tubercolous patients. Amer. Rev. Tuberc. *68*, 523 (1953).
933 LÜDERITZ, B.: Über vegetativ vitale Wirkung von -Tetrahydronaphtylamin. Acta neuroveget. *6*, 282 (1953), *8*, 64 (1953).
934 LUMWITZ, W.: Dolantinsucht u. Dolantinsüchtige. Psychiatr.-neurol. Wschr. *1941*, 139.
935 MAAS, J. M.: Increasing promiscuity and abuse with the barbiturates. Amer. J. med. Sci. *222*, 121 (1951).
936 McCULLOCH, T. L.: The effect of glutamic acid feeding on cognitive abilities of institutionalized mental defectives. Amer. J. ment. Def. *55*, 117 (1950).
937 McDONALD, D. R.: Two cases of fugue after mepacrine administration. Brit. med. J. *1947*, 959.
938 McFARLAND, R. A.: The psychological effects of oxygen deprivation (anoxemia) on human behavior. Arch. Psychol. *22*, 1 (1932).
939 McFARLAND, R. A.: Psychophysiological studies at high altitude in the Andes. I. J. comp. Psychol. *23*, 191 (1937). II. ebda. *24*, 147 (1937).
940 McFARLAND, R. A.: The psychophysiological effects of reduced oxygen pressure. Res. Pub. Ass. nerv. ment. Dis. *19*, 112 (1939).
941 McFARLAND, R. L., & HALL, W. A.: A survey of one hundred suspected drug addicts. J. crim. Law Criminol. *44*, 308 (1953).
942 McKAY, R. A., & FERGUSON, J. K. W.: Influence of certain antimotion-sickness drugs on psychomotor and mental performance. J. aviat. Med. *22*, 194 (1951).
943 McKELLAR, P., & SIMPSON, L.: Environmental conditions and behaviour. Effects of drugs. Effects of mescaline on human thinking. Bull. Brit. psychol. Soc. *26*, 7 (1955).
944 McKHANN, C. F.: Lead poisoning in children. Arch. Neurol. *27*, 294 (1932).
945 McKINNON, I. H., & MICHAEL, S. T., & POLATIN, P.: Isonicotinic acid hydrazide in the treatment of schizophrenia. Psychiat. Quart. *28*, 668 (1954).
946 McLAUGHLIN, J. J., & HAINES, W. H.: Drug addiction in Chicago. Ill. med. J. *101*, 72 (1952).
947 MACLAY, D. T.: A small experiment in the use of acetylcholine in the treatment of neurosis. J. ment. Sci. *99*, 809 (1953).
948 MAGER, E.: Metaldehyd-Vergiftung. Slg. Verg. Fälle *1*, 77 (1930).
949 MAIER, H. W.: Untersuchungen über die Wirkungen des Koffeins und des Kaffees auf den Menschen. Schweiz. Arch. Neurol. *9*, 244 (1921); *10*, 80 (1922).
950 MAIER, H. W.: Der Kokainismus. Leipzig 1926.
951 MAILER, A. B.: Effects of mephenesin and prenderol on intellectual functions of mental patients. J. clin. Psychol. *10*, 283 (1954).
952 MAINORD, W. A.: Some effects of sodium amytal on »deteriorated« schizophrenics. J. consult. Psychol. *17*, 54 (1953).
953 MALAMUD, W., & LINDEMANN, E.: Experimental analysis of psychopathologicial effects of intoxicating drugs. Amer. J. Psychiat. *90*, 853 (1934).
954 MALITZ, S., & HAMBURG, P., & MODELL, S.: Effects of ACTH on mental function. J. nerv. Dis. *118*, 315 (1954).

955 MALITZ, S., & HOCH, P. H., & LESSE, ST.: A two year evaluation of chlorpromazine in clinical research and practice. Amer. J. Psychiat. *113*, 540 (1956).
956 MALZBERG, B.: Use of alcohol among white and negro mental patients. Quart. J. Alcohol *16*, 668 (1955).
957 MANNHEIM, J.: Notes on a case of drug addiction. Int. J. Psycho-Anal. *36*, 166 (1955).
958 MANNHEIM, M. J.: Die Scopolaminwirkung in der Selbstbeobachtung. Z. Neurol. *89*, 8 (1924).
959 MARFATIA, J. C.: Use of thyroid in retarded speech development in children. Indian J. soc. Work *14*, 185 (1953).
960 MARGOLIS, L. H.: Pharmacotherapy in psychiatry: a review. Ann. N. Y. Acad. Sci. *66*, 698 (1957).
961 MARRAZZI, A. S., & HART, E. R.: The possible role of inhibition at adrenergic synapses in the mechanism of hallucinogenic and related drug actions. J. nerv. ment. Dis. *122*, 453 (1957).
962 MARQUIS, D. G., et al.: Experimental studies of behavioral effects of meprobamate on normal subjects. Ann. N. Y. Acad. Sci. *67*, 701 (1957).
963 MARTENSEN-LARSEN, O.: Psychotic phenomena provoked by tetraethylthiuram disulfide. Quart. J. Alcohol *12*, 206 (1951).
964 MARTIMOR, E., & NICOLAS-CHARLES, P., & DEREUX, J.: Délires amphétaminiques. Ann. méd.-psychol. *1*, 353 (1955).
965 MARTINI, P.: Methodenlehre der therapeutisch-klinischen Forschung. 3. A. Berlin 1953.
966 MARX, N.: Beiträge zur Psychologie der Cocainomanie. Z. Neurol. *80*, 550 (1923).
967 MARX, N.: Intoxikationspsychose durch Pilzvergiftung. Allg. Z. Psychiat. *79*, 369 (1923).
968 MARX, N. H.: Effects of supranormal glutamic acid on maze learning. J. comp. physiol. Psychol. *41*, 88 (1948).
969 MASSERMAN, J. H.: Stimulant effects of ethyl alcohol in corticohypothalamic functions. J. Pharmacol. exper. Ther. *70*, 450 (1940).
970 MASSERMAN, J. H.: Principles of Dynamic Psychiatry. Philadelphia, London 1946.
970a MASSERMAN, J. H., & PECHTEL, C.: Neurophysiologic and pharmacologic influences on experimental neuroses. Ann. J. Psychiat. *113*, 510 (1956).
971 MÁTÉFI, L.: Meskalin- und Lysergsäurediäthylamidrausch: Selbstversuche mit besonderer Berücksichtigung eines Zeichentests. Confin. neurol. *12*, 146 (1952).
972 MATTHEWS, J. H.: Narco-analysis for criminal interrogation. Lancet *70*, 283 (1950).
973 MAURER, D. W., & VOGEL, V. H.: Narcotics and Narcotic Addiction. Springfield 1954.
974 MAURER, H. K.: Zur Frage der psychiatrischen Bedeutung von Nebennierenrindenhormonen. Praxis (Bern) *1952*, 81.
975 MAURER, S., & TSAI, L. S.: Vitamin B deficiency in nursing young rats and learning ability. Science *90*, 456 (1929).
976 MAURER, S., & TSAI, L. S.: Vitamin B deficiency and learning ability. J. comp. physiol. Psychol. *11*, 51 (1930).
977 MAURER, S., & TSAI, L. S.: The effect of partial depletion of vitamin B complex upon learning ability in rats. J. Nutrition *4*, 507 (1931).
978 MAURER, S.: The effect of partial depletion of vitamin B (B_1) upon performance in rats. J. comp. physiol. Psychol. *20*, 309 (1953).
979 MAUTNER, H.: Combined prostigmin-ephedrine treatment of mentally retarded children. Confin. neurol. *15*, 375 (1955).
980 MAY, P. R. A., & EBAUGH, F. G.: Dormison, a new type of hypnotic;

its therapeutic use in psychiatric patients. Amer. J. Psychiat. *109*, 881 (1953).
981 MAY, P. R. A., & EBAUGH, F. G.: Pathological intoxication, alcoholic hallucinosis, and other reactions to alcohol. Quart. J. Alcohol. *14*, 200 (1953).
982 MAYER, M.: Über die Beeinflussung der Schrift durch Alkohol. Kraepelins psychol. Arbeiten *3*, 535 (1901).
983 MAYER-GROSS, W.: Selbstschilderung eines Cocainisten. Z. Neurol. *62*, 222 (1920).
984 MAYER-GROSS, W.: Über Halluzinationen. Nervenarzt *4*, 1 (1931).
985 MAYER-GROSS, W.: Experimental psychoses and other mental abnormities produced by drugs. Brit. med. J. *4727*, 317 (1951).
986 MAYER-GROSS, W.: Environmental conditions and behaviour: Effects of drugs. Bull. brit. psychol. Soc. *26*, 8 (1955).
987 MAYER-GROSS, W., & STEIN, H.: Über einige Abänderungen der Sinnestätigkeit im Meskalinrausch. Z. ges. Neurol. Psychiatr. *101*, 354 (1926).
988 MAYER-GROSS, W., & McADAM, W., & WALKER, J.: Lysergsäurediäthylamid und Kohlehydratstoffwechsel. Nervenarzt *23*, 30 (1952).
989 MAYER-GROSS, W., & McADAM, W., & WALKER, J.: Psychological and biochemical effects of lysergic acid diethylamide. Nature (London) *168*, 827 (1951).
990 MAYER-GROSS, W., & McADAM, W., & WALKER, J.: Further observations on the effects of lysergic acid diethylamide. J. ment. Sci. *99*, 804 (1953).
991 MAYR, F.: Erfahrungen mit der Largactil-Behandlung in der Anstaltspsychiatrie. Ther. Umschau. *11*, 203 (1955).
992 MEDUNA, L. J.: Carbon Dioxide Therapy. Springfield 1950.
993 MEDUNA, L. J.: The mode of action of carbon dioxide treatment in human neuroses J. nerv. ment. Dis. *117*, 39 (1953).
994 MEERLOO, J.: The crime of menticide. Amer. J. Psychiat. *107*, 594 (1951).
995 MEERLOO, A. M.: Zur Pathologie und Psychopathologie der Schlafmittelkuren. Z. Neurol. *127*, 168 (1930).
996 MEERLOO, A. M.: Über pathologische Sucht und Gehirnentgiftung. Z. Neurol. *137*, 560 (1931).
997 MEERLOO, A. M.: Die paradoxe und wechselnde Wirkung der Barbitursäurederivate. Z. Neurol. *143*, 722 (1933).
998 MEGGENDORFER, F.: Intoxicationspsychosen. In: Hdb. d. Geisteskrankheiten (BUMKE), Bd. VII. Berlin 1928.
999 MEIER, M.: Psychische Wirkungen von Brom und Chlor. Epilepsia *3*, 1 (1911).
1000 MEIER, R., & GROSS, F., & TRIPOD, J.: Ritalin, eine neuartige synthetische Verbindung mit spezifischer zentral-erregender Wirkungskomponente. Klin. Wschr. *1954*, 445.
1001 MENDENHALL, J. H., & EWING, J. A.: Further psychometric evaluation of the effect of mephenesin on anxiety. J. ment. Sci. *100*, 262 (1954).
1002 MENG, H.: Psyche und Hormon. Bern (Huber) 1944.
1003 MENGERING: Das Wahrheitsserum. Lüneburg 1953.
1004 MENNINGER-LERCHENTHAL, E.: Intravenöser Morphinismus. Z. Neurol. *149*, 514 (1934).
1005 MENZ, H.: Beitrag zur forensischen Beurteilung von Thalliumpsychosen. Psychiatr. Neurol. med. Psychol. *4*, 111 (1952).
1006 MERCER, M., et al.: The use of tolserol (myanesin) in psychological testing. J. clin. Psychol. *7*, 263 (1951).
1007 MERCKLIN, A.: Über Opiumanwendung bei zyklothymen Depressionen. Allg. Z. Psychiatr. *84*, 340 (1926).
1008 MERITT, H. H.: Anti-epileptic drugs in the treatment of behavior disorders. Res. Publ. Ass. nerv. ment. Dis. *31*, 295 (1951).

1009 MERLIS, S., & HUNTER, W.: Studies on mescaline II. Psychiat. Quart. *29*, 430 (1955). (Siehe auch [319].)
1010 MERRY, J., & PARGITER, R. A., & MUNRO, H.: Chlorpromazine and chronic neurotic tension. Amer. J. Psychiat. *113*, 988 (1957).
1011 MERTENS, H. G.: Zur Klinik des Lathyrismus. Nervenarzt *18*, 493 (1947).
1012 MEYER, A.: Chronische Manganvergiftung des Zentralnervensystems. Slg. Verg.-Fälle *1*, 79 (1930).
1013 MEYER, A. S.: (Ed.) Social and Psychological Factors in Opiate Addiction. New York 1952.
1014 MEYER, E.: Über Morphinismus, Kokainismus usw. Med. Klin. *1924*, 403.
1015 MEYER, H. H.: Zur Kenntnis flüchtiger zerebraler Funktionsstörungen bei Hypoglykämie. Nervenarzt *13*, 12 (1940).
1016 MEYER, H. H.: Die Stickstoffinhalationsbehandlung. Nervenarzt *24*, 49 (1953).
1017 MEYER, H. H.: Die Winterschlafbehandlung in der Psychiatrie und Neurologie. Dtsch. med. Wschr. *78*, 1097 (1953).
1018 MEYER, H. H.: Die Therapie der endogenen Psychosen. Dtsch. med. Wschr. *82*, 76 (1957).
1019 MEYER, H. J.: Über chronischen Schlafmittelmißbrauch und Phanodormpsychosen. Psychiatr.-neurol. Wschr. *1939*, 275.
1020 MEYER, M.: Über Eukodalismus. Münch. med. Wschr. *1924*, 133.
1021 MEYER, M. F.: The psychological effects of drugs. Psychol. Bull. *19*, 173 (1922).
1022 MEYER, M. F.: Alcohol, tobacco, and tea: the efficiency under drugs as derived from the learning equation. Amer. J. Psychol. *34*, 501 (1923).
1023 MEYER, M. F.: Über einige seltener vorkommende Formen von Rauschgiftsuchten. Münch. med. Wschr. *1935*, 617.
1024 MEYERS, D., et al.: Effect of malononitrile on physical and mental status of schizophrenic patients. Arch. Neurol. *63*, 586 (1950).
1025 MEYLER, L.: Side effects of Drugs. New York (Elsevier) 1952.
1026 MEZGER, E.: Narko-Analyse. Neue Zeitung 18. 10. 1950.
1027 MIELKE, F. A.: Anamnese und Katamnese reserpinbehandelter Schizophrener. Nervenarzt *28*, 111 (1957).
1028 MIGNOT, H.: Rapport sur les dangers des amphétamines. Hyg. ment. *44*, 66 (1955).
1029 MIKOREY, M.: Der Schmerz als psychologisches Problem und die Gefahren des Schmerzmittelmißbrauchs. Regensburger Jb. ärztl. Fortbild. *4* (1954).
1030 Milbank Memorial Fund. 27th Annual Conference. The Biology of Mental Health and Disease. New York (Hoeber) 1952. (108 Autoren.)
1031 MILLER, M. M.: Benzedrine sulfate in the treatment of nicotism. Med. Rec. *153*, 137 (1941).
1032 MILLER, N. E.: Old minds rejuvenated by sex hormones. Sci. News Letter *24*, 201 (1938).
1033 MILLER, N. E., & HUBERT, G., & HAMILTON, J. B.: Mental and behavioral changes following male hormone treatment of adult castration, hypogonadism, and psychic impotence. Proc. Soc. exper. Biol. Med. *38*, 538 (1938).
1034 MILLIGAN, W. L.: The value of drugs in the treatment of mental disorder. Med. Pr. *225*, 380 (1951).
1035 MILLIGAN, W. L.: Treatment of psychoneurosis: modified CO_2 abreactive technique. Brit. med. J. *4720*, 1426 (1951).
1036 MILLIKEN, J. R., & STANDEN, J. L.: An investigation into the effects of glutamic acid on human intelligence. J. Neurol. *14*, 47 (1951).
1037 MINKOWSKY, W. L.: The effect of benzedrine sulfate on learning. J. comp. Psychol. *28*, 349 (1939).

1038 MIRSKY, A. F.: The influence of sex hormones on social behavior in monkeys. J. comp. physiol. Psychol. *48*, 327 (1955).
1039 MITCHELL, S. W.: The effects of Anhalonium Lewinii (the Mescal button). Brit. med. J. *1896*, 1625.
1040 MITSCHERLICH, A.: Vom Ursprung der Sucht. Eine pathogenetische Untersuchung des Vieltrinkens. Stuttgart 1947.
1041 MÖLLENHOFF, F.: Über einen Fall von Brompsychose. Mschr. Psychiatr. *67*, 364 (1928).
1042 MØLLER, K.: Rauschgifte und Genußmittel. Basel (Schwabe) 1951. S. 113: 14.
1043 MOEREN, M.: Zur Frage der motorischen Erregung unter Alkoholwirkung. Z. Neurol. *130*, 160 (1930).
1044 MOESCHLIN, S.: Klinik und Therapie der Vergiftungen. Stuttgart 1952.
1045 MOHNIKE, G.: Kleptomaniesyndrom in der Insulinhypoglykämie. Klin. Wschr. *1947*, 560.
1046 MOLITCH, M., & ECCLES, A. K.: The effect of benzedrine sulfate on the intelligence scores of children. Amer. J. Psychiat. *94*, 577 (1937).
1047 MOLITCH, M., & SULLIVAN, J. P.: The effect of benzedrine sulfate on children taking the New Stanford Achievement Test. Amer. J. Orthopsychiat. *7*, 519 (1937).
1048 MONRO, A. B., & STEADMAN, H. H.: Myanesin in psychiatry. J. ment. Sci. *99*, 285 (1953).
1049 MOREAU DE TOURS, J. J.: Du hachich et de l'aliénation mentale. Paris 1845.
1050 MORGENSTERN, S.: Beitrag zur Frage des Belladonnadelirs. Z. Neurol. *82*, 231 (1923).
1051 MORIARTY, J. D.: Carbon dioxide inhalation therapy of neuroses. J. clin. exp. Psychopathol. *13*, 181 (1952).
1052 MORITA, S.: Die Einwirkung zentraler Erregungsmittel auf den Chloralschlaf. Arch. exp. Path. Pharmakol. *78*, 218 (1915).
1053 MORRIS, J. V., & McGILLIVRAY, R. C., & MATHIESON, C. M.: Celastrus paniculata in mental deficiency: a pilot experiment. J. ment. Sci. *99*, 158 (1953).
1054 MORRIS, J. V., & McGILLIVRAY, R. C., & MATHIESON, C. M.: The experimental administration of celastrus paniculata in mental deficiency practice. Amer. J. ment. Def. *59*, 235 (1954).
1055 MORRIS, J. V., & McGILLIVRAY, R. C., & MATHIESON, C. M.: The results of the experimental administration of amphetamine sulphate in oligophrenia. J. ment. Sci. *101*, 131 (1955).
1056 MORTIMER, W. G.: History of Coca, »The Divine Plant« of the Incas. New York 1901.
1057 MOSBACHER, F. W.: Über Phanodormdelirien. Psychiatr.-neurol. Wschr. *1932*, 15.
1058 MOSEL, J. N., & KANTROWITZ, G.: The effect of monosodium glutamate on acuity to the primary tastes. Amer. J. Psychol. *65*, 573 (1952).
1059 MOSER, M., & SYNER, J., & MALITZ, S., & MATTINGLY, Th. W.: Acute psychosis as a complication of hydralazine therapy in essential hypertension. J. amer. med. Ass. *152*, 1329 (1953).
1060 MOSSEL, D. A. A.: De schadelijkheid van genotmiddelen, die coffeïne bevatten. Ned. T. Geneesk. *94*, 1570 (1950).
1061 MOTE, J. R.: Proceedings of the First Clinical ACTH Conference. Philadelphia (Blakiston) 1950.
1062 MÜCHER, H.: Psychologische Beiträge zur Untersuchung von Schlafmittelwirkungen. I. Analyse systematisch angeregter Vorstellungstätigkeit. Psychol. Beitr. *1*, 81 (1953).
1063 MÜCHER, H.: Über den Einfluß des Tonophosphans auf die Konzen-

trationsleistung und den Inhalt freier Phantasie- und Vorstellungstätigkeit. Med. Wschr. *1954*, 172.
1064 MÜLLER, A.: Über Dial-Vergiftung. Schweiz. med. Wschr. *1920*, 973.
1065 MÜLLER, B.: Untersuchungen an Brennspiritustrinkern. Arch. Psychiat. *76*, 302 (1925).
1066 MÜLLER, B.: Die neuen Forschungsergebnisse auf dem Gebiet der Blutalkoholbestimmung vom forensischen Standpunkt aus. Dtsch. Justiz, *1938*, A 630.
1067 MÜLLER, B.: Gerichtliche Medizin. Berlin, Göttingen, Heidelberg (Springer) 1953.
1068 MÜLLER, B.: Alkoholgenuß und Fahrfähigkeit. H. Unfallheilk. *47*, 188 (1954).
1069 MÜLLER, Ch.: Zum Problem der psychischen Störungen bei Ikterus. Schweiz. med. Wschr. *1952*, 124.
1070 MÜLLER, M.: Die Dauernarkose mit Somnifen in der Psychiatrie. Z. Neurol. *96*, 653 (1925).
1071 MÜLLER, M.: Die körperlichen Behandlungsverfahren in der Psychiatrie. Bd. I, Stuttgart 1952.
1072 MÜLLER, R.: Pharmakopsychologische Beeinflussung technischer Leistungen. Zbl. Arbeitswissensch. soz. Betriebspraxis. *7* (1953).
1073 MÜLLER, R.: Die Wirkung der Glutaminsäure im Strafvollzug. Psychol. Rundschau *1953*, 200.
1074 MÜLLER, R.: Über den Erlebniswandel durch Pharmaka. Ein Beitrag zur Wirkungsweise der Glutaminsäure. Z. Psychother. *4*, 21 (1954).
1075 MÜLLER-HEGEMANN, D.: Zur soziologischen Problematik der Sucht. Psychiatr. Neurol. med. Psychol. *3*, 268 (1951).
1076 MÜLLER-HEGEMANN, D.: Bemerkungen zur Narkoanalyse. Psychiatr. Neurol. med. Psychol. *6*, 3 (1954).
1077 MÜLLER-HESS, V.: Gesetzliche Bestimmungen zur Bekämpfung der Rauschgiftsucht und deren Reformbedürftigkeit. Dtsch. Z. gerichtl. Med. *41*, 345 (1952).
1078 MÜLLER-KÜPPERS, M.: Die Persönlichkeitsstruktur Morphinsüchtiger unter besonderer Berücksichtigung der moralischen Depravation. Diss. Berlin 1951.
1079 MÜLLER-SUUR, H.: Das psychisch Abnorme. Untersuchungen zur allgemeinen Psychiatrie. Berlin, Göttingen, Heidelberg (Springer) 1950.
1080 MÜNSTERBERG, H.: Beiträge zur experimentellen Psychologie. Freiburg i. B. 1892.
1081 MULLER, J. C., et al.: Depression and anxiety occuring during Rauwolfia therapy. J. amer. med. Ass. *159*, 863 (1955).
1082 MUNKVAD, I.: Treatment of psychoses and neuroses with a new sedative (Suavitil). Acta psychiatr. neurol. scand. *30*, 729 (1955).
1083 MUNRO, H. K.: On the effect of Suavitil (benzylic acid diethylaminoethylester hydro chloride) on the higher mental functions of normal subjects. Acta psychiatr. neurol. scand. *30*, 721 (1955).
1084 MURPHY, J. V., & MILLER, R. E.: The effect of adrenocorticotropic hormone (ACTH) on avoidance conditioning in the rat. J. comp. physiol. Psychol. *48*, 47 (1955).
1085 MUSSLER, K. H., & HUBACH, H.: Über sedative und hypnotische Effekte eines Piperidinabkömmlings. Dtsch. med. J. *7*, 651 (1956).
1086 MYERS, J. S.: The effect of testosterone upon certain aspects of personality in male paraplegics. Diss. Abstr. *14*, 397 (1954).
1087 MYLIUS, K.: Über die Dämpfung der Psyche bei Augenoperationen. Klin. Mbl. Augenheilk. *107*, 225 (1941).
1088 NÄCKE, P.: Erfahrungen über einige neuere Arzneimittel in der Psychiatrie. Allg. Z. Psychiatr. *47*, 68 (1891).
1089 NÄCKE, P.: Hyoszin als Sedativum bei chronisch geisteskranken Frauen. Allg. Z. Psychiatr. *47*, 301 (1892).

1090 NAGEL, W. A.: Über die Wirkung des Santonins auf den Farbensinn. Z. Psychol. *27*, 267 (1902).
1091 NANDELSTADH, O. W. van: On benzedrine psychoses. Acta psychiatr., Kbh. Suppl. *60*, 164 (1951).
1092 National Academy of Sciences – National Research Council: Committee on Highway Safety Research: Health, Medical and Drug Factors in Highway Safety. Washington 1954.
1093 NEUMANN, R. A.: Die Narkotica und Rauschmittel im Sexualleben. Sexual-Probleme *8*, 636 (1912).
1094 New York Academy of Medicine. Committee on Public Health Relations. Conferences on Drug Addiction among Adolescents. New York 1953.
1095 New York Academy of Medicine Library. Narcotic Addiction – a Bibliography. New York 1952.
1096 NIEDENTHAL & GRAF, O.: Alkohol in Beziehung zu Verkehr und Arbeit und psychologische und psychotherapeutische Gesichtspunkte der Sucht. Berl. Gesundheitsbl. *6*, 52 (1954).
1097 NIEUWENHUYSEN, F. J.: Chronic experimental catatonia produced by intermediate products of metabolism. Proc. royal Acad. Amsterdam *39*, 1151 (1936).
1098 NOCE, R. H., & WILLIAMS, D. B., & RAPAPORT, W.: Reserpine (Serpasil) in the management of the mentally ill and the mentally retarded. J. amer. med. Ass. *156*, 821 (1954).
1099 NOELL, W. K., & BRILLER, St. A.: The effect of hyperthermia on brain activity. USAF Sch. aviat. Med. Proj. Rep. *1953*, 21-1202-0003.
1100 NORA, G., & SAPIR, M.: La Cure de Someil. Paris (Masson) 1954.
1101 NOTHASS: Paraldehydpsychosen. Allg. Z. Psychiat. *76*, 826 (1920/21).
1102 NOWAKOWSKI, H. (Hrgb.): Hormone und Psyche. Die Endokrinologie des alternden Menschen. Fünftes Symposion der Deutschen Gesellschaft für Endokrinologie. Berlin, Göttingen, Heidelberg (Springer) 1958.
1103 NYSWANDER, M.: The Drug Addict as a Patient. New York (Grune) 1956.
1104 ÖHLER, W.: Über die Wirkung kleiner Veronaldosen auf die Arbeitskurve am Ergographen. Z. Neurol. *136*, 299 (1931).
1105 OFFERMANN, A.: Über die zentrale Wirkung des Cocains und einiger neuer Ersatzpräparate. Arch. Psychiat. *76*, 600 (1926).
1106 OHNESORGE, U.: Über medizinale Atropinvergiftung unter besonderer Berücksichtigung einer selbsterlebten. Med. Diss. Berlin 1943.
1107 OKAKURA, K.: Das Buch vom Tee. Aus dem Englischen von M. und U. Steindorff. Leipzig (Insel-Bücherei 274), o. J.
1108 OLDFELT, V.: Experimental glutamic acid treatment in mentally retarded children. J. Pediat. *40*, 316 (1952).
1109 OLDHAM, A. J.: The effect of isoniazid on depressive states. J. ment. Sci. *101*, 564 (1955).
1110 ORELLI, A. v.: Wesen und Behandlung der Süchtigkeit. Schweiz. Arch. Neurol. 70, 411 (1952).
1111 ORTHNER, H.: Die Methylalkoholvergiftung. Berlin, Göttingen, Heidelberg (Springer) 1950.
1112 ORTNER, E.: Drei Fälle von Lathyrismus. Wien. Z. Nervenheilk. *1*, 282 (1948).
1113 ORZECHOWSKI, G.: Therapeutische Beobachtungen mit den Phenothiazinderivaten. Ther. Gegenw. *1954*, 145.
1114 OSINSKI, W. A.: Treatment of anxiety states with meprobamate. Ann. N. Y. Acad. Sci. *67*, 766 (1957).
1115 OSMOND, H.: On being mad. Saskatchewan Psychiat. Service J. *1* (1952).
1116 OSMOND, H.: Ololiuqui: the ancient Aztec narcotic. J. ment. Sci. *101*, 526 (1955).

1117 OSMOND, H.: Inspiration and method in schizophrenia research. Dis. nerv. Syst. *16* (1955).
1118 OSMOND, H., & SMITHIES, J.: Schizophrenia: a new approach. J. ment. Sci. *98*, 309, 1952.
1119 PABST, E., & WURST, F.: Glutaminsäure bei Intelligenzrückstand. Österr. Z. Kinderheilk. *8*, 82 (1952).
1120 PACELLA, B. L., & DOLTOLO, J., & CERULLI, R. R.: Subconvulsive metrazol therapy. J. nerv. ment. Dis. *117*, 50 (1953).
1121 PACHANTONI, D.: Der Traum als Ursprung von Wahnideen bei Alkoholdeliranten. Zbl. Nervenheilk. *32*, 796 (1909).
1122 PAGE, I. H.: Serotonine. Physiol. Rev. *34*, 563 (1954).
1123 PAINTER: Aktuelle Fragen der Rauschgiftsucht in Bayern. Dtsch. Apoth. Z. *96*, 607 (1956).
1124 PANSE, F., & BENDER, W.: Toluol-Xylol-Psychose bei einem Tiefdruckarbeiter. Mschr. Psychiatr. *89*, 249 (1934).
1125 PAP, Z. v.: Einwirkung des Meskalinrausches auf die posthypnotischen Sinnestäuschungen. Z. Neurol. *155*, 655 (1936).
1126 PAPPENHEIM, E.: Zur Kenntnis atypischer Wirkungen des Tabakrauchens bei Hirnkranken. Arch. Psychiat. *105*, 623 (1936).
1127 PAPPENHEIM, E., & STENGEL, E.: Zur Psychopathologie der Rauchgewohnheiten. Wien. klin. Wschr. *1937*, 354.
1128 PARDOLL, D. H., & BELINSON, L.: Androgen therapy in psychosis. J. clin. Endocrinol. *9*, 138 (1949).
1129 PASAMANINCK, B.: Anticonvulsant drug therapy of behavior problem children with abnormal electroencephalograms. Arch. Neurol. Psychiat. *65*, 752 (1951).
1130 PATZIG, B.: Zur Auffassung des schizophrenen Prozeßgeschehens nach Tierversuchen mit 14-C-radioaktivem Meskalin. Naturwissenschaften *40*, 13 (1953).
1131 PAUL, L.: Mephenesin in anxiety tension states. Psychosom. Med. *14*, 378 (1952).
1132 PAULEIKHOFF, B.: Über die Seltenheit von Alkoholabusus bei zyklothym Depressiven. Nervenarzt *24*, 445 (1953).
1133 PAULI, R.: Der Einfluß von Tee auf geistige Arbeit. Arch. Psychol. *60*, 391 (1927).
1134 PAYNE, R. B.: The effects of drugs upon psychological efficiency. J. aviat. Med. *24*, 523 (1953).
1135 PAYNE, R. B.: Some effects of motion sickness remedies upon psychologic performance. Int. Rec. Med. *168*, 32 (1955).
1136 PAYNE, R. B., & HAUTY, G. T.: The effect of motion sickness preventives upon certain perceptual motor components of the pilot's task. USAF Sch. aviat. Med. Proj. Rep. *1953*, No. 21-1601-004.
1137 PAYNE, R. B., & HAUTY, G. T.: The pharmacological control of work output during prolonged tasks. Wie [1136].
1138 PAYNE, R. B., & HAUTY, G. T.: The effects of experimentally induced attitudes upon task proficiency. J. exp. Psychol. *47*, 267 (1954).
1139 PAYNE, R. B., & HAUTY, G. T.: The influence of drugs, motivation, and job design upon work decrement. USAF Sch. aviat. Med. Proj. Rep. *1955*, No. 55.
1140 PAYNE, R. B., & HAUTY, G. T.: Mitigation of work decrement. J. exp. Psychol. *49*, 60 (1955).
1141 PEAK, E. C., & CANESTRARI, R. E., & ROEBUCK, B. E.: The effects of Frenquel upon chronic disturbed patients. Amer. J. Psychiat. *113*, 653 (1957).
1142 PEL, P. K.: Tabakpsychose bei einem 13jährigen Knaben. Berlin. klin. Wschr. *48*, 241 (1911).
1143 PELIKAN, W.: Sieben Metalle. Bd. II der Beiträge zur Substanzforschung. Dornach, Stuttgart (Hybernia) 1952.

1144 PELLMONT, B.: Vergleichende Untersuchungen von Coramin, Coffein und Pervitin auf psychische und physische Leistungen des ermüdeten und nichtermüdeten Menschen. Arch. exp. Pathol. Pharmakol. *199*, 274 (1941).
1145 PENNES, H. H.: Clinical reactions of schizophrenics to sodium amytal, pervitin, mescaline, and LSD. J. nerv. Dis. *119*, 95 (1954).
1146 PENNES, H. H.: Clinical effects of a »stimulant« barbiturate (sodium-1,3-dimethylbutylethyl barbiturate) in schizophrenia. J. nerv. ment. Dis. *119*, 251 (1954).
1147 PENNES, H. H., & HOCH, H. H.: Psychotomimetics, clinical and theoretical considerations: harmine, WIN-2299, and Nalline. Amer. J. Psychiat. *113*, 887 (1957).
1148 PENNINGTON, V. M.: The effects of six ataraxics in neuropsychiatric patients. Ref. Amer. psychosom. Soc. Meeting New York, 6.–8. Okt. 1955.
1149 PENSON, E. M.: An exploratory study of the effect of thiamin hydrochloride on adults who stutter. Speech Monogr. *19*, 197 (1952).
1150 PERETZ, D. I., & SMITHIES, J. R., & GIBSON, W. C.: A new hallucinogen: 3,4,5-trimethoxyphenyl-β-aminopropane with notes on the stroboscopic phenomenon. J. ment. Sci. *101*, 317 (1955).
1151 PERK, D.: Mepacrine psychosis. J. ment. Sci. *93*, 756 (1947).
1152 PERLOFF, W. A.: Role of the hormones in human sexuality. Psychosomat. Med. *11*, 133 (1949).
1153 PERLOFF, W. A.: Methylandrostenediol in the treatment of menopausal syndrome. J. Philadelphia Gen. Hor. *2*, 90 (1951).
1154 PERNSTICH, G.: Über Spätdelirien bei chronischem Alkoholismus. Arch. Psychiat. Z. Neurol. *192*, 527 (1954).
1155 PERSCH, R.: Über Polamidonmißbrauch. Psychiat. Neurol. med. Psychol. *6*, 258 (1954).
1156 PERSKY, H., & GAMM, St. R., & GRINKER, R. R.: Correlation between fluctuation of free anxiety and quantity of hippuric acid excretion. Psychosom. Med. *14*, 34 (1952).
1157 PERSKY, H.: Glutathione metabolism in men under psychological stress. Psychosomat. Med. *16*, 489 (1954).
1158 PESCE, H., & MONTOYA, R.: Psicosis sintomática en el tratamiento de leprosos con sulfonas. Rev. neuro-psiquiat., Lima *15*, 211 (1952).
1159 PESCOR, M. J.: The problem of narcotic drug addiction. J. crim. Law Criminol. *43*, 471 (1952).
1160 PETERS, C. M., & WITT, P. N.: Die Wirkung von Substanzen auf den Netzbau der Spinnen. Experientia (Basel) *5*, 161 (1948).
1161 PETRIE, A.: Personality and the Frontal Lobes. London (Routledge) 1952.
1162 PETRIE, A., & LE BEAU, J.: The effects on personality of chlorpromazine as compared with various brain operations. In: Colloque International etc. [282], S. 687.
1163 PETRILOWITSCH, N.: Über den Indikationsbereich des Preludins in der Psychiatrie und Neurologie. Psychiat. Neurol. med. Psychol. 7, 303 (1955).
1164 PFEFFER, A. Z.: Narcotic addiction. J. crim. Law Criminol. *43*, 328 (1952).
1165 PFEIFFER, C. C., et al.: Comparative study of the effect of meprobamate on the conditioned response etc. Ann. N. Y. Acad. Sci. *67*, 734 (1957).
1166 PFLANZ, M.: Zur Methodenlehre der Pharmakopsychologie. Z. exp. ang. Psychol. *2*, 514 (1954).
1167 PFLANZ, M.: Weitere Untersuchungen zur pharmakologischen Beeinflussung der kleinsten Zeiteinheit (»Moment«) der optischen Wahrnehmung. Klin. Wschr. *32*, 704 (1954).
1168 PFLUGFELDER, G.: Psychologische Untersuchungen über Bewußtseinsveränderungen in der Insulinkur. Basel, New York 1951.

1169 PHILIPP, E.: Erfahrungen mit Megaphen in der Behandlung psychisch Erkrankter. Nervenarzt *26*, 59 (1955).
1170 PHILIPPS, R. E.: Use of meprobamate (Miltown) for the treatment of emotional disorders. Amer. Pract. Dig. Treatm. 7, 1571 (1956).
1171 PICK, A.: Zur Phänomenologie abnormer Glücksgefühle. Z. Pathopsychol. *3*, 153 (1919).
1172 PICK, A.: Psychopathologie des Zeitsinnes. Z. Pathopsychol. *3*, 430 (1919).
1173 PICKROTH, G.: Klinische Beobachtungen von Nebenwirkungen der INH-Präparate. Z. inn. Med. *8*, 494 (1953).
1174 PIECK, K.: Gibt es eine Polamidonsucht? Med. Klinik *1950*, 1429.
1175 PILCZ, A.: Zur Konstitution der Süchtigen. Jb. Psychiat. *51*. 169 (1934).
1176 PILGRIM, F. J.: The role of amino acid supplementation and dietary protein level in serial learning performance of rats. J. comp. physiol. Psychol. *44*, 26 (1951).
1177 PIOUFFLE, H.: Les psychoses cocaïniques. Paris 1919.
1178 PISK, G.: Über ein »Zeitraffer«-Phänomen nach Insulinkoma. Z. Neurol. *156*, 777 (1936).
1179 PLEASURE, H.: Psychiatric and neurological side-effects of isoniazid and iproniazid. Arch. Neurol. Psychiat. *72*, 313 (1954).
1180 PLESSIS, D. L. du: The effect of glutamic acid on the I. Q., the scholastic achievement and the physical condition of the mentally retarded pupil. J. Soc. Res. Pretoria, *4*, 137 (1954).
1181 PLOOG, P.: Der Sympatoltest im Verlauf endogener Psychosen. Nervenarzt *24*, 102 (1953).
1182 PODOLSKY, E.: (Ed.) Management of Addictions. New York 1955.
1183 POE, C. F., & POE, E., & MUENZINGER, K. F.: The effect of vitamin deficiency upon the acquisition and retention of the maze habit in the white rat. – I. The vitamin B-Complex. J. comp. Psychol. *22*, 69 (1936).
1184 POE, C. F., & POE, E., & MUENZINGER, K. F.: dasselbe II. Vitamin B_2. J. comp. Psychol. *23*, 59 (1937).
1185 POE, C. F., & POE, E., & MUENZINGER, K. F.: dasselbe III. Vitamin B_1. J. comp. Psychol. *23*, 67 (1937).
1186 POE, C. F., & POE, E., & MUENZINGER, K. F.: dasselbe IV. Vitamins B complex, B_1 and B_2. J. comp. Psychol. *27*, 211 (1939).
1187 POE, C. F., & POE, E., & MUENZINGER, K. F., & WOOD, A.: The effect of vitamin B complex deficiency upon the acquisition of a maze habit in white rats. Univ. Colorado Stud. *23*, 147 (1936).
1188 POE, E. A.: Zit. n. BAUDELAIRE [89] S. 133, 134.
1189 POHLISCH, K.: Zur Pathogenese der akuten Halluzinose der Trinker. Mschr. Psychiat. *63*, 82 (1927).
1190 POHLISCH, K.: Über psychische Reaktionsformen bei Arzneimittelvergiftungen. Mschr. Psychiat. *69*, 293 (1928).
1191 POHLISCH, K.: Das psychiatrisch-neurologische Krankheitsbild der Kohlenoxydvergiftung. Mschr. Psychiat. *70*, 339 (1928); *71*, 82 (1929).
1192 POHLISCH, K.: Rauschgifte und Konstitution. Berlin 1937.
1193 POHLISCH, K.: Brompsychose mit ungewöhnlicher Wahnbildung. Mschr. Psychiat. *99*, 315 (1938).
1194 POHLISCH, K.: Tabak – Betrachtungen über Genuß- und Rauschpharmaka. Stuttgart (Thieme) 1954.
1195 POHLISCH, K., & PANSE, F.: Schlafmittelmißbrauch. Leipzig 1934.
1196 POLATIN, P. E., & ABRAHAM, S., & ROBERTIELLO, R. Ç.: Histamine therapy in psychiatric disorders. Psychiat. Quart. *27*, 254 (1953).
1197 POLLACK, B.: The effect of chlorpromazine on the return rate of 250 patients released from the Rochester State Hospital. Amer. J. Psychiat. *112*, 937 (1956).
1198 POLLACK, S., & TAKAKJIAN, M.: Variables in the clinical evaluation

of a hypnotic drug with a clinical evaluation of glutethimide. J. nerv. ment. Diss. *122*, 589 (1955).
1199 POLSTER, H.: Zwei Fälle von Nachtschattenvergiftungen. Kinderärztl. Praxis *21*, 208 (1953).
1200 PONSOLD, A.: Promillewert und Wahrscheinlichkeit der Fahruntüchtigkeit. Dtsch. Z. gerichtl. Med. *43*, 93 (1954).
1201 POPOW, E.: Optische Halluzinationen und optischer Eidetismus bei Delirium tremens. Z. Neurol. *151*, 327 (1934).
1202 POPPELREUTER, W.: Steigerung der geistigen Leistungsfähigkeit durch Recresalzufuhr. Münch. med. Wschr. *1929*, 912.
1203 POPPELREUTER, W.: Zur Frage der Steigerung der industriellen Arbeitsfähigkeit durch Recresalzufuhr. Arbeitsphysiol. *2*, 507 (1930).
1204 POROT, M.: Isoniazide et Psychisme. Ann, méd.-psychol. *112*, 161 (1954).
1205 POROT, M., & DESTAING, F.: Streptomycine et troubles mentaux. Ann. méd.-psychol. *108*, 47 (1950).
1206 PORTELLA NUNES, E.: Investigações com a dietilamida do ácido Lisérgico. J. brasil. Psiquiat. *4*, 407 (1955).
1207 PORTHEINE, F.: Alkohol, Ursache von Betriebsunfällen. Hamm (Hoheneck) 1956.
1208 PORTIUS, W.: Zerebrale Störungen bei Eleudronvergiftungen. Nervenarzt *21*, 361 (1950).
1209 POTTIER, C., & GEORGELIN, R., & DU COUËDIC, H.: Psychose hallucinatoire par intoxication amphétaminique. Ann. méd.-psychol. *111*, 220 (1953).
1210 PRATAP, H. J.: Tranquilizer. Brit. med. J. *1956*, 1116.
1211 PRINZHORN, H.: Entrückung durch Rauschgift. Z. Parapsychol. *1928*, 24.
1212 PROBST, M.: Über Geistesstörungen nach Bleivergiftung. Mschr. Psychiat. *9*, 444 (1901).
1213 PROKOP, L.: Über den Einfluß von Coramin-Koffein auf die sportliche Leistungsfähigkeit. Wien. med. Wschr. *102*, 19 (1952).
1214 PROKOP, L.: Vegetatives System und Jugendtraining. Sportmedizin *5*, 10 (1954).
1215 PROKOP, L.: Sportleistung und Sauerstoffabgabe. Sportmedizin *6*, 68 (1955).
1216 PROKOP, L.: Leistungssteigerung durch Placebos. Verh. int. Sportärztekongr. Luxemburg 1956.
1217 PROKOP, L.: Das Doping im Sport. Ther. Ber. *28*, 304 (1956).
1218 PROKOP, L., & AICHMAIR, H.: Der Einfluß von phosphor- und lezithinhaltiger Maltose auf die körperliche Leistung. Wien. med. Wschr. *103*, 44 (1953).
1219 PROST, J.: Etude sur les dangers et la protection des ouvriers dans un atelier de peinture d'une usine d'automobiles. Travail hum. *10*, 84 (1947).
1220 Psychopharmacology. Publ. No. 42 of the Amer. Ass. Adv. Sci. Washington,, D. C., 1956. Ed. N. S. KLINE.
1221 PUCHSTEIN, G.: Über eine Atebrinpsychose. Nervenarzt *27*, (1956).
1222 PULEWKA, P.: Die Aufklärung einer ungewöhnlichen durch Datura stramonium im Brotmehl hervorgerufenen Massenvergiftung. Klin. Wschr. *1949*, 672.
1223 PUTTEN, L. M., & BEKKUM, D. W., & QUERIDO, A.: Influence of cortisone and ACTH on appetite. Acta endocrinol., Kbh. *12*, 159 (1953).
1224 QUENSEL, F.: Zur Kenntnis der psychischen Erkrankungen durch Bleivergiftung. Arch. Psychiat. *35*, 612 (1902).
1225 QUENSEL, F.: Neue Erfahrungen über Geistesstörungen nach Schwefelkohlenstoffvergiftung. Mschr. Psychiat. *16*, 48, 246 (1904).
1226 QUINCEY, Th. de: Confessions of an English Opium Eater. 1821. Deutsche Neuauflage, Fulda 1947.
1227 QUINN, K. V., & DURLING, D.: Twelve months study of glutamic

acid therapy in different clinical types in an institution for the mentally deficient. Amer. J. ment. Def. *54*, 321 (1950).
1228 RAHM, K.: Über die Wirkung des Recresals auf die körperliche und geistige Leistungsfähigkeit. Arch. Psychol. *86*, 459 (1932).
1229 RAIMANN, E.: Bewußtsein und Intoxikation. Wien. klin. Wschr. *23*, 800 (1910).
1230 RAITHEL, W.: Beobachtungen bei plötzlichem Luminalentzug. Psychiat.-neurol. Wschr. *1939*, 484.
1231 RANKE, O. F.: Leistungssteigerung durch ärztliche Maßnahmen. Dtsch. Militärarzt *1939*, 149.
1232 RANKE, O. F.: Nebenwirkungen des Pervitins. Med. Welt *1941*, 198.
1233 RAUL, J.: Effects of reserpine in psychiatric patients. J. Amer. Pharmaceut. Ass. *157*, 530 (1955).
1234 REA, F. B.: Alcoholism – Its Psychology and Cure. New York (Philos. Libr.) 1956.
1235 RECLUS: zit. n. BERINGER [126], S. 287.
1236 REDLICH, F.: Rauschgifte und Suchten. Bonn (Schroeder) 1929.
1237 REDLICH, F. C., & RAVITZ, L. J., & DESSION, G. H.: Narcoanalysis and truth. Amer. J. Psychiat. *107*, 586 (1951).
1238 REES, L.: Psychological concomitants of cortisone and ACTH therapy. J. ment. Sci. *99*, 497 (1953).
1239 REES, L., & KING, G. M.: Desoxycortone acetate and ascorbic acid in the treatment of schizophrenia. J. ment. Sci. *97*, 376 (1951).
1240 REES, L., & KING, G. M.: Cortisone in the treatment of schizophrenia. J. ment. Sci. *98*, 401 (1952).
1241 REICHEL, H., & BEGGEROW, E.: Psychotest und Appetitminderer. Ärztl. Forsch. *11*, 427 (1957).
1242 REIFENSTEIN, E. C., & DAVIDOFF, E.: The psychologic effects of benzedrine sulfate. Amer. J. Psychol. *52*, 56 (1939).
1243 REIK, T.: The Unknown Murderer. New York (Int. Univ. Press) 1946.
1244 REININGER, W.: Haschisch. Ciba-Zeitschrift Nr. 71, 1955.
1245 REISNER, H.: Zwischenfälle bei Gaben hoher Dosen von Reserpin. Wien. klin. Wschr. *68*, 872 (1956).
1246 REISS, M.: Die Entwicklung der Psycho-Endokrinologie. Berlin. Gesundheitsbl. *1955*, 517.
1247 REITER, A.: Beobachtung einer Ephedrinpsychose. Med. Diss. Heidelberg 1948.
1248 REITER, H.: Das »Kornblumenphänomen«, eine entoptische Erscheinung nach Digitalismedikation. Münch. med. Wschr. *1954*, 1533. – II. Mitteilung. Münch. med. Wschr. *1957*, 1450.
1249 REKO, V. A.: Magische Gifte. 3. A. Stuttgart (Enke) 1949. S. 17: 89; S. 18: 91; S. 21: 100; S. 25: 130; S. 35: 86, 87; S. 46: 134 f.; S. 57: 112; S. 67: 112; S. 82: 86; S. 91: 51; S. 44: 59; S. 95: 86; S. 100: 130; S. 110: 6, 7, 10; S. 111: 6, 82, 83; S. 148: 23; S. 151: 21; S. 153: 66, 67; S. 182: 156, 158.
1250 REVOL, L., et al.: La thérapeutique par la chlorpromazine en pratique psychiatrique. Paris (Masson) 1956.
1251 RICHMOND, R. G. E.: Narcotic addiction research in Canada. Brit. J. Delinquency *5*, 189 (1955).
1252 RIEBELING, C.: Mediz. Skopolamin-Atropin-Vergiftung. Slg. Verg. Fälle *3*, 299 (1933).
1253 RIEBELING, C.: Morphiumentziehungskuren mit Polamidon. Med. Klin. *1950*, 1390.
1254 RIEBELING, C.: 2-Methyl-2-n-propyl-1,3-propandiol-dicarbamat (Meprobamat). Arzneimittelforsch. 7, 181 (1957).
1255 RIEBELING, C., & LEWRENZ, H.: Behandlung psychiatrischer Erkrankungen mit einem neuen Kombinationspräparat Metrotonin. Med. Klin. *1954*, 2069.

1256 RINALDI, F., & HIMWICH, H. E.: Alerting responses and actions of atropine and cholinergic drugs. Arch. Neurol. Psychiat. *73*, 387 (1955).
1257 RINALDI, F., & HIMWICH, H. E.: Frenquel corrects certain cerebral electrographic changes. Science *122*, 198 (1955).
1258 RINALDI, F., & RUDY, L. H., & HIMWICH, H. E.: Clinical evaluation of azacyclonol, chlorpromazine, and reserpine on a group of chronic psychotic patients. Amer. J. Psychiat. *112*, 678 (1956).
1259 RINALDI, F., & RUDY, L. H., & HIMWICH, H. E.: The use of Frenquel in the treatment of disturbed patients with psychoses of long duration. Amer. J. Psychiat. *121*, 343 (1955).
1260 RINGGER, P.: Mystik in Pillenform? Meine Erfahrungen mit Meskalin. Neue Wissenschaft *5*, 329 (1955).
1261 RINKEL, M.: Disk. bem. 1. Psychiatr. Weltkongreß, Paris Sept. 1950.
1262 RINKEL, M., & DE SHON, H. J., & HYDE, R. W., & SOLOMON, H. C.: Experimental schizophrenia-like symptoms. Amer. J. Psychiatr. *108*, 572 (1952).
1263 RINKEL, M.: Experimental psychiatry II. Amer. J. Psychiatr. *111*, 881 (1955).
1264 RIS, F.: Bericht über langjährigen Gebrauch von Pervitin in steigenden Dosen. Münch. med. Wschr. *1952*, 1039.
1265 RITTERSHAUS: Ein Fall von Alkoholhalluzinose (Alkoholwahnsinn) im Kindesalter. Z. jugendl. Schwachsinn *3*, 476 (1910).
1266 ROBERTS, C. A.: Drug addiction. Ment. Hyg. N. Y. *39*, 293 (1955).
1267 ROCH, E. U., & PEINADO, J. A.: Tratamiento de la debilidad mental con hormona sexual masculina, testosterona. Prensa med. mex. *18*, 90 (1953).
1268 RÖMMELT, W.: Über die Beeinflussung des Seelenlebens durch Dicodid- und Dilaudid. Kraepelins psychol. Arbeiten 9, 435 (1927).
1269 ROEMPP, H.: Chemische Zaubertränke. Stuttgart 1939.
1270 ROGERS, L. L., & PELTON, R. B.: Effect of glutamine on IQ scores of mentally deficient children. Tex. Rep. Biol. Med. *15*, 84 (1957).
1271 ROGGENBAU, Ch.: Brompsychosen. Zbl. Neurol. *61*, 262 (1932).
1272 ROME, H. P.: Certain psychodynamic aspects of the role of cortisone and allied substances in the production of psychologic responses. Proc. Staff. Meet. Mayo Clin. *28*, 649 (1953).
1273 ROME, H. P., & BRACELAND, F. J.: Use of cortisone and ACTH in certain diseases: psychiatric aspects. Proc. Staff Meet. Mayo Clin. *25*, 495 (1950).
1274 ROME, H. P., & BRACELAND, F. J.: The effect of ACTH, cortisone, hydrocortisone, and related steroids on mood. J. clin. exp. Psychopath. *12*, 18 (1951).
1275 ROME, H. P., & BRACELAND, F. J.: The role of ACTH, cortisone, and hydrocortisone in the provocation of certain psychological responses. Res. publ. Ass. nerv. ment. Dis. *31*, 273 (1951).
1276 ROME, H. P., & BRACELAND, F. J.: The psychological response to ACTH, cortisone, hydrocortisone, and related steroid substances. Amer. J. Psychiat. *108*, 641 (1952); J. amer. med. Ass. *148*, 27 (1952).
1277 ROMMELSPACHER, F.: Beobachtungen an Suchtkranken. Psyche, Hdbg. 7, 185 (1953/54).
1278 ROMMENEY, G.: Ungewöhnliche Formen des Alkoholrausches. Dtsch. Z. gerichtl. Med. *41*, 277 (1952).
1279 ROMMENEY, G.: Alkohol und Jugendkriminalität. Suchtgefahren Heft 3. Hamm (Hoheneck) 1956.
1280 RONDEPIERRE, J.: Psychose cortisonique. Ann. méd. psychol. *112*, 374 (1954).
1281 ROSENFELD, R.: Mental changes oberserved in 152 psychotic and non-psychotic patients during INH medication. Dis. Chest *27*, 558 (1955).

1282 ROSENSTEIN, L. M., & RAWKIN, I. G.: Zur Psychopathologie der Gewerbevergiftungen. Z. Neurol. *122*, 1 (1929).
1283 ROSENTHAL, D., & IMBER, St. D.: The effects of mephenesin and practice on the BENDER-Gestalt performance of psychiatric out patients. J. clin. Psychol. *11*, 90 (1955).
1284 ROSER, B. S., & FIERMAN, L. B., & KRAMER, J. F.: Clinical evaluation of Meratran and Frenquel on a chronic psychotic population. Amer. J. Psychiat. *113*, 993 (1957).
1285 ROSNER, H., & LEVINE, S., & HESS, H., & KAYE, H.: A comparative study of the effect on anxiety of chlorpromazine, reserpine, phenobarbital, and a placebo. J. nerv. ment. Dis. *122*, 505 (1955).
1286 ROSS, Sh., & SMITH, W. I., & STAHL, I. E.: Benzedrine and social behavior in mice. Behavior *3*, 167 (1951).
1287 ROSWIT, B., & PISETSKY, J. E.: Toxic psychosis following nitrogen mustard therapy. J. nerv. ment. Dis. *115*, 356 (1952).
1288 ROTHLIN, E.: Die zentralnervösen Wirkungen von Heilmitteln. Stuttgart (Thieme) 1954.
1289 ROTHMAN, Th., & SWARD, K.: Studies in pharmacological psychotherapy. I. Arch. Neurol. Psychiat. *75*, 95 (1956).
1290 ROUBIČEK, J., & SRNEK, J.: Experimental psychosis caused by LSD. Čas. lék. česl. *1955*, 189; Ref. Zbl. Neurol. Psychiatr. *134*, 290 (1955/56).
1291 ROUHIER, A.: Yagé, plante télépathique. Paris médical *20*, 12 (1924). Zit. n. REKO [1249].
1292 ROULEAU, Y., et al.: An appraisal of histamine therapy in schizophrenia. Amer. J. Psychiat. *110*, 856 (1954).
1293 ROUNTREE, D. W., et al.: The effect of diisopropylfluorophosphonate in schizophrenia and manic depressive psychosis. J. Neurol. Neurosurg. Psychiat. *13*, 47 (1950).
1294 ROY, P. K.: Effects of Rauwolfia serpentina on manic patients. Ind. J. Neur. Psychiat. *2*, 59 (1950).
1295 RUBIN, M. A., et al.: Electroencephalogram and psychopathological manifestations in schizophrenia as influenced by drugs. Psychosomat. Med. *4*, 355 (1942).
1296 RUDOLF, G. de: The experimental effect of sex hormone therapy upon anxiety in homosexual types. Brit. J. med. Psychol. *18*, 317 (1941).
1297 RUDOLF, G. de: The effect of amphetamine on fatique and depression. Brit. J. Addict. *44*, 71 (1947).
1298 RUDOLF, G. de: The effect of sex hormones in oligophrenia. J. ment. Sci. *98*, 294 (1952).
1299 RUDY, L. H., & HIMWICH, H. E., & TASHER, D. C.: Clinical evaluation of two phenothiazine compounds: promazine and mepazine. Amer. J. Psychiat. *113*, 974 (1957).
1300 RÜDIN, E.: Auffassung und Merkfähigkeit unter Alkoholwirkung. Kraepelins psychol. Arb. *4*, 495 (1904).
1301 RÜDIN, E.: Zur Sterblichkeit der Morphinisten. Arch. Psychiat. Z. Neurol. *193*, 98 (1955).
1302 RUSSEL, R. W.: Effects of induced brain cholinesterase on behavior. Bull. brit. psychol. Soc. *23*, 6 (1954).
1303 SABSHIN, M., & EISEN, S. B.: The effects of ward tension on the quality and quantity of tranquilizer utilization. Ann. N. Y. Acad. Sci. *67*, 746 (1957).
1304 SACHER, D.: Über Suchten mit rezeptfreien Schlafmitteln. Arch. Psychiat. *112*, 552 (1941).
1305 SACHS, B. A.: Toxicity of benadryl. Ann. intern. Med. *29*, 135 (1948).
1306 SACKLER, M. D., & SACKLER, A. M., & OPHUIJSEN, J. H. W. van: Recent biochemotherapeutic developments in psychiatry. Amer. J. Psychiat. *108*, 669 (1952).

1307 SAFFORD, W. E.: Narcotic plants and stimulants of ancient Americans. Ann. Rep. Smithsonian Inst. 1916.
1308 SAINZ, A. A.: Clinical application of chlorpromazine in psychiatry. In: Psychopharmacology [1220], S. 39.
1309 SAKEL, M.: Theorie der Sucht. Z. Neurol. *129*, 639 (1930).
1310 SAKEL, M.: Neue Behandlung der Morphinsucht. Z. Neurol. *143*, 506 (1933).
1311 SAKEL, M.: Neue Behandlungsmethode der Schizophrenie. 2. A. Wien, Leipzig 1938.
1312 SALM, H.: Beobachtungen bei Polamidonsüchtigen. Nervenarzt *24*, 143 (1953).
1313 SALMON, U. J., & GEIST, S. H.: Effects of androgen therapy upon libido in women. J. clin. Endocrinol. *3*, 235 (1943).
1314 SANDISON, R. A.: Psychological aspects of the LSD treatment of the neuroses. J. ment. Sci. *100*, 508 (1954).
1315 SANDISON, R. A., & SPENCER, A. M., & WHITELAW, J. D. A.: The therapeutic value of lysergic acid diethylamide in mental illness. J. ment. Sci. *100*, 491 (1954).
1316 SANDS, D. E., & CHAMBERLAIN, G. H. A.: Treatment of inadequate personality in juveniles by dehydroisoandrosterone. Brit. med. J. *1952*, 66.
1317 SANO, I.: Über chronische Weckaminsucht in Japan. Fortschr. Neurol. *1946*.
1318 SARGANT, W., & BLACKBURN, J. M.: The effect of benzedrine on intelligence scores. Lancet *1936*, 1385.
1319 SARMER-FONER, G. J., & OGEL, W.: Psychosis and enhanced anxiety produced by reserpine and chlorpromazine. Canad. med. Ass. J. *74*, 526 (1956).
1320 SATTES, H.: Zur Polamidonsucht. Dtsch. med. Wschr. *1951*, 929.
1321 SATTES, H.: Über Polamidonsucht. Dtsch. med. Wschr. *1950*, 638.
1322 SAUR, K.: Preludin bei der Behandlung inoperabler Krebskranker. Münch. med. Wschr. *17*, 366 (1955).
1323 SAURI, J. J., & de ONORATO, A.: Las esquizophrenias y la dietilamida del acido D-lisérgico (LSD-25). I. Acta neuropsiquiát. argent. *1*, 469 (1955).
1324 SAVAGE, Ch.: Lysergic acid diethylamide (LSD-25), a clinical-psychological study. Amer. J. Psychiat. *108*, 896 (1952).
1325 SAVAGE, Ch.: Variatio in ego feeling induced by d-lysergic acid diethylamide (LSD-25). Psychoanal. Rev. *42*, 1 (1955).
1326 SAVITT, R. A.: Extramural psychoanalytic treatment of a case of narcotic addiction. J. amer. psychoanal. Ass. *2*, 444 (1954).
1327 SAVOY: Doping et Pervitine. Schweiz. med. Wschr. *15*, 331 (1945).
1328 SAYERS, G.: Adrenal cortex and homeostasis. Physiol. Rev. *30*, 241 (1950).
1329 SCHABELITZ, H.: Experimente und Selbstbeobachtungen im Bromismus. Z. Neurol. *28*, 1 (1915).
1330 SCHALTENBRANDT, G.: Gibt es eine Scopolaminsucht bei Parkinsonkranken? Med. Klin. *1924*, 176.
1331 SCHALTENBRANDT, G.: Über die Bewegungsstörungen bei akuter Bulbokapninvergiftung. Arch. exp. Path. Pharmakol. *103*, 12 (1924).
1332 SCHAUMANN, O.: Morphin und morphinähnlich wirkende Verbindungen. Hdb. exp. Pharmakol. Bd. 12. Berlin, Göttingen, Heidelberg (Springer) 1957.
1333 SCHEFLEN, A. E., & REINER, E. R.: Sensitivity in insulin coma therapy. J. clin. exp. Psychopathol. *13*, 225 (1952).
1334 SCHELLER, E.: »Völliger isolierter Verlust der Merkfähigkeit«, – organische CO-Schädigung oder hysterische Verdrängung? Nervenarzt *21*, 49 (1950).

1335 SCHELLONG, F.: Psychische Funktionen und Hypophysen-Zwischenhirnsystem. Regensburger Jb. ärztl. Fortbild. *2*, 342 (1951/52).

1336 SCHENK, G.: Das Buch der Gifte. Berlin 1954. S. 35: 34; S. 63: 50; S. 65: 131; S. 80: 132.

1337 SCHIKORSKI, K.: Der Patient in Erregung. Mat. med. Nordmark *9*, 207 (1957).

1338 SCHILDER, P.: Über Halluzinationen. Z. Neurol. *53*, 169 (1920).

1339 SCHILDER, P.: Vestibulo-Optik und Körperschema in der Alkohol-Halluzinose. Z. Neurol. *128*, 784 (1930).

1340 SCHILDER, P.: The psychologic effects of benzedrine sulfate. J. nerv. ment. Dis. *87*, 584 (1938).

1341 SCHILDER, P., & WEISSMANN, M.: Ätherisierung Geisteskranker. Z. Neurol. *110*, 779 (1927).

1342 SCHINKO, H.: Demonstration eines Falles von Halluzinose nach Atropinmedikation. Wien. Z. Nervenheilk. *10*, 274 (1954).

1343 SCHINKO, H., & SOLMS, W.: Eine Psychose bei Adipexsüchtigkeit. Wien. Z. Nervenheilk. *9*, 290 (1954).

1344 SCHLAGINTWEIT: zit. n. BERINGER [126], S. 287.

1345 SCHLAN, L. S., & UNNA, K. R.: Some effects of myanesin in psychiatric patients. J. amer. med. Ass. *140*, 672 (1949).

1346 SCHLANDER, E.: Narkoanalyse zur Feststellung der funktionellen Taubheit. Mschr. Ohrenheilk. *83*, 361 (1949).

1347 SCHLESINGER, E. B., et al.: Clinical studies in the use of myanesin. Amer. J. med. *4*, 365 (1948).

1348 SCHLIACK, V.: Insulinsucht? Ein kasuistischer Beitrag. Nervenarzt *26*, 242 (1955).

1349 SCHMID, J.: Ticarda als Suchtmittel. Dtsch. med. Wschr. *1954*, 1191.

1350 SCHMIDT, G.: Erfahrungen an 700 Selbstmordversuchen. Nervenarzt *11*, 353 (1938).

1351 SCHMITZ, H.: Die Opiumbehandlung bei Geisteskrankheiten usw. Allg. Z. Psychiat. *83*, 92 (1926).

1352 SCHNEIDER, J. A.: Physiologic, pharmacologic, neurologic, and psychologic actions of drugs recently introduced in the treatment of psychiatric disorders. Psychiat. Res. Rep. *1*, 1 (1955).

1353 SCHNEIDER, J. A., & EARL, A. E.: Effects of serpasil on behavior and autonomic regulative mechanisms. Neurology *4*, 657 (1954).

1354 SCHNEIDER, J. A., & PLUMMER, A. J., et al.: Neuropharmacological aspects of reserpine. Ann. N. Y. Acad. Sci. *61*, 614 (1954).

1355 SCHNEIDER, J. A., & SANKOWSKY, G.: Über die Behandlung von Altersheiminsassen mit Vitaminkombinationen (Protovit »Roche«). Münch. med. Wschr. *1955*, 770.

1356 SCHNEIDER, K.: Klinische Psychopathologie. 4. A. Stuttgart 1955.

1357 SCHNEIDER, Ph.: Durch Atropinvergiftung vorgetäuschtes alkoholisches Delir. Beitr. gerichtl. Med. *7*, 124 (1928).

1358 SCHÖNKE, A.: Einige Bemerkungen zur Frage der forensisch-psychiatrischen Verwendung der Narkoanalyse. Nervenarzt *21*, 241 (1950).

1359 SCHOTTKY, J.: Die Veränderungen der Alkoholwirkung bei gleichzeitiger Aufnahme von Fett- oder Eiweißnahrung. Kraepelins psychol. Arbeiten. *9*, 384 (1927).

1360 SCHOU, M., et al.: The treatment of manic psychoses by the administration of lithium salts. J. Neurol. Neurosurg. Psychiat. *17*, 250 (1954).

1361 SCHRENCK-NOTZING, A. v.: Die Bedeutung narkotischer Mittel für den Hypnotismus. Schriften Ges. psychol. Forschung I. Leipzig 1893.

1362 SCHROEDER, H. A., & PERRY, H. M.: Psychosis apparently produced by reserpine. J. amer. med. Ass. *159*, 839 (1956).

1363 SCHRÖDER, P.: Beitrag zur Lehre von den Intoxikationspsychosen. Allg. Z. Psychiatr. *63*, 714 (1906).

1364 SCHROEDTER, W.: Die Magie der Düfte. Neue Wissenschaft *5*, 163 (1955).
1365 SCHROFF, v.: zit. n. REKO [1249], S. 54 f.
1366 SCHÜTZLER, H.: Organische Wesensveränderungen nach Thalliumvergiftung. Fortschr. Neurol. Psychiatr. *24*, (1956).
1367 SCHULTE, H.: Über eine Psychose bei Metaldehyd-Vergiftung. Nervenarzt *20*, 548 (1949).
1368 SCHULTE, R. W.: Der Einfluß des Kaffees auf Körper und Geist. 2. A. Dresden 1930.
1369 SCHULTZ, I. H.: Über Narkolyse und autogene Organübungen. Med. Klin. *1926*, 952.
1370 SCHULTZ, I. H.: Pervitin in der Psychotherapie. Med. Klin. *1943*, 505; Dtsch. med. Wschr. *1944*, 519.
1371 SCHULTZ, I. H.: Grundsätzliches zur Suchtfrage. Z. Psychother. *3*, 97 (1953).
1372 SCHULTZE, E.: Zur gerichtsärztlichen Bedeutung des Alkoholexperimentes. Med. Klin. *1921*, 581.
1373 SCHULZ, H.: Einfluß von Santonin und Digitalis auf die Farbempfindlichkeit des menschlichen Auges. Dtsch. med. Wschr. *1914*, *996*.
1374 SCHUMANN, H. J. v.: Die gestörte Psychomotorik der Blinden, ihre Ursachen, Folgen und Überwindung. Z. Psychother. *6*, 75 (1956).
1375 SCHUMANN, M.: Delir nach Genuß einer überdosierten Atropinemulsion. Dtsch. med. Wschr. *1942*, 430.
1376 SCHUTT, J. W., & HIMWICH, H. E.: The effect of Meratran on twentyfive institutionalized mental patients. Amer. J. Psychiat. *111*, 837 (1955).
1377 SCHWAB, H.: Psychische Störungen nach Triorthokresylphosphatvergiftung. Dtsch. med. Wschr. *1948*, 124.
1378 SCHWARZ, H.: Die Kurznarkose als diagnostisches und therapeutisches Hilfsmittel in der Psychiatrie. Nervenarzt *19*, 63 (1948).
1379 SCHWARZ, H.: Zur Klinik und Pathologie der Rauschgiftsuchten. Psychiatr. Neurol. med. Psychol. *3*, 257 (1950).
1380 SCHWARZ, H.: Über Rauschgiftsuchten. Halle 1953.
1381 SCHWARZ. L.: Chronische berufliche Manganvergiftung. Slg. Verg.-Fälle *3*, 15 (1932).
1382 SCHWARZ, O.: Zur Lehre von der Halluzinose der Trinker. Arch. Psychiatr. *73*, 720 (1925).
1383 SCHWEITZER, H.: Graphologische, klinische und psychologische Untersuchungen unter Alkoholwirkung. Öff. Gesundheitsdienst. *16*, 361 (1955).
1384 SCHWÖBEL, G.: Untersuchungen über die Beeinflußbarkeit psychischer Funktionen durch Glutaminsäure. Nervenarzt *21*, 385 (1950).
1385 SCHWÖBEL, G.: Untersuchungen über die Wirkung der 1-Glutaminsäure auf intellektuelle und gemütliche Funktionen bei debilen und imbezillen Kindern. Z. Kinderpsychiat. *19*, 101 (1952).
1386 SCHWÖBEL, G., & TRAMM, J.: Reaktionszeitmessungen bei Glutaminsäurezufuhr. Klin. Wschr. *1952*, 750.
1387 SCOURAS, Ph.: Le syndrome catatonique des psychoses cannabique aigues. Encéphale *34*, 78 (1939).
1388 SEASHORE, R. H., & IVY, A. C.: The effect of analeptic drugs in relieving fatique. Psychol. Monogr. *67* (1953).
1389 SEELERT, H.: Psych. Störungen nach Leuchtgasvergiftung. Z. Neurol. *16*, 413 (1918).
1390 SEGERATH, F.: Über Erfahrungen mit der Megaphenbehandlung in der Psychiatrie. Münch. med. Wschr. *96*, 260 (1954).
1391 SEIDEL, H.: Alkohol und Verkehr. Hamm (Hoheneck) 1951.
1392 SEIDEL, H.: Die Entwicklung der Alkoholfrage in Deutschland seit dem Kriege. Internat. J. Alcohol. *1*, 86 (1955).
1393 SEILER, B.: Pervitin als Hilfsmittel in der psychopathologischen Diagnostik. Med. Diss. Hamburg 1950.

1394 SELBACH, C., & SELBACH, H.: Phenothiazinwirkung und somatopsychische Dynamik. Nervenarzt *27*, 145 (1956).
1395 SELLING, L. S.: Clinical study of a new tranquilizing drug. J. amer. med. Ass. *157*, 1594 (1955).
1396 SELLING, L. S.: A clinical study of Miltown, a new tranquilizing agent. J. clin. exp. Psychopath. *17*, 7 (1956).
1397 SELYE, H.: The Physiology and Pathology of Exposure to Stress. Montreal (Acta) 1950.
1398 SELYE, H.: Stress and psychiatry. Am. J. Psychiat. *113*, 423 (1956).
1399 SENFF, A. F.: Kurzanalyse mit Kokain. Z. Psychother. *1*, 214 (1951).
1400 SERESKIJ, M.: Über die Konstitution der Narkomanen. Z. Neurol. *95*, 130 (1925).
1401 SERKO, A.: Im Meskalinrausch. Jb. Psychiat. Neurol. *34*, 355 (1913).
1402 SETTEL, E.: Marsilid for elderly persons. J. clin. exp. Psychopath. *19*, 98 (1958).
1403 SÉVERY, J.: Expérimentation clinique du dinitrile succinique. Acta neurol. psychiat. belg. *52*, 583 (1952).
1404 SHALOWITZ, M.: Hydroxyzine: a new therapeutic agent for senile anxiety states. Geriatrics *11*, 312 (1956).
1405 SHARP, H. C.: Glutamic acid feeding. Except. Children *18*, 230 (1952).
1406 SHARPE, D. S.: Primidone in mental deficiency practice. Brit. med. J. *4888*, 627 (1954).
1407 SHELLEY, J.: The role probation in narcotics addiction. J. crim. Law Criminol. *43*, 331 (1952).
1408 SHIRLAW, G. B.: Keeping awake on night duty. Practitioner *145*, 205 (1940).
1409 SHON, H. J. de, et al.: Mental changes experimentally produced by LSD (d-lysergic acid diethylamide tartrate). Psychiat. Quart. *26*, 33 (1952).
1410 SIEDOW, H., & KNOLL, W.: Kasuistische Mitteilung über die Verwendbarkeit der Stickstoff-Anoxie-Behandlung in der Psychiatrie. Nervenarzt *23*, 66 (1952).
1411 SIEMENS, F.: Psychosen bei Ergotismus. Arch. Psychiat. *11*, 108, 366 (1880).
1412 SIEMENS, F.: Etwas über narkotische Mittel und Psychosen. Allg. Z. Psychiat. *50*, 714 (1894).
1413 SILVER, G. A.: Carbon dioxide therapy. Psychiat. Quart. *27*, 52 (1952).
1414 SILVERMAN, M.: The clinical response of psychoneurotics to chlorpromazine. J. ment. Sci. *101*, 424, 640 (1955).
1415 SIMKÓ, A.: Ambulante Behandlung psychiatrisch Kranker mit Sedaraupin (Reserpin). Medizinische *1957*, 423.
1416 SIMMA, K.: Über die Wirkungsweise des Parpanits bei extrapyramidalmotorischen Störungen. Mschr. Psychiat. *114*, 119 (1947).
1417 SIMONSON, E., & KEARNS, W. M., & ENZER, N.: Effect of methyltestosterone treatment on muscular performance and the central nervous system of older men. J. clin. Endocrinol. *4*, 528 (1944).
1418 SIMPSON, L., & McKELLAR, P.: Types of synaesthesia. J. ment. Sci. *101*, 141 (1955).
1419 SIOLI, F.: Gewohnheitsmißbrauch der Inhalationsnarkotika. Mschr. Psychiatr. *68*, 551 (1928).
1420 SKLIAR, N., & IWANOW, A.: Über den Anascha-Rausch. Allg. Z. Psychiat. *98*, 300 (1932).
1421 SKURSKY, J.: Über Persedon »Roche«, ein neuartiges Sedativum und Hypnotikum. Wien. med. Wschr. *1949*, 603.
1422 SLOANE, B., & LOVETT-DOUST, J. W.: Psychophysiological investigations in experimental psychoses: Results of the exhibition of d-lysergic acid diethylamide to psychiatric patients. J. ment. Sci. *100*, 129 (1954).
1423 SLOTKIN, J. S.: Menomini peyotism. Trans. amer. phil. Soc. *42*, 565 (1952).

1424 SLOTKIN, J. S.: Peyotism, 1521–1891. Amer. Anthropol. *57*, 202 (1955).
1425 SLUYTERS, A.: Medizinale Thalliumazetatvergiftung. Slg. Verg. Fälle *1*, 87 (1930).
1426 SMITH, A.: Über die Beeinflussung einfacher psychischer Vorgänge durch chronische Alkoholvergiftung. Arch. Psychiat. *27*, 968 (1895).
1427 SMITH, J. A., & BROWN, W. T.: The use of mebaral in the treatment of chronic alcoholism. J. nerv. ment. Dis. *117*, 544 (1953).
1428 SMOLER, H.: Ein Fall von Polamidon-Mißbrauch. Med. Klin. *1950*, 277.
1429 SMYTHIES, J.: The mescaline phenomena. Brit. J. Philos. Sci. *3*, (1953).
1430 SNELL, O.: Über die Formen von Geistesstörung, welche Hexenprozesse veranlaßt haben. Allg. Z. Psychiat. *50*, 534 (1894).
1431 SOLMS, H.: Lysergsäure-äthylamid (LAE), ein neues, stark wirkendes Psychoticum aus dem Mutterkorn. Schweiz. med. Wschr. *1953*, 356.
1432 SOMER, P. de: L'influence novice des petites doses d'alcool. Arch. belg. méd. Soc. *8*, 635 (1950).
1433 SPAETH, E.: Über Anhaloniumalkaloide. Mh. Chemie *40*, (1918); *42* (1921).
1434 SPECKMANN, K.: Über therapeutische Untersuchungen mit Pervitin. Nervenarzt *12*, 350 (1939).
1435 SPEER, E.: Das Problem der Sucht. Z. Neurol. *157*, 579 (1937).
1436 SPEER, E.: Das Pervitinproblem. Dtsch. Ärztebl. *1941*, 4, 15.
1437 SPIEGEL, E. A. (Ed.): Progress in Neurology and Psychiatry. Vol. X. New York 1955.
1438 SPIEGELBERG, U.: Klinisch-psychiatrische Erfahrungen mit einem neuen, antriebssteigernden Präparat. Nervenarzt *25*, 276 (1954).
1439 SPRAGG, S. D. S.: The effects of certain drugs on mental and motor efficiency. Psychol. Bull. *38*, 354 (1941).
1440 STAEHELIN, J. E.: Pervitin-Psychose. Z. Neurol. *173*, 598 (1941).
1441 STAEHELIN, J. E.: Die Bedeutung der sogenannten Weckamine für die Neurologie und Psychiatrie. Schweiz. med. Wschr. *1941*, 1197.
1442 STAEHELIN, J. E., & KIELHOLZ, P.: Largactil, ein neues vegetatives Dämpfungsmittel. Schweiz. med. Wschr. *1953*, 581.
1443 STANLEY, W. C., & SCHLOSBERG, H.: The psychophysiological effect of tea. J. Psychol. *36*, 435 (1953).
1444 STARKEY, F. R.: Ether hypnosis in psychotherapy. Med. Rec. *1917*, 631.
1445 STAUDER: zit. n. BOHM, Lehrbuch der Rorschach-Psychodiagnostik, 1951.
1446 STEHLE, I.: Cyren-Implantation bei Psychosen. Psychiatr. Neurol. med. Psychol. *2*, 43 (1950).
1447 STEIN, H.: Unterstützende Behandlung postoperativer Krankheitszustände mit Preludin. Chirurg *26*, 494 (1955).
1448 STEIN, H., & MAYER-GROSS, W.: Veränderte Sinnestätigkeit im Meskalinrausch. Dtsch. Z. Nervenheilk. *89*, 112 (1926).
1449 STEINACH, E.: Zur Geschichte des männlichen Sexualhormons und seiner Wirkungen am Säugetier und Menschen. Wien klin. Wschr. *49*, 161 (1936).
1450 STEINACH, E., & KUHN, H.: Die Wirkung des männlichen Sexualhormones auf die psychischen und somatischen Geschlechtsmerkmale. Akad. Anz. Akad. Wiss., Wien 1933, Nr. 18.
1451 STEINBEREITHNER, K., & LEMBECK, F., & HIFT, St.: Künstlicher Winterschlaf. Wien, Innsbruck (Urban & Schw.) 1955.
1452 STEINBERG, H.: Selective effects of an anaesthetic drug on cognitive behaviour. Quart. J. exp. Psychol. *6*, 170 (1954).
1453 STEINBERG, H.: Effects of nitrous oxide on reactions to stress. Bull. brit. psychol. Soc. *23*, 12 (1954).
1454 STEINBERG, H.: Changes in time perception induced by an anaesthetic drug. Brit. J. Psychol. *46*, 273 (1955).
1455 STELLAR, E.: A test of the effects of glutamic acid on the learning ability of the rat. Amer. Psychol. *3*, 253 (1948).

1456 STEMPLINGER, F.: Polamidonismus u. Opiumgesetz. Münch. med. Wschr. *1951*, 2205.

1457 STENGEL, E.: Zur Kenntnis psychischer Erkrankungen nach Leuchtgasvergiftung. Z. Neurol. *122*, 587 (1929).

1458 STEPHENS, J. A.: Poisoning by accidental drinking of trichlorethylene. Brit. med. J. *1945*, 218.

1459 STERN, R.: Über die Aufhellung der Amnesien bei pathologischen Rauschzuständen. Z. Neurol. *108*, 601 (1927).

1460 STERNBERG, E.: Über eine symptomatische Psychose im Verlauf einer Entfettung mit Thyreoidin. Nervenarzt *6*, 254 (1933).

1461 STERZINGER, O.: Chemopsychologische Untersuchungen über den Zeitsinn. Z. Psychol. *134*, 100 (1935).

1462 STERZINGER, O.: Neue chemopsychologische Untersuchungen über den menschlichen Zeitsinn. Z. Psychol. *143*, 391 (1938).

1463 STICHNOT, G.: Vergleichende Untersuchungen über die Wirkung von Cardiazol-Coffein, Coffein, Cardiazol und Pervitin auf die geistige Leistungsfähigkeit. Diss. Göttingen 1949.

1464 STIER, Ch.: Die Anwendung des zentralen Stimulans Ritalin bei depressiven Zuständen. Ther. Gegenw. *1955*, 92.

1465 STIEVE, H.: Versuche über die Gewöhnung an Koffein. Z. ges. exp. Med. *96*, 685 (1935).

1466 STJERNBERG, F.: Försök med ACTH behandling vid affektiva psykiska sinkdomstillstand. Sv. läkartidn. *48*, 1632 (1951).

1467 STJERNBERG, F.: Results of treatment with ACTH and cortisone in depressed patients. Acta psychiat., Kbh. 1953, Suppl. *80*, 116.

1468 STILLE, G., & BRUNCKOW, J., & KRÖGER, H.: Die pharmakologische Wirkung des 5,5-Phenyläthyl-3-(β-diäthyl-amino-äthyl)-2,4,6-trioxohexahydropyrimidinhydrochlorid (Hexamid). Arzneimittelforsch. *6*, 482 (1956).

1469 STOCK, A.: Die Gefährlichkeit des Quecksilberdampfes und der Amalgame. Med. Klin. *1926*, 1209, 1250.

1470 STOCKERT, F. G. v.: Über Evipan-Natrium-Behandlung in der Psychiatrie. Med. Klin. *1935*, 198.

1471 STOCKERT, F. G. v.: Klinische und therapeutische Anwendung des Evipanversuches in der Psychiatrie. Nervenarzt *15*, 185 (1942).

1472 STOCKERT, F. G. v.: Pathogenese exogener Zustandsbilder. Nervenarzt *21*, 56 (1950).

1473 STOCKINGS, G. T.: Clinical study of the mescaline psychosis etc. J. ment. Sci. *86*, 29 (1940).

1474 STOKVIS, B.: Medico-psychological viewpoints on narco- and hypnoanalysis. Mschr. Psychiat. *131*, 247 (1956).

1475 STOLL, W. A.: Les alcaloides de l'ergot. Experientia *1*, 250 (1945).

1476 STOLL, W. A.: Lysergsäurediäthylamid: ein Phantastikum aus der Mutterkorngruppe. Schweiz. Arch. Neurol. Psychiat. *60*, 279 (1947).

1477 STOLL, W. A.: Psychische Wirkung eines Mutterkornstoffes in ungewöhnlich schwacher Dosierung. Schweiz. med. Wschr. *79*, 110 (1949).

1478 STOLL, W. A.: Rorschach-Versuche unter Lysergsäure-Diäthylamid-Wirkung. Rorschachiana *1*, 249 (1952).

1479 STOLL, W. A.: Die Psychiatrie des Morbus Addison. 1953.

1480 STOLL, W. A., et al.: Über die Isomerie von Lysergsäure und Isolysergsäure. Helv. chim. Acta *32*, 506 (1949).

1481 STRAKER, M.: Intravenous methamphetamine – adjuvant to psychotherapy. Amer. J. Psychiat. *109*, 853 (1953).

1482 STRAUS: Über Genußgifte. Naturwisenschaften *14*, 1011 (1926).

1483 STRAUSS, E. B.: Use of dehydroisoandrosterone in psychiatric treatment. Brit. med. J. *1952*, 64.

1484 STRAUSS, E. B.: Die Behandlung unzulänglicher Persönlichkeitstypen bei Jugendlichen. Z. Psychother. med. Psychol. *5*, 2 (1955).

1485 STRAUSS, E. B., & STEVENSON, W. A. H.: Use of dehydroisoandrosterone in psychiatric practice. J. Neurol. Neurosurg. Psychiat. *18*, 137 (1955).
1486 STRINGARIS, M. G.: Zur Frage des Heroinismus und seiner Verbreitung. Nervenarzt 7, 235 (1934).
1487 STRINGARIS, M. G.: Zur Klinik der Haschischpsychosen. Arch. Psychiat. *100*, 522 (1933); *101*, 817 (1934).
1488 STRINGARIS, M. G.: Die Haschischsucht. Berlin (Springer) 1939.
1489 STROSS, W.: Psychophysische Versuche mit Kampfer. Arch. exp. Path. Pharmakol. *104*, 323 (1924).
1490 STRUBELL-HARKORT: Die Reizmittel des Kulturmenschen. Hannover 1930.
1491 SUCHANEK-FRÖHLICH, H.: Über die Bedeutung des Hungers für die Fettsucht. Wien. Z. Nervenheilk. *13*, 270 (1957).
1492 SUHR, V. W.: Evaluation of work decrement indicators. Proc. Iowa Acad. Sci. *61*, 433 (1954).
1493 SUTTER, J. M., & PASCALIS, G.: Effects psychologiques de la chlorpromazine. In: Colloque International etc. [282], S. 679.
1494 SWIFT, St. K.: The Cardinal's Story. New York (Macmillan) 1950.
1495 SZOKALSKI: Über die Empfindung der Farben in physiologischer und pathologischer Hinsicht. Gießen 1842.
1496 TALLEY, J. E.: Meratran, a new cerebral stimulant. Psychiat. Res. Rep. 1955, No. 1, 133.
1497 TAUBER, E. S., & DANIELS, G. E.: Sex hormones and psychic conflict – a case report. Psychosomat. Med. *3*, 72 (1941).
1498 TEIRICH, H. R.: Zur Technik der Narkoanalyse. Dtsch. med. Wschr. *75*, 618 (1950).
1499 TEIRICH, H. R.: Übertragungs- und Suchtprobleme im Rahmen der Narkoanalyse. Z. Psychother. *3*, 38 (1953).
1500 TEIRICH, H. R.: Über eine Meskalinschädigung. Psyche, Heidelberg *7*, 637 (1954).
1501 TELEKY, L.: Gewerbliche Vergiftungen. Berlin, Göttingen, Heidelberg 1955.
1502 TERRY& PELLENS: The Opium Problem. New York 1928.
1503 TEULIÉ, M., & FOLLIN & BÉGOIN: Etude de l'action des sels de lithium dans l'état d'excitation psycho-motrice. Encéphale *44*, 266 (1955).
1504 TEWES, H., & RUPPRECHT, H.: Polamidon-Mißbrauch. Münch. med. Wschr. *1950*, 786.
1505 THIMANN, J., & GAUTHIER, J. W.: Miltown as a tranquilizer in the treatment of alcohol addicts. Quart. J. Stud. Alc. *17*, 19 (1956).
1506 THIPGEN, F. B., & THIPGEN, C. H., & CLECKLEY, H. M.: Use of electroconvulsive therapy in morphine, meperidine, and related alcaloid addictions. Arch. Neurol. Psychiat. *70*, 452 (1953).
1507 THOMAS, H. B., & HILL, R. T.: Testosterone propionate and the male climacteric. Endocrinol. *26*, 953 (1940).
1508 THOMS, H.: Betäubungsmittel und Rauschgifte. Berlin, Wien 1929.
1509 THORNTON, G. R., et al.: The effect of benzedrine and caffeine upon performance in certain psychomotor tasks. J. abn. soc. Psychol. *34*, 96 (1939).
1510 THORPE, J. J.: Addicts. In: SLAVSON, S. R.: The Fields of Group Psychotherapy. New York 1956.
1511 THORPE, J. J., & SMITH, B.: Phases in group development in the treatment of drug addicts. Int. J. Group Psychother. *3*, 66 (1953).
1512 TICHY, F. Y.: Barbiturate intoxication. Neurology *3*, 58 (1953).
1513 TIEDEMANN, F.: Geschichte des Tabaks und anderer ähnlicher Genußmittel. Frankfurt 1854.
1514 TILKIN, L.: Special clinical techniques and observations in the use of Sodium Pentothal for narcosynthesis. Dis. nerv. Syst. *11*, 1 (1950).

1515 TILS, F. J.: Über symptomatische Psychosen bei Sulfonamidbehandlung. Nervenarzt *21*, 363 (1950).
1516 TISCHER, A.: Leistungssteigerung durch Placebos? Diss. Wien 1956.
1517 TODD, J.: Trichlorethylen poisoning with paranoid psychosis and liliputian halluzinations. Brit. med. J. *1954*, 439.
1518 TÖBBEN, H.: Über Chloroformsucht in Verbindung mit anderen Suchten. Dtsch. Z. gerichtl. Med. *12*, 285 (1928).
1519 TOKAY, L. v.: Über Kapsizismus. Mschr. Psychiat. *82*, 346 (1932).
1520 TOLSTOI, L. v.: Warum die Menschen sich betäuben. Sozialethische Schriften. Bd. 12. Jena 1911.
1521 TOMASCHNY: Über Alkoholversuche bei der Beurteilung zweifelhafter Geisteszustände. Allg. Z. Psychiat. *63*, 691 (1906).
1522 TONGE, M. B.: Nicotinic acid in the treatment of depression. Ann. intern. Med. *38*, 551 (1953).
1523 TONINI, G., & MONTANARI, C.: Effects of experimentally induced psychosis on artistic expression. Confin. neurol. *15*, 225 (1955).
1524 TOOLAN, J. M., & ZIMMERING, P., & WORTIS, S. B.: Adolescent drug addiction. N. Y. St. J. Med. *52*, 72 (1952).
1525 TRAMER, M.: Über einen therapeutischen Versuch mit »Nesmida« bei oligophrenen Kindern. Z. Kinderpsychiat. *21*, 33 (1954).
1526 TRELLES, J. O., & SAAVEDRA, A.: Cura de sueño con Largactil en el tratamiento de algunos desórdenes mentales. Rev. neuropsiquiat., Lima *17*, 125 (1954).
1527 TRETHOWAN, W. H.: Psychosis in relation to treatment with corticotropine and cortisone. Acta psychiat. neurol. scand. *29*, 243 (1954).
1528 TROEMEL, R. G., & DAVIS, R. T., & HENDLEY, C. D.: Dark adaptation as a function of caffeine and nicotine administration. Proc. S. Dakota Acad. Sci. *30*, 79 (1951).
1529 TUCZEK, K.: Über die optischen Phänomene in der Katharsis. Nervenarzt *1*, 151 (1928).
1530 TURNER, W. J.: A study of isoniazid as an adjunct to psychotherapy. Amer. J. Psychiat. *111*, 698 (1955).
1531 TURNER, W. J., & MERLIS, S.: Chemotherapeutic trials in psychosis. I. Frenquel and pilocarpine. Amer. J. Psychiat. *113*, 248 (1956).
1532 TYLER, D. B.: The effect of amphetamine sulfate and some barbiturates on fatigue produced by long wakefulness. Amer. J. Physiol. *150*, 253 (1947).
1533 UEXKÜLL, Th. v.: Untersuchungen über das Phänomen der »Stimmung« mit einer Analyse der Nausea nach Apomorphingaben verschiedener Größe. Z. klin. Med. *149*, 132 (1952).
1534 ULLMANN, A. D.: The psychological mechanism of alcohol addiction. Quart. J. Stud. Alcohol *13*, 602 (1952).
1535 ULRICH, R.: Der Kaffee und das Coffein. Stuttgart (Thieme) 1953.
1536 VILLINGER, W.: Pervitin, Suchtproblem und Suchtbekämpfung. Nervenarzt *14*, 405 (1941).
1537 VINCENT, H. B.: (Die Wirkung des Largactils auf die Resultate des Rorschach-Tests.) Poulenc Ltd. Sci. Dep. Doc. No. 524, 7. 10. 1955.
1538 VOELKEL, A.: Beitrag zur Sedaraupintherapie bei psychisch Kranken. Medizinische *1955*, 227.
1539 VOELKEL, A.: Zur Reserpin-Therapie bei psychisch Kranken. Dtsch. med. J. 7, 72 (1956).
1540 VOGEL, V. H., & VOGEL, V. E.: Facts about Narcotics. Chicago 1951.
1541 VOIGT, G.: Pharmakopsychologische Untersuchungen über die Wirkung je zweier Sedativa und Exzitantien auf den gesunden Menschen. Z. Neurol. *147*, 448 (1933).
1542 VOIGT, G.: Über psychische Wirkungen von koffeinhaltigem und koffeinfreiem Kaffee auf den Menschen. Dtsch. med. Wschr. *1934*, 1544.
1543 VOITEL, K.: Über einen Fall von Schwefelkohlenstoffvergiftung. Zbl. Gewerbehyg. *6*, 56 (1929).

1544 VOLLMER, H., & LIEBIG, H.: Atebrinpsychose. Slg. Verg. Fälle *13*, 235 (1943/44).
1545 VONOW, P.: Die abnormen Formen der Exzitation, »Lachgas-Intoleranz« und pathol. Rauschzustände. Schweiz. Mschr. Zahnheilk. *65*, 895 (1955).
1546 VOSS, H. J.: Pervitin-Mißbrauch. Diss. Erlangen 1947.
1547 WAGNER, K.: Über Codeinmißbr. u. seine Gefahren. Ärztl. Sachverst. Z. *47*, 133 (1941).
1548 WAGNER, W.: Kaffee, ein Rauschmittel. Nervenarzt *12*, 296 (1939).
1549 WAGNER, W.: Das Zeitgemäße als Problem der Psychiatrie. In: Festschrift für Kurt SCHNEIDER. Heidelberg 1949.
1550 WAGNER, W.: Neue Methoden und Denkweisen auf die Morphinsucht. Dtsch. med. Wschr. *1954*, 537.
1551 WAGNER, W.: Persönliche Mitteilung.
1552 WAHL, R.: Über die Einflüsse kleinster Nikotindosen auf die menschliche Psyche. Z. exp. Med. *10*, 352 (1920).
1553 WALLIS, I.: Über Sedaraupintherapie bei cerebral geschädigten Kindern. Med. Klin. *51*, 2221 (1956).
1554 WALTER, K.: Die Pervitinsucht bei Mono- und Polynarkomanen. Diss. Berlin 1950.
1555 WALTHER, R.: Beitrag zur Kenntnis der Pervitinpsychosen. Psychiat. Neurol. med. Psychol. *3*, 165 (1951).
1556 WALTHER-BÜEL, H.: Die Dibenaminpsychose. Mschr. Psychiat. *118*, 229 (1949).
1557 WALTHER-BÜEL, H.: Kohlenoxydvergiftung und klinische Psychiatrie. Schweiz. Z. Unfallmed. *2*, 135 (1950).
1558 WALTHER-BÜEL, H.: Über Pharmakopsychiatrie. Schweiz. med. Wschr. *1953*, 483.
1559 WALTHER-BÜEL, H.: Das neuroplegische Prinzip in der pharmakopsychiatrischen Betrachtung. Mschr. Psychiat. *129*, 286 (1955).
1560 WARNOCK: zit. n. BERINGER [126], S. 287.
1561 WARSHAW, L., & LEISER, R., & IZNER, S. M., & STERNE, S. B.: The clinical significance and theory of Sodiumamytal Rorschach testing. J. proj. Tech. *18*, 248 (1954).
1562 WASHBURNE, A.: Nicotinic acid in treatment of certain depressed states. Ann. intern. Med. *32*, 261 (1950).
1563 WAWERSIK, F.: Thallium-Diencephalose. Nervenarzt *20*, 101 (1949).
1564 WEBER, A.: Delirium tremens und Alkoholhalluzinose im Rorschachschen Formdeutversuch. Z. Neurol. *159*, 446 (1937).
1565 WEBER, E.: Ein Rauwolfiaalkaloid in der Psychiatrie: seine Wirkungsähnlichkeit mit Chlorpromazin. Schweiz. med. Wschr. *84*, 968 (1954).
1566 WEDEMEYER, Th.: Über die Gewöhnung psychischer Funktionen an das Coffein. Arch. exp. Path. Pharmakol. *85*, 339 (1920).
1467 WEIL, H. R.: Unusual sideeffect from benadryl. J. amer. med. Ass. *133*, 393 (1947).
1568 WEINER, M. G.: The effect of inactivity by chloralhydrate on the retention of a simple maze habit in the albino rat. MA thesis, Clark Univ., Mass., 1947.
1569 WEINER, R., & HARLOW, H. F.: The effect of nembutal upon learned performances of the rhesus monkey. J. gen. Psychol. *46*, 43 (1952).
1570 WEINLAND, W. L.: Zur Frage der Wirkungsprüfung eines Analgetikums. Arzneimittelforsch. *1*, 223 (1951).
1571 WEINSTEIN, E. A., & KAHN, R. L.: The syndrome of anosognosia. Arch. Neurol. Psychiat. *64*, 772 (1950).
1572 WEINSTEIN, E. A., & KAHN, R. L., & SUGARMAN, L. A., & LINN, L.: The diagnostic use of amobarbital sodium (Amytal Sodium) in brain disease. Amer. J. Psychiat. *109*, 889 (1953).
1573 WEINSTEIN, E. A., & MALITZ, S.: Changes in symbolic expression with Amytal Sodium. Amer. J. Psychiat. *111*, 198 (1954).

1574 WEISS, B.: The effects of various morphine-N-allylnormorphine rations on behavior. Arch. int. Pharmacodyn. *105*, 381 (1956). – USAF Sch. aviat. Med. Rep. 1956, No. 56–4.
1575 WEITZEN, H.: Dysmorphopsia during the curse of sulfanilamide-therapy. Arch. Neurol. *46*, 369 (1941).
1576 WELBOURN, R. B., et al.: Acute atropine poisoning. Lancet *1948*, 211.
1577 WENDT, G. R.: Effects of certain drugs used in self medication in relation to driving performance and traffic hazards. In: National Acad. etc. [1092].
1578 WENDT, H. W., & CASPAR, R.: Wirkungsart und Wirkungsdauer von Stimulantien im projektiven Verhalten. Psychiat. Neurol. med. Psychol. *6*, 263 (1954).
1579 WENGER, H.: Ein Fall von Acediconmißbrauch. Schweiz. med. Wschr. *1931*, I 277.
1580 WERTHEIMER, M., & LEVINE, H., & WERTHEIMER, N.: The effect of experimentally induced changes in metabolism on perceptual measures of metabolic efficiency. Percept. mot. Skills *5*, 173 (1955).
1581 WERZ, R. v., & HOMANN, G.: Über die Prüfung von Beruhigungsmitteln am Menschen. Arch. exp. Path. Pharmakol. *193*, 272 (1939).
1582 WESENER, G.: Über das Auftreten von Psychosen nach Atebrinbehandlung des Erythematodes. Dermatol. Wschr. *131*, 457 (1955).
1583 WEST, L. J.: Problems in measuring the effects of drugs on emotions. Psychiat. Res. Rep. 1955, No. 1, 45.
1584 WESTPHAL, A.: Über eine Intoxikationspsychose im Anschluß an den Gebrauch von Extractum filicis maris. Klin. Wschr. *1927*, 1190.
1585 WEXBERG, E.: Ursachen und Symptome der Arzneimittelsucht und des Alkoholismus. Z. Psychother. *1*, 227 (1951).
1586 WHITE, C. S., & HUMM, J. H., & ARMSTRONG, E. D., & LUNDGREN, N. P. V.: Human tolerance to acute exposure to carbon dioxide. J. aviat. Med. *23*, 439 (1952).
1587 WHITE, C. S., & HUMM, J. H., & ARMSTRONG, E. D., & LUNDGREN, N. P. V.: Human tolerance to acute exposure to six percent carbon dioxide in air and oxygen. USAF Sch. aviat. Med. Proj. Rep. 1953, No. 21-1402-0001.
1588 WHYTE, H. M.: The effect of opium and morphine on heat pain. Clin. Sci. *10*, 333 (1951).
1589 WIEDEKING, J.: Selbstbeobachtungen im hypoglykämischen Zustand. Z. Neurol. *159*, 417 (1937).
1590 WIEDING, H.: Wirkungsart und Wirkungsdauer des Pervitins. Kongreßbericht dtsch. Psychol. Bonn 1947.
1591 WIEDORN, W. S., & ERVIN, F.: Schizophrenic like psychotic reactions with administration of isoniazide. Arch. Neur. Psychiat. *72*, 321 (1954).
1592 WIELAND, H.: Über den Wirkungsmechanismus betäubender Gase, des Stickoxyduls und des Azetylens. Arch. exp. Path. Pharmakol. *92*, 96 (1922).
1593 WIESENHÜTTER, E.: Leistungsfördernde Medikation bei Hirnverletzten. Nervenarzt *25*, 121 (1954).
1594 WIETHOLT, F.: Die Anwendung der Dauernarkose bei Geisteskranken. Münch. med. Wschr. *1924*, 1460.
1595 WIETHOLT, F.: Weitere Erfahrungen mit der Dauernarkosebehandlung Geisteskranker. Münch. med. Wschr. *1925*, 1461.
1596 WIKLER, A.: Sites and mechanisms of action of morphine and related drugs in the central nervous system. J. Pharmacol. exper. Ther. *100*, 435 (1950).
1597 WIKLER, A.: The effects of large dosis of-N-allylnormorphine on man. Fed. Proc. *10*, 345 (1951).
1598 WIKLER, A.: Clinical aspects of diagnosis and treatment of addiction. Bull. Menninger Clin. *15*, 157 (1951).

1599 WIKLER, A.: Mechanisms of action of drugs that modify personality function. Amer. J. Psychiat. *108*, 590 (1952).
1600 WIKLER, A.: A psychodynamic study of a patient during experimental selfregulated readdiction to morphine. Psychiat. Quart. *26*, 270 (1952).
1601 WIKLER, A.: Opiate Addiction. Springfield 1953.
1602 WIKLER, A.: Neurophysiological aspects of the opiate and barbiturate abstinence syndroms. Res. Publ. Ass. nerv. ment. Dis. *32*, 269 (1953).
1603 WIKLER, A.: Clinical and electroencephalographic studies on the effect of mescaline, N-allylnormorphine and morphine in man. J. nerv. ment. Dis. *120*, 157 (1954).
1604 WIKLER, A., & MASSERMAN, J. H.: Effects of morphine on learned adaptive responses and mental neuroses in cat. Arch. Neurol. Psychiat. *50*, 401 (1943).
1605 WIKLER, A., et al.: The effects of frontal lobotomy on the morphine abstinence syndrome in man. Trans. amer. neurol. Ass. *76*, 168 (1951).
1606 WILLIAMS, E. G.: Studies on marihuana and pyrahexyl compound. Publ. Health Rep. *61*, 1059 (1946).
1607 WILLIAMS, E. G.: Treatment of drug addiction. Psychiat. Quart. *25*, 604 (1951).
1608 WILLIAMS, R. J.: Nutrition and Alcoholism. Oklahoma (University Press) 1951.
1609 WINKELMAN, N. W. jr.: Chlorpromazine in the treatment of neuropsychiatric disorders. J. amer. med. Ass. *155*, 18 (1954).
1610 WINKELMAN, N. W. jr.: An appraisal of chlorpromazine. Amer. J. Psychiat. *113*, 961 (1957).
1611 WITT, P. N.: Verschiedene Wirkung von Pervitin und Coffein auf den Netzbau der Spinne. Helvet. physiol. Acta *7*, 65 (1949).
1612 WITT, P. N.: LSD im Spinnentest. Experientia *7*, 310 (1951).
1613 WITT, P. N.: Ein biologischer Nachweis von Adrenochrom und seine mögliche Anwendung. Helvet. physiol. Acta *12*, 327 (1954).
1614 WITT, P. N.: Spider webs and drugs. Sci. Amer. *191*, 80 (1954).
1615 WITT, P. N.: Die Wirkung von Substanzen auf den Netzbau der Spinne als biologischer Test, Berlin, Göttingen, Heidelberg (Springer) 1956.
1616 WITTICH, G.: Untersuchungen über den Einfluß des Vitamin B_{12} auf die Entwicklung von Schulkindern. Diss. Göttingen 1954.
1617 WOLF, R.: Das Raum- und Zeiterleben unter abnormen Bedingungen, besonders im Meskalinrausch. Dtsch. med. Wschr. *77*, 168 (1952).
1618 WOLFENSBERGER, M.: Der Alkoholwahnsinn und seine Beziehungen zur Schizophrenie. Z. Neurol. *82*, 385 (1923).
1619 WOLFER, P.: Das Cocaïn, seine Bedeutung und seine Geschichte. Schweiz. med. Wschr. *3*, 674 (1922).
1620 WOLFF, H. G.: The effect of caffeine and depressant drugs on the highest integrative functions. J. nerv. ment. Dis. *82*, 182 (1935).
1621 WOLFF, H. G., et al.: Life stress and bodily disease. Res. nerv. ment. Dis. Proc. *29*, 1 (1950).
1622 WOLFF, O.: Trionalkur (Dauernarkose). Z. Neurol. *94*, 738 (1925).
1623 WOLFF, P. O.: Rauschgifte und Krieg. Schweiz. med. Wschr., *74*, 110 (1944).
1624 WOLFF, P. O.: La Marihuana in Latin America. Washington 1949.
1625 WOLFF, P. O.: Aperçu sur divers problèmes de la toxicomanie. Schweiz. med. Wschr. *1953*, 932.
1626 WOLFF, P. O.: Aktuelles über Suchtgifte. Dtsch. med. Wschr. *81*, 57 (1956).
1627 WOODBURY, D. M., & SAYERS, G.: Effects of adrenocorticotropic hormone, cortisone, and desoxycorticosterone on brain excitability. Proc. Soc. exp. Biol. Med. *75*, 398 (1950).
1628 WOOLLEY, D. W.: Some neurophysiological aspects of serotonine. Brit. Med. J. *1954*, 122.

1629 WOOLLEY, D. W.: Production of abnormal (psychotic?) behavior in mice with lysergic acid diethylamide, and its partial prevention with cholinergic drugs and serotonine. Proc. nat. Acad. Sci. Wash. *41*, 338 (1955).

1630 WOOLLEY, D. W., & SHAW, E.: A biochemical and pharmacological suggestion about certain mental disorders. Proc. nat. Acad. Sci. *40*, 228 (1954); Science *119*, 587 (1954).

1631 WORK, P.: Liliputian hallucinations following the use of caffeine citrate. Arch. Neurol. *24*, 143 (1929).

1632 WORLD HEALTH ORGANIZATION: Expert Committee on Drugs Liable to Produce Addiction. Fifth report. World Health Org. Techn. Rep. Ser. 1955, No. 95.

1633 WRIGHT, C. A.: Sex hormone studies in male homosexuality. Endocrinology *26*, 590 (1940).

1634 WUNDERLE, F.: Experimentalpsychologische Untersuchungen über die Wirkung des Pervitins auf geistige Leistungen. Arch. Psychiat. Neurol. *113*, 504 (1941).

1635 WUTH, O.: Über Probleme des Morphinismus. Z. Neurol. *96*, 698 (1925).

1636 WYRSCH, J.: Über Wahnbildung bei Alkoholdeliranten. Allg. Z. Psychiatr. *108*, 231 (1938).

1637 WYSS, St.: Psychische Störungen durch Cortison und ACTH. Z. Rheumaforsch. *13*, 195 (1954).

1638 YAPALATER, A. R., et al.: Toxic psychosis due to prophen-pyridamine. J. amer. med. Ass. *143*, 428 (1950).

1639 YDE, A.: Some observations on the use or abuse of medicine in Holland, Finland, Denmark. Acta psychiat., Kbh. *28*, 219 (1953).

1640 YOUNG, P, T.: Emotions in man and animal. New York (Wileg) 1943.

1641 ZABARENKO, R. N., & CHAMBERS, G. S.: An evaluation of glutamic acid in mental deficiency. Amer. J. Psychiat. *108*, 881 (1952).

1642 ZADOR, J.: Der Lachgas (N_2O)-Rausch in seiner Bedeutung für Psychiatrie und Neurologie. Arch. Psychiat. *84*, 1 (1928).

1643 ZADOR, J.: Die Meskalinwirkung auf das Phantomglied. Mschr. Psychiat. *77*, 71 (1930).

1644 ZADOR, J.: Meskalinwirkung bei Störungen des optischen Systems. Z. Neurol. *127*, 15 (1930).

1645 ZANETTI, G.: Lo »shoc anfetaminico«, nuovo metodo di explorazione psichiatrica. G. Psichiat. Neuropatol. *78*, 41 (1950).

1646 ZARROW, M. X., & ROSENBERG, B.: Alcoholic drive in rats treated with propylthiourazil. Amer. J. Physiol. *172*, 141 (1953).

1647 ZECH, K.: Die Stellung des Polamidonismus im Rahmen der Arzneimittelsuchten. Öff. Gesundheitsdienst *14*, 127 (1952).

1648 ZECH, K.: Erkennung und Behandlung von Rauschgiftsuchten. Münch. med. Wschr. *94*, 295 (1952).

1649 ZECKEL, A.: Hypnotherapy in a case of amnesia with suicide attempt. Psychiat. Quart. *25*, 484 (1951).

1650 ZEH, W.: Über eine »Halloo-Wach«-Psychose. Inganghalten toxischer Psychose durch geläufige Exzitantien. Nervenarzt *26*, 244 (1955).

1651 ZEIFERT, M.: Massive dose testosterone therapy in male involutional psychosis. Psychiat. Quart *16*, 319 (1942).

1652 ZELLER, E. A., & BERNSOHN, J., & INSKIP, W., & LAUER, J. W.: On the effect of a monoamine oxydase inhibitor on the behaviour and tryptophan metabolism of schizophrenic patients. Naturwissenschaften *44*, 427 (1957).

1653 ZERDA, B. R.: Informes sobre mi excursión científicia en las regiones columbianas de caquera. Bogotá 1915. (Zit. n. REKO [1249].)

1654 ZIMMERING, P., & TOOLAN, J., & SAFRIN, R., & WORTIS, S. B.: Drug addiction in relation to problems of adolescence. Amer. J. Psychiat. *109*, 272 (1952).

1655 ZIMMERMANN, F. T., & ROSS, S.: Effects of glutamic acid and other amino acids on maze learning in the white rat. Arch. Neurol. Psychiat. *51*, 446 (1944).
1656 ZIMMERMANN, F. T., et al.: Effects of glutamic acid on mental functioning in children and in adolescents. Arch. Neurol. Psychiat. *56*, 489 (1946).
1657 ZIMMERMANN, F. T., et al.: A group study of the effect of glutamic acid upon mental functioning in children and adolescents. Psychosomat. Med. *9*, 175 (1947).
1658 ZIMMERMANN, F. T., et al.: The ceiling effect of glutamic acid upon intelligence in children and adolescents. Amer. J. Psychiat. *104*, 593 (1949).
1659 ZIMMERMANN, F. T., et al.: The effect of glutamic acid upon mental and physical growth of mongols. Amer. J. Psychiat. *105*, 661 (1949).
1660 ZIMMERMANN, F. T., et al.: Effect of glutamic acid on the intelligence of patients with mongolism. Arch. Neurol. Psychiat. *61*, 275 (1949).
1661 ZINGERLE, H.: Zur Symptomatologie des Delirium tremens. Mschr. Psychiat. *61*, 329 (1926).
1662 ZUCCHI, M.: Psicosi da parafenilendiamina. Sist. nerv., Mil. *6*, 205 (1954).
1663 ZUCKER, K.: Die pharmakologische Betrachtungsweise als Forschungsmethode in der Neurologie und Psychiatrie. Klin. Wschr. *1926*, 1977.
1664 ZUCKER, K.: Experimentelles über Sinnestäuschungen. Arch. Psychiat. *83*, 706 (1928).
1665 ZUCKER, K.: Versuche mit Meskalin an Halluzinanten. Z. Neurol. *127*, 108 (1930).
1666 ZUCKER, K., & ZADOR, J.: Zur Analyse der Meskalinwirkung am Normalen. Z. Neurol. *127*, 15 (1930).
1667 ZUCKERMAN, M., et al.: Sodium amytal Rorschach in incipient schizophrenia. Dis. nerv. Syst. *15*, 49 (1954).
1668 ZÜBLIN, W., & LUTZ, J.: Über einen Versuch mit Glutaminsäurebehandlung bei 16, resp. 30 schwachbegabten Schülern. Z. Kinderpsychiat. *20*, 38 (1953).
1669 ZUTT, J.: Zur Psychopathologie der Sucht. Z. Neurol. *83*, 712 (1937).
1670 ZUTT, J.: Über die polare Struktur des Bewußtseins. Durch psychiatrische Erfahrungen mit Pervitin angeregte Gedanken. Nervenarzt *16*, 145 (1943).
1671 ZUTT, J.: Über das Wesen der Sucht nach den Erfahrungen und vom Standpunkt des Psychiaters. Stud. gen. *1*, 253 (1947/48).
1672 ZWICKER, M.: Suggestion und Amalgesie. Münch. med. Wschr. *1952*, 737.

Nachträge:

1673 OVIDS Liebeskunst. Ins Deutsche übertragen von A. von GLEICHEN-RUSSWURM. Wiesbaden, Berlin (Vollmer) 1954.
1674 HENCH, P., et al.: Proc. Staff Meet. Mayo Clin. *24*, 181 (1949).
1675 HENCH, P.: Arch. int. Med. *85*, 545 (1950).
1676 GAUTIER, Th.: Le Club des Hachichins. La Presse (Paris) 10. 7. 1843. Zit. n. REININGER [1244], S. 2364 f.
1677 GAUTIER, Th.: Le Club des Hachichins. Revue des deux Mondes (Paris) 1. 2. 1846.
1678 Zit. n. WINDELBAND, W.: Lehrbuch der Geschichte der Philosophie. 14. A. Tübingen 1948.
1679 Zit. n. REININGER [1244], S. 2362.
1680 Zit. n. REKO [1249], S. 55.
1681 Zit. n. REKO [1249], S. 55.
1682 Zit. n. WAGNER [1550].
1683 Zit. n. WAGNER [1550].

1684 KLAGES, L.: Grundlagen der Charakterkunde. 10. A. Bonn 1948.
1685 BEECHER, H. K.: The measurement of pain. Pharmacol. Rev. *9*, 59 (1957).
1686 Zit. n. REININGER [1244], S. 2346.
1687 HELLPACH, W.: Kulturpsychologie. Stuttgart 1953. S. 113: 87.
1688 HAINES, W. H., & McLAUGHLIN, J. J.: Narcotic addicts in Chicago. Amer. J. Psychiat. *108*, 755 (1952).
1689 Süddeutsche Zeitung vom 11. 8. 1957.
1690 Zit. n. de BOOR [172], S. 244.
1691 TRÖMNER: Die Vorgänge beim Einschlafen. J. Psychiat. *17*, 343.
1692 STARCK, H. J., & FORSTER, B.: Untersuchungen über das Ernüchterungsmittel »Promill-Ex«. Ärztl. Mitteil. *44*, 527 (1959).
1693 LINSCHOTEN, J.: Über das Einschlafen. Psychol. Beiträge *2*, 70 (1955).
1694 KOLB, L., & HIMMELSBACH, C. K.: Clinical studies of drug addiction. III. Amer. J. Psychiat. *94* (1938).
1695 HIMMELSBACH, C. K.: The effects of certain chemical changes on the addiction characteristics of drugs of the morphine, codeine series. J. Pharmacol. exp. Ther. *71*, 42 (1941).

Sachregister

Die kursiv gesetzten Zahlen beziehen sich auf die Nummern des Literaturverzeichnisses.

»Geist und Psyche« Kindlers Akademische Taschenbuchreihe

(2001)*	Anna Freud	Das Ich und die Abwehrmechanismen
(2002)*	Karen Horney	Der neurotische Mensch unserer Zeit
(2003)*	René Allendy	Die Liebe
(2004)*	Viktor von Weizsäcker	Natur und Geist
(2005)*	Erich Neumann	Tiefenpsychologie und neue Ethik
(2010)*	C. G. Jung	Welt der Psyche
(2012)**	Theodor Reik	Geschlecht und Liebe
(2016)*	Wilhelm Bitter	Magie und Wunder in der Heilkunde
(2019)**	Albert Görres	Methode und Erfahrungen der Psychoanalyse
(2021)*	Eduard Naegeli	Das Böse und das Strafrecht
(2029)*	Franziska Baumgarten	Beratung in Lebenskonflikten
(2030)*	Hans Driesch	Parapsychologie
(2032)*	August Mayer	Reifungsprobleme im Leben der Frau
(2033)*	Alphonse Maeder	Wege zur seelischen Heilung
(2034)*	Fritz Stirnimann	Psychologie des neugeborenen Kindes
(2036)**	Gustav R. Heyer	Der Organismus der Seele
(2038)**	Erich Stern	Lebenskonflikte als Krankheitsursachen
(2042)**	Erich Neumann	Ursprungsgeschichte des Bewußtseins
(2044)*	Hermann Rorschach	Ausgewählte Aufsätze
(2045)*	Wilhelm Bitter	Angst und Schuld in theologischer und psychotherapeutischer Sicht
(2046)**	Alexis Carrel	Betrachtungen zur Lebensführung
(2048)**	Oscar Forel	Einklang der Geschlechter
(2050)*	Alphonse Maeder	Der Psychotherapeut als Partner
(2051)*	Erich Neumann	Zur Psychologie des Weiblichen
(2052)*	Eduard Schweingruber	Der sensible Mensch
(2053)*	Hans Driesch	Alltagsrätsel des Seelenlebens
(2054)*	Franziska Baumgarten	Demokratie und Charakter
(2055)**	Wilhelm Bitter	Einsamkeit in medizinisch-psychologischer, theologischer und soziologischer Sicht
(2057)**	Erich Stern	Der Mensch in der zweiten Lebenshälfte

7–1–10–2–2